# Quem ama não adoece

Dr. Marco Aurélio Dias da Silva

# Quem ama não adoece

47ª edição

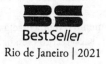

Rio de Janeiro | 2021

CIP-BRASIL. CATALOGAÇÃO NA PUBLICAÇÃO
SINDICATO NACIONAL DOS EDITORES DE LIVROS, RJ

S581q
47ª ed.

Silva, Marco Aurélio Dias da
Quem ama não adoece / Marco Aurélio Dias da Silva. – 47ª ed. – Rio de Janeiro: Best*Seller*, 2021.

ISBN 978-65-5712-130-6

1. Medicina psicossomática. 2. Corpo e mente. I. Título.

CDD: 616.08
CDU: 616-056.3

21-71881

Leandra Felix da Cruz Candido – Bibliotecária – CRB-7/6135

Texto revisado segundo o novo Acordo Ortográfico da Língua Portuguesa.

Copyright © 2000 by Marco Aurélio Dias da Silva
Copyright da edição © 2021 by Editora Best Seller Ltda.

Todos os direitos reservados. Proibida a reprodução, no todo ou em parte, sem autorização prévia por escrito da editora, sejam quais forem os meios empregados.

Direitos exclusivos de publicação em língua portuguesa para o Brasil
adquiridos pela
EDITORA BEST SELLER LTDA.
Rua Argentina, 171, parte, São Cristóvão
Rio de Janeiro, RJ – 20921-380
que se reserva a propriedade literária desta obra

Impresso no Brasil

ISBN 978-65-5712-130-6

Seja um leitor preferencial Record.
Cadastre-se no site www.record.com.br e receba informações
sobre nossos lançamentos e nossas promoções.

Atendimento e venda direta ao leitor:
sac@record.com.br

*Aos meus filhos, Tatiana e Diogo,*
*razão de ser maior de tudo o que hoje faço.*

MARCO AURÉLIO DIAS DA SILVA nasceu em Recife, em 1949, e formou-se em medicina pela Universidade Federal de Pernambuco. Mudou-se para São Paulo, onde se especializou em cardiologia pela Sociedade Brasileira de Cardiologia e em saúde pública pela Faculdade de Ciências Médicas da Santa Casa de São Paulo. Trabalhou por mais de vinte anos no Instituto Dante Pazzanese de Cardiologia, onde foi chefe de Seção de Miocardiopatias, e foi presidente do Fundo do Coração (Funcor, SBC). Dias da Silva, que se destacou como pesquisador das miocardiopatias, faleceu em São Paulo em 2001. Publicou ainda pela BestSeller *Bate coração*, *Todo poder às mulheres* e *Saúde e qualidade de vida no trabalho*.

## AGRADECIMENTOS

Às Sras. Doralice Faganello e Maria de Lourdes Diniz, pelo carinho e pela competência na digitação dos originais.

Ao Dr. Wilson Oliveira Jr., professor de cardiologia da Faculdade de Ciências Médicas de Pernambuco, pelas frequentes e profícuas trocas de ideias, que tanto enriqueceram este livro e a mim.

Aos companheiros de trabalho do Instituto Dante Pazzanese de Cardiologia e do Funcor e aos amigos do Hospital Municipal Tide Setúbal, pelas constantes demonstrações de carinho e bem-querer, que são, também, incentivo e estímulo.

# SUMÁRIO

*Introdução*  13

## PARTE UM
RAZÕES PELAS QUAIS O CORPO PADECE QUANDO A ALMA SOFRE  21

  1. Corpo e alma: soma e psique  23

  2. Ligações (e interações) entre a psique e o soma: O estresse  31

  3. Onde diferimos dos animais  43

  4. Mecanismos de defesa e adaptação  57

  5. Emoção e repressão  71

  6. Por que afinal adoecemos?  79

## PARTE DOIS
DOENÇAS DO CORPO E DA ALMA  95

  7. Doenças psicossomáticas  97

  8. Ansiedade e angústia: A síndrome do pânico  111

  9. Depressão  123

**10.** A dor do corpo como expressão da dor do espírito     143

**11.** Sofrimento da alma e doença do aparelho digestivo...
Anorexia nervosa e obesidade     157

**12.** Componente psicogênico das doenças cardiovasculares     167

**13.** Doenças alérgicas e pulmonares: A pele como espelho da alma     175

**14.** Envelhecimento e morte     183

## PARTE TRÊS
O AMOR É A MELHOR VACINA... E PODE SER O MELHOR REMÉDIO     203

**15.** O que aqui se chama de amor     205

**16.** O amor nas relações homem/mulher: O papel do sexo     221

**17.** Amor e casamento     235

**18.** As relações de amor com os filhos     247

**19.** Saúde, amor e trabalho     263

**20.** O amor nas relações com as outras pessoas     275

**21.** O amor como terapêutica: O papel do médico     285

*Epílogo*
Quem ama não adoece: O ser humano saudável     301

*Referências bibliográficas*     317

## INTRODUÇÃO

A ideia de escrever este livro começou a germinar quando eu ainda escrevia o final de *Bate coração*: A percepção da mensagem que nele tento transmitir, no entanto, é algo que, vejo agora, foi-se cristalizando lentamente em meu espírito e se refletindo em minhas atitudes, ao longo de vários anos de prática clínica e de observação do comportamento humano.

A formação que recebi na Faculdade de Medicina, complementada pela ideologia médica transmitida informalmente no dia a dia do convívio com colegas mais velhos e professores, foi tremendamente organicista e cartesiana. Aprendi a raciocinar dentro dos cânones da ciência clássica: vale o que pode ser provado, principalmente o que pode ser medido, dosado, transformado em algum número, quantificado enfim. Ora, é possível dosar uma enzima, radiografar e medir um coração, isolar um vírus ou uma bactéria, mas não se pode "medir" o grau de tristeza ou de sofrimento de alguém.

Por outro lado, a visão da psiquiatria com a qual a maioria dos estudantes de medicina, inclusive eu, deixa a faculdade é de um mal disfarçado de desprezo. Nos estágios de pronto-socorro, a ideologia informal vigente entre os colegas nos ensina a não levar a sério as queixas ou doenças não autenticáveis fisicamente. Tendemos a considerar uma perda o tempo que, em um pronto-socorro,

*Quem ama não adoece*

com tanta gente em estado grave (assim raciocinamos), dedicamos àqueles que, desdenhosamente, dizemos estar com "piripaque".

O tempo, contudo, foi mostrando que tanto o que apresenta o "piripaque" quanto o que padece de infarto ou câncer têm algo em comum: trata-se de pessoas que sofrem. E não apenas do sofrimento causado pela doença: sofrem, na verdade, de uma mesma dor interior; a diferença resume-se apenas na forma como expressam o sofrimento.

Comecei aos poucos a me interessar pela pessoa de meus pacientes, e não apenas pelos sintomas que relatavam. Passei a querer saber de sua vida, sua família, suas dores e seus amores. E algo, para mim, surgiu límpido e cristalino: eram quase todos sofredores. Quase todos transmitiam desgosto e desânimo pela vida. De uma forma ou de outra, sempre descobria em cada história um traço de desamor. Negado, escondido, camuflado, mas presente.

Ao mesmo tempo que despertava lentamente para essa nova visão do doente e do adoecer, começou a operar-se em mim mesmo uma importante transformação pessoal.

É possível que ela já se viesse operando há algum tempo, mas foi por essa época que comecei a observá-la. Percebi-me cada vez mais liberto dos grilhões da inveja e da vaidade e, cada vez mais, aberto e tolerante para com as pessoas, fossem elas quem fossem. Esforcei-me, a partir daí, para relegar a segundo plano as mesquinhas e insignificantes disputas pelo poder e tentei diminuir, tanto quanto possível, o papel da competição em minha vida. Tudo isso, porém, sem deixar de lutar em defesa do que me parecia de pleno direito e digno de luta.

Passei a perceber o enorme bem que me fazia o bem-querer que demonstrava às outras pessoas e a retribuição que recebia, mesmo sem procurá-la. No trato com meus pacientes, exercitei a tolerância e a boa vontade, reduzindo, tanto quanto conseguia, o mau humor, a irritação e a prepotência. Cultivei a solidariedade e tentei conviver, sem impaciência, com o comportamento que a regressão, a carência e o sofrimento costumam impor às pessoas doentes.

Estava então com o espírito preparado e aberto para essa nova compreensão do adoecer e de minha vida. Meu espírito treinado na lógica cartesiana, todavia, reclamava a comprovação científica; pedia o embasamento teórico

## Introdução

para a realidade que começava a desenhar-se diante de meus olhos: aqueles que traziam dentro de si a capacidade de amar eram pessoas felizes; e estas não adoeciam, ou não adoeciam de doença grave. Foi nessa época que a necessidade de escrever sobre os aspectos psicogênicos das doenças do coração levou-me a tomar contato com um material até então não explorado: a literatura científica sobre medicina psicossomática e as explicações psicanalíticas para as doenças orgânicas. Tomei contato também com o trabalho de colegas de formação originalmente organicista e cartesiana, tal como a minha, mas que, no decorrer da carreira, tinham descoberto "esse outro lado".

Foi o caso do cirurgião americano Bernie Siegel, do professor J. F. Pontes e de seu grupo no Instituto de Gastroenterologia de São Paulo, e do doutor Wilson Oliveira Jr., do Recife. No campo da psicologia, psiquiatria e psicanálise, de grande utilidade me foram os trabalhos do próprio Freud, evidentemente, mas também de Rogers, Dejours, Haynal, Pasini, Melo Filho, Menninger, Gikovate, Adilson Sampaio e de meu próprio pai, entre outros.

Com essa bagagem teórica e mais o fruto daquilo que eu mesmo observava, dispus-me a escrever um livro que, numa linguagem acessível, levasse aos não versados no assunto as razões interiores do adoecer e a importância do amor para a saúde. Não pretendi escrever um livro de autoajuda, nos moldes dos que surgem no mercado. Em sua maioria, tais livros defendem, em linhas gerais, as mesmas ideias aqui apresentadas. A diferença é que não explicam as razões que embasam o que dizem e são plenos de conselhos e recomendações que não se afastam muito das obviedades.

Acredito que o conhecimento do "porquê" das coisas permitirá maior aceitação da mensagem que tento transmitir e, por esse caminho, motivará muito mais as pessoas a implementar em suas vidas as mudanças que se fizerem necessárias na direção de um viver mais saudável e feliz. Daí por que, neste livro, escasseiam os conselhos, as dicas, os "exercícios" e abundam as informações que justificam, à luz do conhecimento atual, a mensagem que se tenta transmitir. Como vê, caro leitor, não consegui me libertar do império do raciocínio lógico e objetivo.

Na primeira parte do livro, talvez a de leitura mais áspera para os que não são do ramo, tentei mostrar os diversos caminhos pelos quais os males do

## Quem ama não adoece

espírito resultam em doenças físicas — a "ponte" entre a psique e o soma. Na segunda parte, abordei cada um dos grandes grupos de doenças e tentei mostrar a vinculação de todas elas com o estado de sofrimento interior do indivíduo. A leitura das duas partes propiciará ao leitor,* ao menos assim espero, a visão da doença como um meio de que o indivíduo inconscientemente lança mão para externar seu conflito interior e, quiçá, amenizá-lo. Esse conflito interior, por múltiplas facetas que apresente, resume-se numa base única: insatisfação e desamor a si mesmo e à vida. Incapacitadas de amar a si mesmas, as pessoas não conseguem amar os outros e, por conseguinte, por estes não são amadas, em que pese a tremenda necessidade que têm desse amor.

Tanto insisti nessa tecla ao longo do livro que, ao rever o texto, temi pelo possível enfado causado pela repetição. Fiel, porém, à máxima dos publicitários de que a repetição leva à convicção, houve por bem deixá-lo assim, tão importante me parece, caro leitor, fazê-lo acreditar nesta mensagem.

Na terceira parte, possivelmente a de leitura mais agradável, discuto o amor, entendido em sentido muito mais amplo do que tão somente as relações erótico/românticas entre as pessoas. Nessa parte, procuro deixar claro que nossa felicidade e, por conseguinte, nossa saúde se vinculam intimamente à qualidade das relações que conseguimos manter com as outras pessoas. Aos laços de amor, enfim, que com elas estabelecemos em casa, no trabalho, nas ruas. Tento mostrar ainda que os distúrbios e as dificuldades que enfrentamos nesse campo decorrem muito mais de nossas inseguranças e fragilidades interiores que das dificuldades que os outros interpõem ao nosso amor, embora estas também existam e não sejam de pequena monta, resultantes que são de suas próprias inseguranças.

No epílogo, por fim, tento resumir a essência do livro, realço a importância de mudar intimamente, de crescer interiormente, e discuto os caminhos para esse crescimento. Não resisti à tentação de traçar, embora superficialmente, um perfil do que entendo configurar um ser humano saudável. Aviso, desde já, não ser provável que alguém se enquadre, por inteiro, nesse perfil. Mas

---

* A designação no masculino não exclui, evidentemente, o público feminino, possivelmente a maior parcela dos potenciais leitores.

*Introdução* ᘏ

me parece válido que o leitor se compare com o que está ali delineado e possa, assim, aquilatar a distância a percorrer. Não se preocupe com a linha de chegada: o simples palmilhar do caminho já lhe será, tenho certeza, valioso.

Durante o longo período de gestação deste livro, ao discutir seu título e sua temática com as pessoas, o questionamento que mais ouvi foi: "Mas você acha mesmo que isso vale para todas as doenças? Que quem ama não adoece de nada? E morre de quê, então?"

Tenho a pretensão de, ao longo do livro, ter respondido a essas questões, mas julgo útil adiantar alguma discussão a respeito. É evidente existirem casos — e não são poucos — em que as pessoas já nascem com uma doença ou com uma forte tendência hereditária a desenvolvê-la. No primeiro caso, é óbvio, o psiquismo e o amor não têm participação, e seu papel se resumirá, quando muito, à maneira como a pessoa lidará com o mal. Já no segundo, a consecução da paz interior poderá ser decisiva, a meu ver, para que a tendência não se converta, de fato, em doença.

Não há também como negar que a contaminação direta com uma grande quantidade de micro-organismos virulentos (caso, por exemplo, de um acidente de laboratório) dificilmente deixará de causar doença, por mais plena de amor que esteja a pessoa. Não menos verdadeiro, igualmente, é que, se alguém é mal alimentado e desnutrido, terá grande facilidade de adoecer, a despeito do amor que traga consigo. Mas tais casos constituem, a meu ver, extremos que tão somente configuram a exceção que confirma a regra.

Creio serem múltiplas as evidências a sustentar a noção de que, como regra geral, não se adoece por acaso; as doenças vêm atender a uma necessidade interior do indivíduo, embora dificilmente ele tenha consciência disso. É curiosa a observação de que os psicóticos, os loucos de hospício e até mesmo os neuróticos graves dificilmente contraem alguma doença orgânica. Os loucos parecem ter saúde de ferro: em nossos hospícios, muitas vezes perambulam nus, dormem no chão frio, compartilham ambientes confinados e promíscuos, sofrem maus-tratos, mas dificilmente adoecem. A razão é uma só: ao perder o vínculo com a realidade, parecem ter perdido também a necessidade de adoecer.

*Quem ama não adoece*

Outra observação interessante diz respeito à "troca" de doença, ou de fontes de sofrimento. Todos nós sabemos, por exemplo, que o alcoolismo é uma das mais difíceis condições de ser tratadas com êxito; isto é, uma vez alcoólatra, sempre alcoólatra, dizem os Alcoólicos Anônimos. Pois bem, tenho verificado com enorme frequência que os alcoólatras que desenvolvem doença grave do coração em decorrência do álcool (a chamada miocardiopatia alcoólica) conseguem parar de beber com grande facilidade. Tudo se passa como se trocassem o alcoolismo por uma doença grave e letal, como saída para o mesmo conflito interior que os levou ao álcool.

Da mesma forma, é muito difícil alguém portar simultaneamente duas doenças graves não relacionadas entre si, como ter um câncer e sofrer um infarto de miocárdio, por exemplo. E a explicação, para mim, é muito simples: quem já tem seu infarto não precisa de câncer, e vice-versa. O raciocínio se aplicaria até mesmo aos grandes males da humanidade.

F. Capra, em seu *A sabedoria incomum*, conta ter indagado a Carl Simmonton (introdutor da abordagem psicossomática no tratamento do câncer) se um mecanismo biológico causal do câncer viria algum dia a ser descoberto. Vejam o diálogo:

SIMMONTON: Acredito que essa seja uma possibilidade positiva, mas não creio que venha a ser algo particularmente salutar para a nossa cultura.

CAPRA: Pelo fato de que, assim, nós encontraríamos outro tipo de "solução" (para o conflito interior)?

SIMMONTON: Exatamente. A psique substituiria o câncer por alguma outra doença. Se analisarmos a história da configuração das doenças, veremos que foi isso o que sempre fizemos. Quer se tratasse da peste bubônica, da tuberculose ou da poliomielite — não importa qual a doença —, tão logo dominamos uma, passamos a outra.

À época desse diálogo ainda não havia surgido o flagelo da aids. Hoje, que com ele convivemos, parece encaixar-se perfeitamente no roteiro traçado por Simmonton. Resta ainda abordar o último aspecto do questionamento que me faziam as pessoas, ao discutir a temática do livro: se quem ama não

*Introdução* 𝕶

adoece, de que morreriam as pessoas que amam? Ou, já que todos fatalmente morreremos, isso quer dizer que ninguém, de fato, ama?

Parece-me fora de dúvida, em primeiro lugar, ser muito difícil, provavelmente impossível, que algum de nós consiga, de fato e em alguma época, alcançar o estado de completa paz interior que nos permita vivenciar o amor por todo o tempo e em toda a sua plenitude. Independentemente dessa provável impossibilidade, no entanto, é preciso ter em mente que se pode perfeitamente morrer de morte natural, sem apresentar doença alguma. Tomemos o caso dos animais, por exemplo. Até onde me é dado saber, eles, em sua maioria, morrem de velhice e dormindo, no mais das vezes repentinamente, sem que haja uma doença visivelmente identificada.

Entre nós, humanos, justamente por causa de nossos conflitos e em face do constante embate que, à nossa revelia, se trava em nosso interior entre os impulsos de morte e de vida, tal forma de morrer existe, mas é bem mais rara. Acredito, todavia, que aqueles que lograram alcançar, ao menos parcialmente, o estado de paz interior que lhes permitiu uma existência plena de amor pela vida e pelo mundo terão chances muito grandes de encerrar seus dias premiados com uma morte saudável: sem doença, sem dor, sem angústia. Terão morrido, a rigor, de tanto viver.

Estou hoje convencido de que o grande drama da vida não é morrer; é não viver. Morrer sem ter, de fato, vivido. E não ter vivido significa, em última análise, não ter amado. Por isso, caro leitor, acredito, e ao longo deste livro tentarei fazê-lo participar dessa crença, que nesta vida quem de fato ama não adoece, e morre, enfim, de vida vivida.

# PARTE UM

**RAZÕES PELAS QUAIS O CORPO
PADECE QUANDO A ALMA SOFRE**

# 1. CORPO E ALMA: SOMA E PSIQUE

*Não é um corpo, não é uma alma,*
*é um homem.*
MONTAIGNE

A noção de haver, em todo ser humano, algo mais do que simplesmente um corpo é provavelmente tão antiga quanto o mais elementar pensamento de um homem acerca de si mesmo. Ela nasceu possivelmente na confrontação de nossos longínquos antepassados com o fenômeno da morte, incluídos aí seu mistério, o medo que infundia (e infunde), a tentativa de sua negação como um fim último e inapelável e ainda a "persistente lembrança dos mortos" e sua "visita" durante os sonhos.

A ideia da existência de uma "alma" ou de uma força externa ao corpo que lhe desse vida e sobre ele influísse evoluiu ao longo do tempo e das diversas culturas, oscilando entre uma concepção puramente religiosa e outra mais ligada à medicina e à filosofia.

As expressões gregas *soma* e *psique*, designando o que poderíamos entender como corpo e alma, foram pela primeira vez utilizadas por Anaxágoras (500-428 a. C.), que as considerou como partes distintas, introduzindo uma concepção *dualista* do ser humano. Essa concepção dualista foi referendada por Platão e predominou ao longo de quase dois milênios, inclusive sob a influência religiosa de Santo Tomás de Aquino e filosófica do pensamento cartesiano. Em que pesem algumas tímidas manifestações contrárias — ao longo dos séculos XVI, XVII e XVIII —, somente no final do século XIX "as

*Quem ama não adoece*

influências do materialismo, do positivismo e do neopositivismo" chamaram a atenção para a unidade do homem, da qual a citação que encima este capítulo constitui a síntese.[Apud 2]

O *soma*, ou corpo, pode se definir como aquela parte de nós que pode ser vista e tocada e à qual podemos ver e tocar nas outras pessoas.[3] Já a *psique* — ou alma, ou espírito ou, para alguns, a mente — seria a parte invisível e intocável, mas que sabemos que existe e engloba tudo aquilo que sentimos, pensamos, desejamos, sonhamos etc.[3] Esta, no entanto, é uma definição, digamos, simplória (embora útil e verdadeira), que não nos permite alcançar toda a complexidade do funcionamento da psique e de sua interação com o corpo. Algo mais então deverá ser dito.

## A PSIQUE: O QUE É E COMO FUNCIONA

À luz da psicanálise e do que nos ensinou Freud,[4] podemos considerar a psique sob quatro pontos de vista: *o tópico, o estrutural, o econômico e o dinâmico*.

Do ponto de vista tópico, ou *topográfico*, a psique comportaria quatro "divisões" ou sistemas: *o inconsciente, o pré-consciente, a censura e a consciência*.

A *consciência* foi comparada por Menninger[5] à luz do dia: é a porção de nós mais próxima da superfície, quase em contato com o mundo exterior. Pode-se ainda, segundo o mesmo autor, compará-la a nosso armazém maior, onde se guardam os conhecimentos que utilizamos no nosso dia a dia. É onde se processam os pensamentos, onde se registra o que vimos, ouvimos, sentimos e fazemos. Corresponde à noção que temos de nosso eu, ou seja, é aquilo que "pensamos que somos".

Abaixo dessa região de luz, fica a zona de transição — como se fosse o crepúsculo entre a luz do dia e o negro da noite — do *pré-consciente*, que corresponderia ainda, para William James, às "franjas da consciência".[Apud 4] Essa área representaria uma espécie de "entreposto" ou "terra de ninguém" a separar fronteiras. Poderia também ser comparada a um arquivo morto: nomes, ideias, fatos não utilizados no dia a dia "desvanecem-se no crepúsculo do pré-consciente",[5] de tal sorte que, como acontece com um arquivo morto,

*Corpo e alma: soma e psique*

podem ou não ser localizados pelo consciente, quando este decide evocá-los. É interessante notar que, como fronteira que é, o pré-consciente mantém intercâmbio também com o inconsciente, seja recebendo dele material que quer vir à luz do dia, seja enviando à sua escuridão aquilo que recebeu do consciente.

O inconsciente, como deixamos entrever, seria nossa "noite".[5] Os sonhos, assim como os chamados "atos falhos" (pequenos enganos de linguagem ou atitudes que cometemos, aparentemente sem explicação mas de grande significado psicanalítico), são sua forma de se dizer presente, visto que seu único contato regular com o mundo exterior é aquele que o consciente permite. O inconsciente, segundo Freud, seria o "fundo de toda a vida psíquica" e contém tudo o que é mantido fora da consciência por bloqueios internos. Percebam que, enquanto no pré-consciente se colocam "informações" e vivências fora de uso — sem maior significado atual —, para o inconsciente são jogadas as experiências e lembranças associadas a fortes emoções — ou sentimentos de culpa — que foram como que expulsas da consciência.

Pode-se comparar o inconsciente ao porão de algumas casas antigas, onde se amontoava tudo o que fosse feio, desconjuntado, imprestável e que devesse ficar escondido das visitas: cadeiras sem pé, pias rachadas, espelhos quebrados, divãs rotos e desbotados. Formava-se no porão uma variada e confusa sucata, de forma que a parte superior da residência restasse apresentável e agradável.

A comparação seria válida por inteiro se os móveis velhos e os trastes imprestáveis, jogados no porão, lá permanecessem parados e imóveis, sem incomodar mais ninguém. Na realidade, os fatos não se passam assim: muitas daquelas lembranças, sentimentos e experiências carregados de emoção e culpa, que tentamos esquecer no inconsciente, estão permanentemente forcejando por sua volta à luz do dia, isto é, à consciência. A comparação com o porão seria melhor se, em vez de móveis velhos, guardássemos ali animais ferozes a se debater e agitar à procura de uma saída.

O quarto componente a completar esta noção topográfica da psique é a censura, a quem compete justamente regular o intercâmbio que, como vimos, se processa entre as três zonas anteriores. Distinguiríamos aí dois tipos de censura: a censura moral, consciente, e — muito mais importante — a censura inconsciente, situada entre este e o pré-consciente, como se fosse o responsável por conter, no porão, os agitados animais ali encerrados.

*Quem ama não adoece*

## A ESTRUTURA DA PSIQUE

O segundo aspecto sob o qual se pode considerar a psique é o *estrutural*. Três sistemas estariam aí integrados: o *id*, o *ego* e o *superego*. Não há aqui inteira coincidência topográfica ou geográfica com as outras zonas, mas sim uma relação funcional. Explicando melhor: as zonas anteriores seriam os locais de trabalho onde três funcionários, *id*, *ego* e *superego*, desempenhariam suas funções.

O *id* corresponderia aos instintos primitivos, atuando exclusivamente no inconsciente. É a fonte dos dois grandes impulsos de onde derivam todos os outros: o amor e o ódio, ou os impulsos eróticos e agressivos, ou ainda a permanente batalha entre *eros* e *tanatos* — o instinto da vida, e o da morte e da destruição. Todo o processo da vida está ligado à batalha que essas fontes primitivas de energia e de impulsos travam entre si e com a própria pessoa. O curso da nossa vida é o que determinará o domínio, o controle e a direção que teremos sobre elas.

É preciso salientar que o que aqui se chama de impulsos eróticos (ou de amor) transcende o puro desejo sexual para englobar todos os tipos de satisfação do prazer. Note-se também que cada um desses dois impulsos fundamentais pode se expressar tanto em sua forma primitiva — atividade erótica ou intenso ódio e agressividade explícitos —, como se converter em derivações do impulso original. Assim, a energia sexual primitiva "pode se transformar em amor, construtividade, ternura; o impulso agressivo, por sua vez, pode emergir como ambição, iniciativa, empreendimento".

Tal como o inconsciente, o *id* é ilógico, atemporal e regido pelo princípio do prazer — isto é, o que o move é a busca do prazer a qualquer preço, o que caracteriza o comportamento de uma criança. O *id*, em verdade, nunca se torna adulto, permanecendo infantil e primitivo ao longo de toda a vida, sempre procurando se manifestar e obter o que quer, independentemente das proibições, conveniências, convenções e até do prejuízo que possa causar à pessoa de que faz parte. Menninger exemplificou bem esse querer a qualquer custo afirmando que, se o *id* expressasse seus desejos, aos 3 anos diria: "Quero aquele doce já", mesmo que lhe fizesse mal; aos 18: "Quero aquela

*Corpo e alma: soma e psique*

loura, mesmo que seja casada"; aos 80: "Quero silêncio aqui em volta" (e o *id* do idoso seria capaz de estrangular os netos para obter esse silêncio, não fossem os outros controles que o idoso, tal como o homem de 30 anos, exerce sobre o *id*). Menninger completa mostrando que a evidência maior de que o *id* nunca se torna adulto é dada pelo octogenário que quer, ao mesmo tempo, o *doce*, a *loura* e o *sossego*.

O *id* é chamado à realidade pelo *ego*. Percebam que *ego* quer dizer exatamente o "eu", ao passo que *id* é um termo latino associado ao alemão *es* por Nietzsche, querendo dizer "ele". Freud quis assim enfatizar a existência, dentro de cada um de nós, de duas entidades distintas: nós mesmos, da qual temos consciência e controlamos, e um outro (ele), que foge a nosso controle e que, na verdade, desconhecemos.

Ao contrário do *id*, que é puramente impulso, instinto e querer, e totalmente irresponsável, o *ego* é pleno de responsabilidade e preocupação com as consequências de seus atos. Assim, retornando ao exemplo acima, do doce, da loura e do idoso, o *ego* sabe que, se ceder à vontade do *id*, vai se dar mal, visto que "passar a mão" na loura casada trará complicações, e estrangular os netinhos para obter silêncio é algo que não se faz e nem tem cabimento. Já o menino de 3 anos é quase somente *id*: se ninguém impedir, ele comerá todos os doces que estiverem ao seu alcance, sem medir as consequências.

Na criança muito nova, existe, pois, a predominância do *id*. Um bebê recém-nascido, segundo Freud, é puramente *id*.[8] À medida que cresce, a criança começa a perceber que existem barreiras e limites — tanto físicos quanto os das proibições e convenções — que impedem a concretização de seus desejos. No dizer de Pontes,[8] a "penosa experiência de cada dia" vai mostrando que o mundo não cede facilmente à satisfação de seus desejos. A partir dessa percepção, vai gradualmente se desenvolvendo na criança, a partir do *id*, "uma pequena área de consciência e racionalidade." Lentamente, então, forma-se, desenvolve-se e fortalece-se o *ego*. Este age principalmente na área da consciência, embora atue também, em menor escala, sobre a porção do inconsciente.

Um pouco mais adiante, ao longo da infância e da adolescência, começa a formar-se e a entrar em cena o terceiro personagem desse nosso drama: o *superego*. Ele pode ser entendido como nosso censor e crítico inconsciente

*Quem ama não adoece*

(equivalendo, portanto, à censura inconsciente, a que fizemos referência na discussão da topografia da psique), embora uma ínfima parte dele corresponda à censura consciente.

A formação do *superego* decorre basicamente da incorporação, que fazemos à nossa bagagem psíquica, dos valores, das normas e dos padrões de comportamento que nos são legados, principalmente por nossos pais e primeiros mestres e, secundariamente, pelo meio social em que estamos inseridos.

A função do *superego* pode se resumir em uma única frase: acusar e criticar o *ego*. É o principal responsável pelo sentimento de culpa que todos sentimos, tanto em nível consciente — quando nós achamos que agimos erradamente ou magoamos outra pessoa —, quanto inconsciente, e, neste último caso, não identificamos a razão da culpa (dado que inconsciente), mas nos sentimos chateados e deprimidos, sem saber por quê.

Não é difícil concluir que o *superego* é a causa de grande parte do sofrimento pelo qual passamos na vida, mas, sem ele, nossa vida civilizada seria impossível. Embora costume ser excessivamente severo com todos nós, o *superego* é especialmente rigoroso com os filhos de pais amargos e duros, desiludidos com a vida e plenos de proibições. Por sorte, o arcabouço do *superego* não é imutável. É possível "amaciá-lo" em um processo de reeducação, fundamental para um estado mais próximo da paz interior e da felicidade. Isso dependerá muito das condições ambientais favoráveis em que a pessoa estiver inserida e também de um esforço consciente e intelectual de autoavaliação e mudança.

## O CONCEITO DE ENERGIA PSÍQUICA E O PRINCÍPIO DO PRAZER

Podemos resumir tudo o que foi dito com relação aos três personagens discutidos acima e os conflitos que encerram em três curtas frases: o *superego* luta por perfeição moral; o *ego* exige adequação à realidade; o *id* esforça-se para obter prazer e evitar sofrimento, independentemente dos meios e das consequências.

Para Freud, o princípio do prazer estaria de acordo com o instinto primitivo do amor e da vida e corresponderia a um baixo nível de energia psíquica. O

*Corpo e alma: soma e psique*

desprazer, ou o sofrimento, por seu turno, implicaria aumento do nível de energia psíquica e seria consentâneo com o impulso da morte, ou da destruição. Isso se deve ao aumento da energia interior, que pode elevar a *entropia\** do psiquismo do indivíduo, e a tendência do sistema a desorganizar-se e retornar ao estado simples que caracteriza a ausência de vida.

Esta é uma noção importante porque mostra o tremendo malefício que as tensões internas — basicamente o sofrimento e o desprazer — podem causar à saúde e à vida das pessoas e, por outro lado, o grande benefício potencial do prazer, que inclui principalmente as relações amorosas. Chegamos, assim, no coroamento do pensamento freudiano, a uma *concepção dinâmica da psique*, representada pela variedade de forças, conflitos e compromissos entre a busca do prazer (em seu sentido amplo, e não apenas sexual) e a necessidade de adequação à realidade.

Quando a energia psíquica dirigida a um determinado impulso não pode ser "gasta" em sua concretização, ela não desaparece;\*\* apenas se inibe, podendo ser reinvestida ou reaparecer sob formas diferentes do impulso original, tais como transferências, sublimação etc. (Ver Capítulo 4). Quando não ocorre uma canalização satisfatória dessa energia, os conflitos intrapsíquicos daí decorrentes geram neuroses e — acredito eu — quase todas (ou todas?) as doenças.

---

\* Entropia é um termo emprestado da física e que significa a quantidade de energia interna de um dado sistema. Quanto mais elevado o nível de energia, mais próximo da desorganização e da destruição estaria esse sistema.
\*\* A física nos ensina que a energia, tal como a matéria, não se cria nem desaparece, apenas se transforma.

# 2. LIGAÇÕES (E INTERAÇÕES) ENTRE A PSIQUE E O SOMA: O ESTRESSE

> *Que na realidade a mente governa o corpo,*
> *embora a sociologia e a medicina não prestem*
> *atenção a isso, é o fato mais essencial que*
> *conhecemos sobre o processo da vida.*
>
> FRANZ ALEXANDER

Vimos no capítulo anterior que a mente pode ser entendida como sinônimo de psique (ou "alma", ou espírito). Não deve, pois, se confundir com o cérebro, que seria apenas a sede central onde operam as emoções, os sonhos, os pensamentos. O cérebro faz parte do corpo, uma vez que é concreto, podendo ser visto, tocado, medido, pesado e retalhado. A mente é etérea: sabemos que existe, visto que se confunde com nosso próprio *eu*, mas não pode ser vista ou tocada.

## O CÉREBRO

Funciona como uma ponte e um elo de ligação entre o soma e a psique (ou, se preferirem, entre o corpo e a mente).

Para entender essa ligação, faz-se necessário recordar, ainda que superficialmente, algumas noções de anatomia e funcionamento do Sistema Nervoso

## Quem ama não adoece

(SN). Simplificadamente, podemos dividir o SN em Central, Periférico e Autônomo, os quais, por sua vez, comportam subdivisões, conforme detalha a Figura 1.

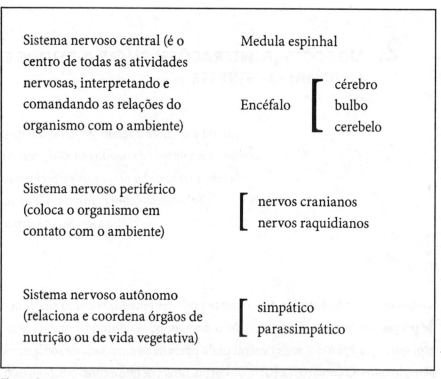

**Figura 1:** *Divisão esquemática do Sistema Nervoso, com suas respectivas funções no organismo.*

O cérebro é o órgão-sede do Sistema Nervoso Central (SNC), funcionando, pois, como o quartel-general de uma vasta rede de comunicações e de comando. É a sede da inteligência, dos atos conscientes e da sensibilidade. Sua superfície é revestida por uma massa cinzenta denominada córtex (ou cortiça) cerebral. Conecta-se ao cerebelo e ao bulbo e tem sua continuação na medula espinhal, um grosso cordão fibroso de onde partem 31 pares de nervos, responsáveis pela captação de estímulos, transmissão e execução das ordens transmitidas pelo cérebro e, às vezes, pela própria medula (Figura 2).

*Ligações (e interações) entre a psique e o soma: O estresse*

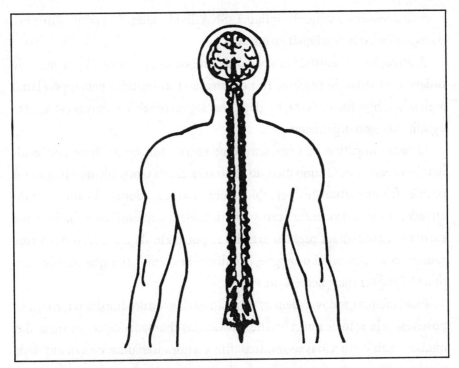

**Figura 2:** *Medula espinhal e estruturas nervosas a ela ligadas.*

O Sistema Nervoso Periférico (SNP) é formado pela rede de nervos que, partindo aos pares do encéfalo (pares cranianos, em número de 12) ou da medula (raquidianos, em número de 31, já referidos), distribuem-se pelo corpo todo.

Tanto o SNC como o SNP comandam ou respondem pela execução de todos os atos que obedecem à nossa vontade consciente. Comandam basicamente a musculatura "estriada", isto é, aquela que nos permite andar, mover os braços e mãos, abrir e fechar os olhos e a boca, falar, fazer "careta" etc. Ao lado deles, existe também um Sistema Nervoso Autônomo (SNA), isto é, independente de nossa vontade consciente. O SNA é o responsável pelo funcionamento automático de nossos órgãos.

Dessa forma, coração, estômago, intestinos, fígado etc. funcionam ininterruptamente, sem que disso tenhamos consciência ou sem que, em condições

*Quem ama não adoece*

normais, possamos sobre eles influir. O SNA divide-se em dois ramos distintos, o *simpático* e o *parassimpático* ou vago.

A ativação ou "entrada em cena" de ambos os ramos se dá por meio de ordens emanadas do cérebro. Tais ordens são transmitidas pelo hipotálamo à glândula hipófise e, desta, às glândulas suprarrenais e à outras estruturas espalhadas pelo organismo.

O parassimpático, ou vago, tem como regra a função de "freio", de "acalmar" o organismo. O simpático, ao contrário, excita o organismo e prepara-o para enfrentar situações percebidas como ameaçadoras. Assim, quando ativado, o simpático, entre outras coisas, acelera e intensifica os batimentos cardíacos, aumenta a pressão arterial e, por meio da contração dos vasos sanguíneos, redistribui o sangue, canalizando-o em maior quantidade para onde julgue ser mais necessário.

Esses efeitos e todos os demais resultantes da ação do simpático tornam-se possíveis pela ação de um grupo de substâncias chamadas catecolaminas, das quais as mais conhecidas são a adrenalina e a noradrenalina, cuja quantidade no sangue aumenta em situações de alarme ou excitação.

## O HIPOTÁLAMO E A HIPÓFISE

Há na base do cérebro uma estrutura chamada tálamo e, abaixo dela, o hipotálamo. Este último guarda marcada proximidade, tanto anatômica quanto funcional, com a *hipófise*. Esta, chamada às vezes de a "rainha das glândulas", comanda e coordena o trabalho de todas as outras.

A noção de que as glândulas do organismo têm seu funcionamento regido pela hipófise é antiga. Só recentemente, no entanto, veio a se reconhecer que o trabalho da hipófise, por seu turno, obedece ao controle do hipotálamo e este, finalmente, age em consonância e obediência às ordens que lhe chegam do córtex e do sistema límbico (ver Figura 3).

Denomina-se *sistema límbico* a estrutura que faria a supervisão e coordenação dos diferentes centros reguladores das relações entre o cérebro e

*Ligações (e interações) entre a psique e o soma: O estresse*

os outros órgãos internos (vísceras), músculos e tecidos. O sistema límbico mantém permanente interação ou troca (ver bidirecionamento das setas na Figura 3) com o córtex cerebral. Caberia ao sistema límbico controlar a atividade do hipotálamo, o qual, por meio de substâncias chamadas *neurotransmissores*, levaria à hipófise as "ordens" recebidas. Assim se estabeleceria a conexão entre a ação do cérebro e o resto do corpo, conforme se pode visualizar na Figura 3.

É possível que, "a essa altura do campeonato", esteja o leitor a se perguntar pelo interesse de conhecer tudo isso. Ocorre que, sabe-se hoje, os diversos centros que compõem o sistema límbico não apenas regulam as atividades dos órgãos, como também são geradores dos afetos. Além do mais, reconhece-se no hipotálamo a "sede das emoções", se é que assim podemos nos exprimir.

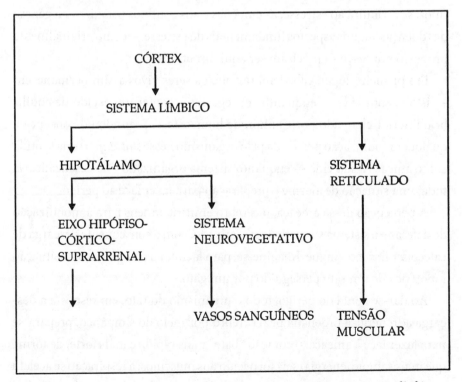

**Figura 3:** *Representação esquemática das relações entre o hipotálamo e o sistema límbico.*

*Quem ama não adoece*

O conhecimento de tais fatos (fatos científicos, não meras suposições ou hipóteses) permite compreender por que caminhos as emoções e os afetos (ou desafetos) atingem e agridem o corpo. É o que ocorre, por exemplo, nas ocasiões de estresse.

## O ESTRESSE

Derivado da palavra inglesa estresse, o termo era originalmente empregado em física, no sentido de traduzir o grau de deformidade sofrido por um material quando submetido a um esforço, ou tensão. Em 1936, Hans Selye introduziu a expressão no jargão médico e biológico, expressando o esforço de adaptação dos mamíferos para enfrentar situações que o organismo perceba como ameaçadoras à sua vida e ao seu equilíbrio interior.

Para a adequada compreensão do papel que, ao longo dos próximos capítulos, se atribuirá ao estresse, às emoções e aos conflitos psíquicos na gênese das doenças, alguns aspectos fundamentais do estresse — como originalmente proposto por Selye — precisam ser aqui discutidos.

Em primeiro lugar, cabe lembrar que os seres vivos assim permanecem — isto é, com vida — enquanto conseguirem manter um estado de equilíbrio interior chamado por Cannon de homeostase. Segundo tal concepção, qualquer modificação percebida pelo organismo nesse *status quo* seria sentida como ameaça à sua vida — enquanto sistema organizado — e desencadearia toda uma situação de alarme e preparação para fazer face ao perigo.

À percepção dessa ameaça, o cérebro emitiria ordens para a mobilização de defesas e o sistema simpático seria ativado, com a consequente descarga de catecolaminas no sangue. Imagine-se, para facilitar a compreensão, a situação hipotética de um rato perseguido por um gato.

Ao dar-se conta do perigo, todo o organismo do rato, em resposta à descarga adrenérgica ordenada pelo cérebro por meio do simpático, prepara-se para fazer face à ameaça: o coração "bate" mais rápido e mais forte, de forma que mais sangue (energia) seja fornecido aos músculos; a respiração se acelera e, consequentemente, mais oxigênio fica disponível; as pupilas dos olhos se

*Ligações (e interações) entre a psique e o soma: O estresse*

dilatam, e assim o animal enxerga melhor; os pelos se eriçam na esperança (vã, no caso) de apresentar aspecto assustador ao inimigo. Todas essas alterações caracterizam o estresse, ou a tensão a que o organismo do rato está submetido naquele momento de perigo.

Ocorreu nele o que podemos chamar de "reação geral de alarme", aproximadamente similar à azáfama e à movimentação que ocorreriam em um quartel, por exemplo, se soasse o alarme antiaéreo. Percebam que toda a tensão gerada no organismo do animal encontrará um desaguadouro na utilização de seus músculos, isto é, na realização de algum tipo de atividade física, visto que o rato ou fugirá (mais provável no exemplo dado) ou enfrentará o agressor. Percebam ainda que, em qualquer das duas hipóteses, ele terá utilizado os músculos que obedecem à sua vontade: o das patas e das mandíbulas, que são músculos ditos "estriados" (por conter estrias).

Uma das importantes características do estresse é ser uniforme e inespecífico. Isto é, a preparação do organismo será idêntica para qualquer tipo de ameaça ou agressão, independentemente da natureza ou do grau de perigo que represente. Na verdade, a ocorrência do estresse não requer necessariamente que haja perigo real, mas apenas uma súbita mudança, ou ameaça de mudança, no estado de equilíbrio. Desse modo, até uma boa notícia pode ser causa de estresse.

No caso dos seres humanos, o processo de estresse é basicamente o mesmo verificado nos outros animais (inclusive no rato do exemplo), com duas grandes diferenças: em primeiro lugar, as ameaças do mundo externo ao "eu" do indivíduo são de múltiplas origens e, em sua percepção, há um forte componente subjetivo — isto é, o componente imaginário, provindo do interior da pessoa, é muito mais significativo. Em segundo lugar, e não menos importante, a descarga da tensão gerada pela sensação de perigo ocorre principalmente sobre a musculatura que não depende de sua vontade: a chamada musculatura lisa (isto é, sem estrias), que é justamente o tipo de musculatura responsável pela movimentação do estômago, dos intestinos, das artérias e do coração. (Neste último, o músculo não é do tipo liso, mas, como nesse tipo, tampouco obedece ao consciente da pessoa.)

*Quem ama não adoece*

Tal como fizemos no caso do rato, imagine-se a situação de um empregado que recebe, ou está em via de receber, uma violenta "bronca" do patrão. Seu organismo fica sob tensão e se prepara, da mesma forma que ocorre com o rato do exemplo anterior, para enfrentar a situação que vê e sente como ameaçadora e perigosa. Ou seja, todo o seu corpo se apresta para as duas reações naturais de qualquer animal diante do perigo: agressão ou fuga.

A grande diferença é que esse empregado não sairá correndo, nem agredirá fisicamente (salvo uma ou outra exceção) seu patrão, a despeito do enorme desejo de fazê-lo. A consequência consistirá em que venham a sofrer essa descarga — ou, em outras palavras, funcionem como "órgãos de choque" — justamente aqueles órgãos acima citados: estômago, intestinos, artérias, coração etc. Com a repetição desse mecanismo ao longo da vida (nas mais diversas situações), a pessoa adquirirá gastrite, úlcera, mau funcionamento do intestino, "pressão alta" e infarto do miocárdio. Nas artérias — vasos sanguíneos que conduzem o sangue rico em oxigênio do coração para o resto do corpo, ao contrário das veias, que trazem sangue com pouco oxigênio do corpo para o coração —, também regidas por musculatura lisa, a constante tensão gerada pela ação das catecolaminas acabará por "ferir" sua parede interna, possibilitando o depósito de placas de gordura (chamadas ateromas) que finalmente as obstruirão.

O potencial nocivo, ou causador de doenças, criado pelas situações estressantes dependerá do tipo e da intensidade do estresse, mas, provavelmente, dependerá sobretudo de sua repetição e duração ao longo da vida e da forma como cada um lida com ele.

Quanto ao tipo, pode-se didaticamente agrupar as fontes de estresse nos três "compartimentos" em que se insere a vida de uma pessoa, embora evidentemente isso não seja tão simples e não se passe como se fossem divisões estanques. Esses compartimentos são: a família, o trabalho e o ambiente em que vive a pessoa. O último caso corresponde ao chamado estresse "social" ou "ambiental", no qual se incluem os problemas com vizinhos, com o vendedor ou o profissional que lhe presta serviços, as discussões no trânsito etc. Incluem-se ainda no estresse ambiental a sensação de insegurança física vigente em nossas cidades e até as incertezas na área da instável economia do país.

As situações estressantes relacionadas à família e ao trabalho são, a meu ver,

*Ligações (e interações) entre a psique e o soma: O estresse*

as mais graves, não só pela natureza e multiplicidade das facetas que encerram, mas principalmente por configurar, na maioria das vezes, uma fonte permanente de tensão ao longo da vida. Ou seja, configuram situações de estresse crônico e duradouro. Tão importantes se nos afiguram o trabalho e a família para o bem-estar e a saúde das pessoas, que serão, ambos, temas de capítulos próprios, nos quais serão discutidos com mais vagar. Por ora, parece suficiente convidar o leitor a dar uma olhada na escala de Holmes-Rahe (Tabela 1), que se propõe a "medir" o estresse gerado por diversos acontecimentos da vida. Notem a frequência com que compareçem e a elevada pontuação que merecem os acontecimentos, bons e/ou maus, relacionados à família e ao trabalho.

Segundo os autores da tabela,[Apud 9] quem, nos últimos 12 (ou, para outros, 24) meses, somar mais de 300 pontos, terá 79% de chances de contrair alguma doença grave em breve. Se a pontuação se situar entre 151 e 299, tais chances são de 51%; abaixo de 151, as chances de adoecer gravemente seriam pequenas. É óbvio que saúde não é matemática, e o estresse não pode ser "medido" nem quantificado de forma precisa. Sendo assim, essa escala, genérica como é, tem utilidade apenas como um referencial e tem origem na verdadeira compulsão de nossa sociedade moderna a tudo quantificar e traduzir em números.

Se não o fosse por outras razões, a imprecisão de uma escala desse tipo fica clara por não levar em conta uma questão fundamental: o componente individual na geração e resposta ao estresse. É evidente que, submetidas a situações idênticas àquelas listadas por Holmes (ou outras), pessoas diferentes apresentariam diferentes respostas. Mais ainda: a simples observação do dia a dia revela haver pessoas mais propensas a envolver-se em situações estressantes do que outras. Esse componente individual do estresse, ligado à personalidade da pessoa, tem muito a ver com a sua história de vida e com os aspectos psicodinâmicos relacionados. Afinal, quase todos, eu inclusive, aceitam hoje a ideia de que "os fenômenos humanos" — as doenças entre eles — "têm uma motivação, nada acontecendo por acaso".[10]

Esse componente individual independe da profissão e do meio em que vive a pessoa. Obviamente que, em condições ambientais propícias, como as que predominam em nossas grandes cidades e na sociedade ocidental, a predisposição psíquica ao estresse se exacerbaria e refletiria de forma mais intensa no

*Quem ama não adoece*

comportamento do indivíduo. Uma observação corriqueira ilustra bem essas diferenças: em um engarrafamento de trânsito, há os que xingam, buzinam, trocam constantemente de fila, aborrecem-se; no mesmo engarrafamento, há aqueles (minoria, infelizmente) que pacientemente aguardam sua vez, ouvindo música ou simplesmente "pensando na vida".

Na verdade, a forma pela qual reagimos aos acontecimentos da vida e a maneira como os interpretamos e sentimos são o que, mais do que o acontecimento em si, nos provocam estresse. Acredito — e esta crença permeará todo este livro — que, nos seres humanos, grande determinante do potencial nocivo do estresse é um estado interior de insatisfação consigo mesmo e com a vida. Ao contrário do que ocorre com os animais, portanto, o que hoje nos ameaça a vida e a saúde não são, como regra, os perigos que vêm de fora, e sim aqueles que trazemos dentro de nós mesmos.

**Tabela 1:**
Escala de Holmes-Rahe para avaliação do estresse

| Acontecimentos | Nº de pontos |
| --- | --- |
| Morte do cônjuge | 100 |
| Divórcio | 73 |
| Ser preso | 63 |
| Morte de pessoa querida da família | 63 |
| Ferimento ou doença pessoal grave | 53 |
| Casamento | 50 |
| Demissão do emprego | 47 |
| Reconciliação com o cônjuge | 45 |
| Aposentadoria | 45 |
| Doença grave em pessoa da família | 45 |
| Gravidez | 40 |
| Dificuldades sexuais | 39 |

*Ligações (e interações) entre a psique e o soma: O estresse*

| Acontecimentos | N° de pontos |
| --- | --- |
| Chegada de novo membro à família | 39 |
| Adaptação a novo emprego ou negócio | 39 |
| Alteração da situação financeira | 38 |
| Morte de amigo(a) querido(a) | 37 |
| Mudança para outra área de trabalho | 36 |
| Variação na frequência de discussões com o cônjuge | 35 |
| Dívidas | 31 |
| Mudança de responsabilidade no emprego | 29 |
| Filho(a) saindo de casa | 29 |
| Dificuldades com os sogros | 29 |
| Façanha pessoal incomum | 28 |
| Cônjuge começa ou para de trabalhar | 26 |
| Início ou término de estudos escolares | 26 |
| Alteração nas condições de vida | 25 |
| Revisão de hábitos pessoais | 24 |
| Dificuldades com o chefe | 23 |
| Mudança nas condições ou no horário de trabalho | 20 |
| Mudança de escola | 20 |
| Mudança de tipo de lazer | 19 |
| Mudança de atividades sociais | 18 |
| Alteração nos hábitos de dormir | 16 |
| Alteração nos hábitos de comer | 15 |
| Férias | 13 |
| Natal | 12 |
| Transgressões (não graves) da lei | 11 |

# 3. ONDE DIFERIMOS DOS ANIMAIS

*Parece-me claro que a capacidade de pensar e
sentir, se por um lado permitiu que construíssemos
a civilização e dominássemos o mundo, por outro
também nos complicou bastante a vida.*

Tanto para os animais quanto para nós (animais "superiores"), a vida resume-se a uma luta constante, quer para a sobrevivência do indivíduo, quer da espécie que integra. Além desses objetivos fundamentais, compartilhamos ainda com eles quatro desagradáveis sensações primitivas e básicas: a raiva, o medo, a dor e a fome.[Apud 8]

Diferentemente dos outros animais, porém, a mera sobrevivência biológica e a ausência ou a pouca intensidade daquelas emoções não nos bastam. Há, em nosso caso, a necessidade, não menos vital, de alcançar um estado de paz e satisfação na vida, que denominamos felicidade e está intimamente vinculado ao *princípio do prazer* de que nos falou Freud.[11] Para ele, tanto quanto para Melanie Klein, a obtenção da felicidade, ou "viver agradavelmente",[Apud 12] é o propósito maior de nossas vidas.

A consecução dessa felicidade seria, no entanto, impossível no entender de Freud, a tal ponto que "ficamos inclinados a supor que a intenção de que o homem seja feliz não constava do plano da criação".[11] Tal impossibilidade adviria de três insuperáveis e perenes fontes de sofrimento que a todos nos envolvem: a consciência da fragilidade de nosso próprio corpo — inevitavelmente condenado à decadência e à dissolução —, nossa impotência

*Quem ama não adoece*

diante das forças da natureza e, principalmente, nosso relacionamento com as outras pessoas.

Parece-me evidente, portanto, que, se por um lado a capacidade de pensar e sentir emoções — inteligência e sensibilidade — permitiu que construíssemos a civilização e atingíssemos o patamar que atingimos, por outro também nos complicou bastante a vida. Discutiremos a seguir alguns aspectos que, sendo privativos da espécie humana e não encontráveis nos "irracionais", constituem, em meu entender, importante potencial de sofrimento e dificuldades a vencer no caminho da felicidade e, consequentemente, da saúde. São eles: a angústia dos primeiros anos, a problemática edipiana, a necessidade do poder e o medo da própria felicidade.

Além desses, dois outros, de não menor importância e igualmente privativos dos humanos, serão discutidos em capítulos próprios: a necessidade de amor e a angústia gerada pela consciência da morte e do envelhecimento. A questão — também de suma importância — do componente nocivo da civilização para o bem-estar das pessoas permeará vários capítulos do livro, inclusive os tópicos discutidos a seguir.

Faço ainda a ressalva de que, embora discutidos separadamente, todos esses aspectos se interpenetram e inserem, em seu conjunto, na tremenda sensação de fragilidade, insegurança e perplexidade que a aventura de viver impõe a todos nós.

## A ANGÚSTIA DOS PRIMEIROS ANOS

O mundo, tal como ele se nos apresenta, é, sem dúvida, áspero e hostil. A expulsão inegavelmente violenta do aconchego do útero materno constitui nosso grande e primeiro trauma. Há quem tenha dito — e provavelmente está correto — que temeríamos mais o nascimento do que a morte, se dele tivéssemos consciência.

Para Melanie Klein,[Apud 1] a dolorosa experiência do nascimento tem o efeito de conferir ao mundo externo um aspecto hostil e de voltar contra ele, e tudo o que o integra (inclusive o seio materno, de fato o mais importante e primeiro

*Onde diferimos dos animais*

objeto externo), os instintos de defesa e destruição do bebê. O sofrimento (angústia) criado por essa ambivalência — necessitar (amar) o seio materno e querer destruí-lo (odiar), ao lado do temor da perda, pela consciência de sua necessidade vital — será certamente a raiz maior de nossa insegurança, de nossos medos, da luta que, desde então, se instala em nosso interior entre os instintos da vida e da morte.

É interessante observar que, ao nascer, o bebê não consegue se ver como indivíduo: ele não faz distinção entre ele e o mundo. Durante os primeiros meses, portanto, a figura da mãe — representando o mundo exterior — se confundirá com a dele próprio e, portanto, contra ele mesmo serão percebidos os sentimentos ambivalentes a que fizemos referência. Somente podemos imaginar — mas há razão para supor que sejam intensas — a confusão e o sofrimento que emoções e impulsos tão contraditórios gerarão no psiquismo do recém-nascido.

Nesses primeiros meses, embora apresente um sistema nervoso anatomicamente formado e completo, o bebê praticamente não sabe usá-lo e, assim, se explica sua dificuldade, ou incapacidade, de distinguir entre ele mesmo e o mundo. Por volta do oitavo mês de vida, no entanto, o grau de maturação do sistema nervoso começa a possibilitar ao bebê a percepção do mundo externo como algo separado de si próprio. Por conseguinte, dá-se o estabelecimento de vínculos afetivos, entre eles o reconhecimento da figura materna como fonte de satisfação e segurança. Mas se por um lado há esse reconhecimento, por outro se instala também, no espírito do bebê, a consciência de que a mãe — ou quem lhe faça as vezes — é um outro ser, separado dele.

A descoberta dessa separação, dizem os psicanalistas, provoca no bebê uma sensação de perda e frustração, traduzida em angústia e dor psíquica. A essa frustração, que seria universal, os psicanalistas dão o nome de "angústia de separação". Instala-se, a partir daí, uma sensação de desamparo e insegurança que nos acompanhará por toda a vida, gerando uma necessidade vital de aconchego, carinho e amor que passam a constituir — mesmo que nem todos tenham consciência disso — a principal aspiração de nossa vida e uma condição indispensável para a felicidade e a saúde.

## Quem ama não adoece

Espero ter esclarecido para o leitor que todos padecemos da angústia de separação, bem como de suas consequências. O que seria "normal" e universal complica-se, no entanto, quando a dor psíquica por ela gerada ultrapassa a capacidade da estrutura emocional da criança de absorvê-la e com ela conviver. Isso pode ocorrer seja porque o bebê tem sua estrutura emocional mais frágil por determinantes genéticos, independendo, pois, do grau de zelo e amor maternos, seja por real ausência, inadequação ou incapacidade da mãe (ou de quem lhe faça as vezes) de transmitir presença, afeto e segurança.

Para fazer face a esse nível intolerável de angústia, a criança reage desenvolvendo um conceito grandioso e hipertrofiado de si mesma, ou uma imagem idealizada de perfeição absoluta. Em quaisquer dessas hipóteses, ressalta Sampaio,[13] "o que vai marcar esta personalidade será a impossibilidade de estabelecer qualquer tipo de relação em que veja outro que não a si próprio." Será, pois, uma personalidade "narcisista", com grandes dificuldades de estabelecer vínculos afetivos, voltada para si mesma e, paradoxalmente, bastante insegura quanto ao próprio valor.

A "angústia da separação" não é, contudo, a causa única dessa insegurança. A partir dela, isto é, a partir do momento em que a criança toma consciência de que o mundo não se concentra nela mesma e começa a se relacionar com os outros, ela passa a trilhar o caminho de seu desenvolvimento pessoal. É claro que as peculiaridades e potencialidades individuais, ligadas ao padrão genético de cada um, serão importantes. Mas, a meu ver, fundamental será a influência do contato com os adultos que cercam a criança.

A importância desses adultos já fica clara e realçada se atentarmos para o fato de que o ser humano vem ao mundo totalmente incapacitado de providenciar, por si mesmo, sua sobrevivência. Como lembra Rodrigues,[10] quando comparados aos outros animais, os filhotes da espécie humana dependem de forma total e muito mais duradoura de seus pais e do meio que os mantêm. Ocorre que, essenciais que são, nem sempre os adultos que cercam a criança conseguem verdadeiramente transmitir-lhe a segurança e o amor a que tanto ela aspira, assegurando ao mesmo tempo a liberdade para seu crescimento.

No entender de Karen Horney,[14] diante desse contexto (que discutiremos mais detalhadamente no Capítulo 15), "a criança sente-se como uma intrusa,

*Onde diferimos dos animais*

não desenvolve a sensação de pertencer a um todo"; ao contrário, experimenta uma grande sensação de insegurança e uma vaga apreensão que a autora denomina "angústia básica" e que pode ser expressa como a "sensação de estar isolada e desamparada num mundo potencialmente hostil." Reforça-se, assim, a sensação de desamparo e medo que a consciência da separação da figura materna já provoca, e intensifica-se, em consequência, a perene e vital necessidade de amor e aconchego.

## A PROBLEMÁTICA EDIPIANA

O painel das angústias que atravessamos em nossos primeiros anos não estará completo se não discutirmos o chamado complexo de Édipo.

Sob essa designação, buscada na tragédia grega, Freud designou a triangulação de amor/ódio/ciúme entre filho(a), pai e mãe[15]. Como o leitor certamente recordará (até por ter sido tema de novela de grande audiência), pode-se assim resumir a tragédia de Édipo:[16]

Laio, rei de Tebas (cidade da antiga Grécia), não queria que sua mulher Jocasta engravidasse, porque o oráculo de Delfos havia profetizado seu assassinato por esse filho. Contudo, ficou embriagado e gerou uma criança. Imediatamente depois que Jocasta deu à luz o filho, Laio o tirou dela, cravou um prego entre seus pés e o levou para as montanhas, onde o deixou para morrer. Entretanto, a criança foi encontrada pelos coríntios (vizinhos dos tebanos), chamada Édipo (pé inchado) e adotada pelo rei e pela rainha de Corinto, que não tinham filhos.

Édipo cresceu amando o rei e a rainha, que pensava serem seus verdadeiros pais. Um dia, já adulto, numa visita a Delfos, interrogou o oráculo a respeito de seu futuro. Quando tomou conhecimento da profecia (matar o pai e casar com a própria mãe), deixou Corinto com muito horror e disposto a não mais voltar. Numa estrada estreita, que levava para longe da cidade, uma carruagem ornamentada atropelou-o e literalmente o empurrou para fora da estrada. Numa explosão de raiva, ele matou o condutor e arremessou

# Quem ama não adoece

o passageiro na estrada, que, preso nas rédeas, foi morto pelos cavalos assustados. O passageiro era Laio, seu pai, mas Édipo não sabia disto.

Édipo seguiu seu caminho em direção a Tebas e, afastando-se de Corinto, visto não querer correr o risco de aproximar-se dos que considerava como pais, evitando, assim, o cumprimento da terrível profecia. Ao se aproximar de Tebas, foi atacado de surpresa pela Esfinge, aquela do 'Decifra-me ou te devoro'. Édipo resolveu o enigma, e a Esfinge se matou, ficando os tebanos libertos do monstro que os aterrorizava. Agradecidos, os habitantes da cidade o fizeram rei de Tebas, e ele desposou Jocasta e, com ela, teve quatro filhos. Muitos anos mais tarde, um profeta cego, juntamente com o oráculo, desvendou a história verdadeira para os tebanos e para o casal. Conhecendo a verdade, Jocasta se enforcou e Édipo cegou a si mesmo. Foi para o exílio e vagueou através das regiões gregas, até que as Fúrias o capturaram e o perseguiram até a morte.

A transcrição dessa história me pareceu importante não apenas para lembrar ao leitor as razões do nome dado por Freud ao "complexo" que descreveu, mas também para facilitar a compreensão do triângulo amoroso que é o seu fundamento. Mais do que isso, se analisarmos com atenção seu conteúdo, veremos que a tragédia ocorreu apesar de prevista com larga antecipação e a despeito do genuíno esforço de todos os envolvidos no sentido de evitá-la.

Tal como no mito, todos os pais medianamente informados sabem da existência (mesmo que superficialmente) do complexo de Édipo e têm a intenção genuína de evitar que ocorra ou, pelo menos, não cause sofrimento. Por seu turno, o menino (ou menina), assim que começa a perceber os perigos e o horror da disputa com o pai pelo amor da mãe (ou vice-versa, no caso da menina), também faz tudo para evitá-la, sem contudo obter sucesso.

A problemática edipiana envolve tanto meninos quanto meninas, conforme se acha muito bem explicado pelo pediatra mineiro Fernando Dias Paes, no diagrama que transcrevemos na Figura 4. Parece claro, no entanto, ser muito mais grave no filho que na filha — grave no sentido do sofrimento que provoca e em termos de consequências futuras. E assim é, a meu ver, por duas razões. Em primeiro lugar, nos primeiros anos, a mãe é, para os filhos dos dois sexos,

## Onde diferimos dos animais

a figura mais importante. Ambos, filhos e filhas, fixam sua libido na mãe e veem o pai como um intruso. (Emprego o termo *libido* no sentido amplo, significando amor, ternura, vida e prazer, não necessariamente de fundo sexual.) Somente depois é que a menina passa a posicionar-se positivamente junto ao pai, vendo a mãe como rival, mas, ainda assim, de forma muito menos intensa do que o menino se direciona para a mãe. Um pouco mais tarde, quando a dura realidade mostra a ambos que tão angustiante conflito somente encontra uma solução na renúncia ao objeto de seu amor (pai ou mãe) e na busca de outro que o substitua, o menino terá de abrir mão da primeira e mais significativa fonte de amor e segurança de qualquer ser humano: a mãe ou quem lhe faça as vezes. À menina, ao contrário, resta a alternativa de identificar-se com ela, desistindo do pai, este de menor significado.

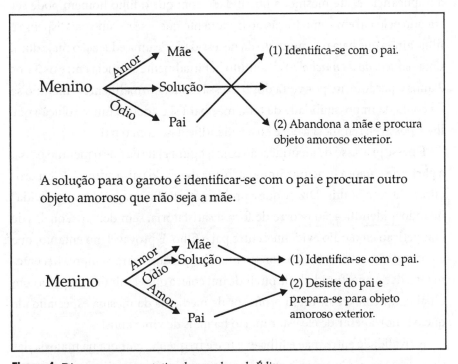

**Figura 4:** *Diagrama representativo do complexo de Édipo.*

Uma outra *razão*, e esta é uma opinião pessoal, consiste no fato de o pai sentir-se muito mais incomodado com o carinho e a atenção que sua mulher

*Quem ama não adoece*

tem pelo filho homem, se comparado com o modo como a mãe é atingida pelas atenções e pelo carinho do marido para com a filha. A disputa entre pai e filho pelo amor da mesma mulher reproduz de certa forma as batalhas que se travam entre certos animais que vivem em bandos, quando o macho mais velho expulsa os filhos mais crescidos, que começam a cobiçar as fêmeas do rebanho (até que um dia, fraco e velho, é expulso ou morto por um deles). A grande e fundamental diferença é que, em nosso caso, pensamos, sentimos, amamos e, principalmente, somos ensinados a entender como inadmissível um pai não amar ou sentir-se hostil em relação ao próprio filho, e vice-versa.

Creio que a imensa maioria dos pais (e nela me incluo) jamais aceitaria a mais leve insinuação de que não ame ou de que seja hostil a seu filho. A um observador atento, todavia, não passará despercebido o rigor, a impaciência, a implicância e, até mesmo, a hostilidade com que o filho homem pode ser tratado pelo pai em comparação ao tratamento que esse mesmo pai dispensa à filha, ainda que haja o argumento da necessidade de uma educação mais dura, uma *"educação de macho"*. Tal conflito habitualmente se inicia entre os 3 e os 7 anos e perdura até por volta dos 9. Nessa idade, normalmente o menino se dá conta da impossibilidade de ter a mãe para si e adota a única solução que lhe é possível: renuncia a ela e busca identificar-se com o pai.

É nesse processo de identificação com a figura paterna que o menino passa, a partir de então, a procurar imitar a forma de ser do pai, a admirá-lo e a procurar sua companhia. Diz-se que a problemática edipiana foi "bem resolvida" quando a identificação ocorre de forma satisfatória, sem deixar sequelas de competição e/ou ódio evidentes entre pai e filho. É provável, no entanto, que a competição latente (e não conscientizada) perdure para sempre. Recentemente, tive a oportunidade de ouvir de um colega que ele ainda competia com o pai (eminente e admirado professor de medicina da mesma especialidade que o filho), apesar de ele estar morto há mais de vinte anos!

A rivalidade entre mãe e filha existe e é frequente, embora na maioria das vezes não seja tão intensa e perene como no caso do pai e filho, pelas razões que já discutimos. Embora constitua *"uma relação tão delicada"*, como bem assinalou uma peça teatral de grande sucesso, tenho visto com mais frequência amizade e companheirismo genuínos entre mãe e filha dos que entre pai

*Onde diferimos dos animais*

e filho. Ainda assim, o sucesso daquela peça e a intensidade com que tocou às mães e filhas que foram assistir a ela atestam bem seu sucesso em refletir a realidade da maioria. Quando fui vê-la, uma amiga que nos acompanhava chorou copiosamente ao término do espetáculo. Interrogada sobre a razão do choro, respondeu que "chorava de remorso pelo tanto que havia magoado a mãe e por tudo que atualmente fazia de errado com sua filha."

O complexo de Édipo, assim como o drama grego que inspirou Freud a batizá-lo, é uma tragédia sem culpados e que traz enorme sofrimento a todos os envolvidos. Deixará de existir, provavelmente, como diz Gikovate, quando as pessoas amadurecerem e se tornarem seguras, a ponto de amarem de forma menos infantil, isto é, menos possessiva, e aceitarem, por conseguinte, compartilhar, sem angústias, seus objetos amorosos com outras pessoas.

## A NECESSIDADE DE PODER

As necessidades humanas, ensina Pontes, podem ser biogênicas ou aprendidas.[8] Biogênicas são necessidades que derivam de algo que falta ao organismo, como é o caso, por exemplo, da necessidade de sono, de alimentos e de sexo. São mais instintivas. A necessidade aprendida, por sua vez, é aquela adquirida pela experiência e por força da socialização e, como tal, não encontrável nos animais.

A necessidade de poder — assim como sua irmã gêmea, a necessidade de prestígio — é uma necessidade aprendida, um provável subproduto da necessidade fundamental de amor que nos acompanha por toda a vida.

Para Adler,[Apud 12] tudo o que se passa no psiquismo humano deriva da "vontade de poder". Todo ser humano aspira a dominar, "ser semelhante a Deus". Esse "impulso para o poder", presente desde os primeiros dias, seria consequência do "sentimento de inferioridade" que acompanharia todo ser humano desde o nascimento, visto que, para ele (Adler), "ser homem quer dizer ser inferior." É óbvio que há, nessas colocações, um flagrante exagero. Não concordo que a vontade de poder centralize o psiquismo de *todas* as pessoas, ou mesmo da maioria delas. Também não acho que a condição humana implique obrigatoriamente a sensação de inferioridade.

*Quem ama não adoece*

O reconhecimento do exagero nas formulações de Adler não invalida, entretanto, a aceitação da existência, e até da importância, do desejo de poder para as pessoas. Tal necessidade resultaria, a meu ver, não tanto de um "sentimento de inferioridade", mas sim da sensação de desamparo, fragilidade e impotência que o mundo e a vida nos impõem. Presentes em todos nós, esses sentimentos seriam mais intensos naqueles que, nos primeiros anos, não encontraram junto aos adultos com quem conviveram (particularmente os pais e especialmente a mãe) o conforto, o aconchego e o amor que amenizassem o desamparo.

Assim se explicaria o fato de a necessidade de poder ser vital para algumas pessoas e de menor significado para outras, embora certamente comum, em graus variáveis, a todos nós. Veja-se, por exemplo, a luta pelo poder político.[12] Não são poucos os casos em que o indivíduo sacrifica a tranquilidade (se é que existia), a fortuna e, às vezes, até a vida no afã de conquistar — ou manter — uma posição de mando.

Veja-se, também, o que ocorre em diversos tipos de associação — culturais, científicas, recreativas, esportivas, clubes de serviços, sindicatos e associações de classe. Desenvolve-se quase que invariavelmente uma surda e às vezes até violenta luta por cargos que, na maioria das vezes, somente representam encargos.

Há, claro, em ambos os exemplos (mas principalmente no primeiro, o poder político) a possibilidade de vantagens pecuniárias. Mas o que será a ânsia de ganhar dinheiro além do necessário para viver com tranquilidade, senão a sensação de poder (e poder real, também) que o dinheiro confere? Além disso, todos conhecemos casos de multimilionários que, do topo de uma fortuna que jamais poderão gastar em sua existência, partem para a disputa de cargos eletivos.

Podemos dizer que, como regra geral (e tenho dúvidas se essa regra comporta exceções), ninguém abre mão do poder, ou sequer de uma parcela do poder, com facilidade e satisfação. A perda do poder, ou de uma parcela dele, se nos afigura sempre como uma diminuição.[12]

A essa altura de nossa conversa, o leitor certamente estará questionando: "E o que dizer das pessoas, na verdade a grande maioria, que não ocuparam,

## Onde diferimos dos animais

não ocupam e não pretendem ocupar nenhum cargo de mando ou direção, seja na política, em clubes ou associações, ou mesmo em empresas privadas? Não há, nessas pessoas, a necessidade do poder?"

Eu lhe respondo, caro leitor, que, se entendido o poder como a capacidade de fazer com que outras pessoas ajam na dependência de nossa vontade ou de nossas atitudes ou, melhor dizendo, a capacidade de fazer com que a atitude e o comportamento de outras pessoas reflitam nossa própria vontade e comportamento, eu lhe diria que todos ou quase todos nós, seres humanos adultos, exercemos alguma parcela de poder.

Isso vale para todos que trabalham, por mais humilde que seja a profissão (um gari, por exemplo, tem o "poder" de retirar ou não o lixo de uma casa, de permitir ou não que um automóvel ultrapasse o caminhão de lixo a que ele serve, e assim por diante, de tal forma que alguns dependeram dele e ele pode, assim, sentir sua importância). Vale também para adultos que tenham crianças sob sua guarda ou empregados em casa, ou que se relacionem com alguém sobre quem exerçam poder. Daí por que a aposentadoria, seja qual for a profissão em causa, costuma trazer funestas consequências para a maioria das pessoas, devido à perda do poder que acarreta. A ausência do poder seria ainda, no entender de Rogers, mais um fator da infelicidade na infância.

Não é por acaso também que sogras, sogros e avós insistem em interferir na vida doméstica dos filhos casados e na educação dos netos. Não querem, e talvez não possam, abrir mão de uma autoridade que durante tantos anos deu sentido e valor à sua vida. E será provavelmente por essa razão que tal tipo de comportamento é mais frequentemente encontrado em sogras e avós do que em sogros e avôs. Como regra, a essa altura da vida, não restam a elas outras atividades para compensar o vazio que sentem e a angustiante sensação de inutilidade em que mergulham.

A necessidade de poder, com a angústia e a ansiedade que gera — tão mais intensa e frequente quanto mais presente for aquela necessidade —, está sempre ativando o sistema nervoso simpático (ver Capítulo II), mantendo permanentemente ativado o sistema de perigo e alarme do organismo. Essa situação, com o desgaste que provoca e pelo comprometimento que acarreta das defesas do organismo, constitui por si só um fator de doença.[18]

*Quem ama não adoece*

## O MEDO DA FELICIDADE

Quanto mais coleciono observações sobre a natureza humana, a conduta, o sentir e as emoções das pessoas, mais me convenço do quanto somos contraditórios e ambivalentes. O desejo de viver e morrer, que simultaneamente habita em todos nós, é talvez o mais emblemático dessa ambivalência.

É muito possível que daí derive também a aparentemente inexplicável e gritante contradição entre nossa busca ansiosa pela felicidade — razão de ser maior de nossa existência — e o medo de alcançá-la. Mas é justamente aí, na necessidade vital que dela temos, que talvez resida a razão principal de nossos temores: o medo de tê-la e depois perdê-la.

Algo parecido, já dissemos acima, ocorre com o bebê em relação ao seio materno: tanto dele necessita, tanto teme perdê-lo, que chega a lhe ser hostil por reconhecer seu poder de causar-lhe sofrimento. Gikovate[17] descreve esse medo como uma "sensação de iminência de catástrofe que sempre acompanha nossos momentos mais felizes." E atribui a ele o ritual supersticioso de bater na madeira ou fazer figa com que muitas pessoas (quase todas?) reagem a qualquer alusão a bons acontecimentos que estejam vivenciando. É como se, no fundo, não nos julgássemos merecedores daquela felicidade. Ou seja, não conseguimos vivenciá-la sem culpa, mesmo que uma culpa inconsciente. E vivida com sentimento de culpa, a felicidade se esvai, não existe.

Tão profundos seriam nosso medo e nossa intranquilidade diante da felicidade que findamos por agir no sentido oposto, "destruindo o que nos faz feliz".[7] Para Freud,[11] somos feitos de modo a só poder derivar prazer intenso de um contraste e muito pouco de um determinado estado de coisas. Assim, nossas possibilidades de felicidade seriam sempre restringidas por nossa própria constituição, de tal maneira que a felicidade seria pura e simplesmente a ausência de sofrimento. Lembro, a esse respeito, a citação de Goethe, segundo a qual "nada nos é mais difícil de suportar do que uma sucessão de dias belos".

Embora não negue a existência desse medo da felicidade — ao contrário, considero-o bastante frequente —, não lhe atribuo o caráter universal que empresto aos outros três aspectos discutidos neste capítulo. Explicando melhor: enquanto as angústias próprias dos primeiros anos, a problemática edipiana

*Onde diferimos dos animais*

e a necessidade de poder seriam vivenciadas por todos — variando apenas a intensidade e a repercussão futura ou atual em nossas vidas —, o medo da felicidade não acometeria a todos. Basicamente seria mais encontrado naqueles intimamente inseguros, intranquilos e com baixa autoestima.

O prejuízo potencial desse medo para nossa saúde — ou seu papel como fator de doença — seria explicado pela própria ansiedade e angústia que provoca. Além disso, não descarto a possibilidade de que sentimentos inconscientes de autopunição, por não se julgar merecedor da felicidade, possam também agir como fator de doença orgânica. Sei que muitos leitores julgarão o raciocínio tortuoso, complexo e excessivamente "psicologizado". A questão, meu(minha) caro(a) amigo(a), é que tortuosos e complexos são, de fato, a mente e as emoções humanas.

Conheço o caso de uma moça com uma história de vida extremamente sofrida em que se mesclavam promiscuidade sexual, relacionamentos conflituosos, inclusive com seus pais, extrema dificuldade de lidar com as pessoas e excessivo apego aos ganhos materiais. Ela morreu de forma súbita e ainda jovem, numa fase excepcionalmente boa de sua existência. Acabara de se reconciliar com a família, vivia um relacionamento estável e aparentemente feliz com um homem que a amava e respeitava, e atravessava um período de boa situação financeira. Na manhã de sua morte, chegou a comentar com colegas de trabalho "que nunca antes se sentira tão feliz".

Essa relação que tento estabelecer — entre felicidade e morte — já foi notada por outros autores e fica bem evidente na expressão "podia morrer agora" que muitas vezes empregamos nos momentos felizes. Talvez quem melhor tenha resumido a ambivalência e a angústia que a felicidade pode provocar tenha sido o pensador espanhol Julián Marías,[19] quando disse: "A felicidade é extremamente vulnerável. Ela é um risco, e só como risco deve ser assumida."

# 4. MECANISMOS DE DEFESA E ADAPTAÇÃO

*O que caracteriza a vida psíquica do homem
é justamente a luta encarniçada que trava, às
vezes com sucesso, contra sua submissão aos
comportamentos instintivos.*

CHRISTOPHE DEJOURS

Na introdução do capítulo anterior nos referimos, embora de passagem, ao papel da civilização como elemento nocivo à felicidade humana. O fato de viver em sociedade nos impõe uma série de normas, proibições e regulamentos que quase sempre contrariam nossos mais fortes desejos e impulsos, ainda que inconscientes.

Como muito bem lembra Jablonski, "para viver em sociedade, é preciso respeitar leis, mas, se pudéssemos, não as respeitaríamos. Os Dez Mandamentos só existiram porque existem (notem o tempo do verbo) os dez desejos. Nunca foi necessário um décimo primeiro mandamento exortando a não lamber o chão, porque os homens não querem mesmo fazê-lo." No Capítulo 1 já fazíamos referência ao permanente conflito entre os impulsos do instinto, representados pelo *id*, e sua contenção pelo *ego*, em face da necessidade imperiosa de nos comportarmos de acordo com a realidade que nos cerca, e não como queremos. Acresça-se ainda o não menos importante papel do *superego* como censor das ações do ego e terceiro vértice do triângulo de forças que se embatem.

A existência desse conflito, mesmo que dele não tenhamos consciência, é motivo de muito sofrimento que, se não for adequadamente resolvido,

*Quem ama não adoece*

certamente resultará em um estado de desequilíbrio do organismo a que chamamos doença.

O ideal seria que pudéssemos modificar a realidade com que nos deparamos de tal forma que lográssemos satisfazer, ao mesmo tempo, o id, o ego e o superego. A realidade, como regra geral, não pode, contudo, ser modificada. O máximo que podemos fazer é adaptar-nos a ela. Esse processo de adaptação, no entanto, não ocorre impunemente, e não é de fácil execução.

Os meios de que nossa psique lança mão para controlar o conflito entre os impulsos do id (instintivo e puramente animal) e a necessidade de ceder à realidade e às exigências do ego e do superego são denominados mecanismos mentais de defesa e de adaptação. De uma forma mais simplificada, podemos entendê-los como "válvulas de escape" de uma panela de pressão: se não existirem, ou não funcionarem a contento, a panela explode. A explosão em nosso caso é a doença ou até a morte.

A existência desses mecanismos nos é benéfica e obrigatória, e *todos* a eles recorremos: graças a eles, vamos convivendo "razoavelmente bem" com a dura realidade da vida. Somos "normais", enfim. Os problemas e as doenças (sejam elas ditas "mentais" ou "físicas", distinção discutível, conforme veremos adiante) passam a ocorrer em alguma, ou todas, dessas três situações: ineficácia ou inadequação do(s) mecanismo(s) de defesa utilizado(s) para apaziguar o conflito; uso exagerado, em frequência e intensidade, desses mecanismos, mesmo que adequados; e, por fim, uso de mecanismos nocivos em si mesmos, independentemente da intensidade ou da sequência com que sejam utilizados.

Antes de discutirmos os mecanismos e a forma como podem ser causa de doenças, parece interessante conversarmos um pouco sobre os instintos cuja não satisfação lhes dá origem.

## INSTINTOS E "PULSÕES"

Podemos definir instinto como uma disposição para fazer determinada coisa ou agirmos de uma dada maneira sem ter recebido para isso treinamento, en-

*Mecanismos de defesa e adaptação*

sinamento, experiência ou aprendizado prévio, ainda que por pura imitação. São, pois, padrões de comportamento inatos, isto é, as pessoas (ou animais) já nascem com eles, os quais estão contidos no código genético da espécie, e não apenas de um dado indivíduo. Sendo assim, um determinado instinto deve, *obrigatoriamente*, ser encontrado em pelo menos um sexo de *todos* os membros de uma dada espécie.[24]

Os instintos são desencadeados ou ativados pela percepção de determinados objetos ou estímulos, e o seu controle é interno e profundo. Sendo assim, uma vez posta em movimento, a atividade designada por instinto não dependerá de estímulos superficiais e mostrará tendência a persistir, até a satisfação do movimento que lhe deu origem.

Em sua forma pura, os instintos não são observados na espécie humana.[21] Mas o fato de não serem observados "em sua forma pura" não quer dizer que não existam. Na realidade, existem, mas apresentam-se mascarados ou, diríamos melhor, "maquiados" pela aprendizagem, pela experiência e, sobretudo, pela influência da cultura e da civilização. Uma boa oportunidade de observar a ação dos instintos entre os seres humanos numa forma mais próxima de sua "pureza" original é por ocasião de uma catástrofe. Aí, como regra, caem as máscaras, dissolve-se a maquiagem e exterioriza-se grande parte do animal que no fundo somos.

O comportamento instintivo pode ser observado com maior nitidez entre os animais, particularmente os mais primitivos. Um inseto, por exemplo, acredita-se ser puro instinto. Conclui-se daí, a meu ver corretamente, que, quanto mais "civilizado" for um ser humano, menos instintivo será seu comportamento e maior a carga repressiva na cultura atuando sobre ele.

Ao estabelecer uma relação direta entre grau de civilização e repressão, não estamos, necessariamente, afirmando que o homem civilizado seja menos sadio ou mais infeliz que o não civilizado. Sem dúvida, porém, seus mecanismos mentais serão mais complexos, e mais complexo certamente será seu esforço de adaptação. O selvagem, na verdade, ainda está mais às voltas com a necessidade de adaptação à própria natureza e de a ela sobreviver e, provavelmente, menos preocupado em defender-se dos outros homens e em adaptar-se às regras por eles criadas.

*Quem ama não adoece*

Tanto o homem civilizado quanto o não civilizado, entretanto, compartilham certos instintos primários que, por sofrerem influência em maior ou menor grau da cultura e da aprendizagem, seriam mais apropriadamente denominados impulsos (ou pulsões). Um *impulso* ou *"pulsão"* pode ser definido como uma necessidade de agir decorrente de um estado de desequilíbrio do organismo, seja ele derivado de dentro ou de fora desse organismo.[21] A atividade exigida pelo impulso visa restabelecer o equilíbrio (ver Figura 5).

São os seguintes os impulsos primários:[21]
1. fome e busca de alimento;
2. sede e busca de água;
3. manutenção da temperatura do corpo;
4. funções eliminadoras de micção e defecação;
5. repouso após esforço prolongado;
6. atividade após repouso prolongado;
7. atividades sexuais e parentais.

Observe, leitor, que os itens de 1 a 6 dizem respeito fundamentalmente à necessidade de sobrevivência do indivíduo.

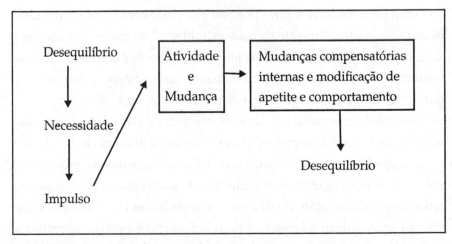

**Figura 5:** *Representação esquemática entre a ocorrência de desequilíbrio interior e o consequente impulso para agir e restabelecer o equilíbrio.*

_Mecanismos de defesa e adaptação_

São, portanto, impulsos de autoconservação. O item 7, no entanto, o impulso sexual, tem mais a ver com a conservação da espécie. Além desses, Freud[22] identificou também uma "pulsão" para a morte e autodestruição, à qual já fizemos referência no Capítulo 1.

Sendo o impulso, como já dito, uma necessidade de agir para retornar a uma situação de equilíbrio na presença de um estímulo gerador de desequilíbrio, não restam ao organismo mais do que duas alternativas: atender ao impulso ou com ele entrar em acordo de alguma maneira. Não ocorrendo nenhuma dessas alternativas, permanece o desequilíbrio, cuja expressão palpável é a doença. Tais tentativas de apaziguamento, repetimos, constituem os mecanismos de defesa e adaptação que discutiremos a seguir.

## MECANISMOS DE DEFESA DESEJÁVEIS

Podemos, de uma forma didática, dividir os mecanismos de defesa em dois grupos: aqueles que, bem utilizados, são benéficos, saudáveis e, portanto, desejáveis, e os que são intrinsecamente nocivos e indesejáveis.[5]

Entre os desejáveis e potencialmente benéficos, os principais são:

- recalque;
- compensação;
- racionalização;
- idealização;
- formação de reação;
- deslocamento;
- sublimação.

Qualquer um deles, utilizado de forma exagerada, seja em frequência ou em intensidade, chega a produzir uma quantidade de distúrbios que prejudicam nossa eficiência e alegria de viver. Na maioria das vezes, no entanto, eles conferem ao ego uma proteção eficaz contra a sensação de ansiedade gerada pelos conflitos, proporcionando-lhes ao menos uma solução aparente.

*Quem ama não adoece*

Não sendo este um livro de psiquiatria e nem destinado a profissionais da saúde, não cabe detalhar esses mecanismos. Cumpre, entretanto, explicar, ainda que de forma superficial, o significado de cada um deles.

O *recalque* foi, inicialmente, considerado por Freud como sinônimo de mecanismo de defesa, consistindo, assim, todos os outros citados apenas em maneiras diferentes de lidar com o recalque. Posteriormente, porém, passou a utilizá-lo como um dos diversos mecanismos de defesa.[8] Podemos entendê-lo como a rejeição inconsciente, pelo ego, de desejos, emoções ou afetos, oriundos do id e considerados inaceitáveis pelo superego e pelo mundo.

Tentando explicar de forma menos técnica, seria, na feliz analogia de Menninger,[5] como se o ego fosse uma espécie de diretor de teatro numa noite de representação com artistas amadores. Imaginemos, então, seu trabalho de controlar a multidão de entusiasmados jovens principiantes querendo subir ao palco e representar seu papel. (Tais principiantes seriam os impulsos e desejos do id.)

A plateia, difícil de agradar, seria o mundo exterior. E, para complicar, nos camarotes estaria a ranzinza figura do crítico teatral (o superego), cuja aprovação é fundamental para o diretor (o ego), e este tudo fará para agradá-lo. Forçoso é, porém, que, entre os impacientes principiantes, estejam criaturas belas e agressivas, ansiosas por subir ao palco e fazer um número de *striptease* ou mesmo gestos obscenos para a plateia.

Se o diretor permitisse que isso acontecesse, o fato chocaria tanto o público quanto o crítico, e a representação, certamente, seria interrompida e todos correriam o risco de ir para a cadeia. Para evitar que isso aconteça e considerando a agressividade e a rebeldia dessas criaturas, não resta ao diretor outra alternativa senão trancafiá-las nos fundos dos camarins. Dessa forma, com seus gritos, reclamações e murros nas portas, poderão causar distúrbios, nervosismo e até prejudicar, em maior ou menor grau, o desempenho da peça, mas, ao menos, ficarão ao abrigo dos olhos e dos ouvidos da plateia e do crítico.

O leitor certamente já terá compreendido que os atores trancafiados correspondem aos impulsos recalcados. A analogia só não está perfeita porque, na realidade, o recalque desses impulsos pelo ego se dá em geral de forma inconsciente.

*Mecanismos de defesa e adaptação*

A *compensação* é um dos mecanismos de defesa mais benéficos para o ego e, na maioria das vezes, também para a sociedade. Consiste numa forma do ego de defender-se do que lhe parece um ponto fraco (real ou imaginário), por intermédio de um esforço enorme e específico para superar a fraqueza, por vezes alcançando o extremo oposto. É o caso, por exemplo, de um cego que se dedica com tanto afinco ao trabalho e ao estudo que se torna mais bem-sucedido e culto que a grande maioria das pessoas não deficientes. Ou ainda o caso do aluno pouco dotado que consegue ser o primeiro da classe pela dedicação aos estudos.

Incluem-se também aqui os inúmeros casos, que todos conhecemos, de "baixinhos" valentes e mandões, ou ainda de pessoas que ficam antipáticas de tanto que se esforçam para parecer importantes, inteligentes etc. Ou ainda do homem com dúvidas quanto à própria masculinidade, a qual as compensa agindo como "machão" ou conquistador compulsivo: a "síndrome de don juan".

A *racionalização* é, talvez, o mais utilizado dos mecanismos de defesa e aquele que mais operamos de forma consciente. É uma forma engenhosa de aplicar nossas atitudes e/ou sentimentos, atribuindo-lhes motivações aceitáveis para nós mesmos e que certamente não são aquelas que realmente nos movem. Consiste, na verdade, em desculpas que nos damos e que, em regra, parecem ter uma lógica e honestidade indiscutíveis (e realmente acreditamos que assim sejam).

É o caso, por exemplo, de um ditador que justifica para si mesmo a violenta repressão com que esmaga qualquer oposição ou crítica a seu governo, sinceramente convencido de que seus opositores e críticos estão, na verdade, mal-intencionados e prejudicando perversamente a grande obra que realiza em proveito de seu país e a favor de seu povo.

Da mesma forma, um policial torturador pode, sem qualquer sentimento de culpa, dar vazão a seus impulsos sádicos, espancando e seviciando presos sob a sua guarda, convencido de que está "protegendo a sociedade" contra perigosos malfeitores ou "subversivos".

A *idealização* é um mecanismo de defesa que pode ser entendido como uma forma modificada de racionalização. Por meio dele, podemos, por exemplo,

*Quem ama não adoece*

nos ver como os mais inteligentes e belos seres humanos na face da Terra. Ou considerar assim as pessoas pelas quais nos apaixonamos.

O grande risco da idealização é a "cegueira" que provoca, de tal sorte que não vemos nossos defeitos ou os da pessoa pela qual estamos enamorados (e idealizando). Todos nós tendemos a não reconhecer, ou a desculpar, em nós mesmos, falhas que prontamente apontamos nos outros. A autoidealização existe em todos nós e, dentro de certos limites, é útil, por necessitarmos de segurança, confiança e fé em nós mesmos e em nosso valor — mesmo que os outros não consigam nos ver da mesma forma.

*Formação de reação* é o nome que os psiquiatras dão a um comportamento que é justamente o oposto daquele que inconscientemente se deseja. Partir para o outro extremo é, por mais paradoxal que possa parecer, a única forma do ego de se livrar da ansiedade gerada pelo não atendimento dos impulsos inconscientes.[5]

Esse mecanismo de defesa é também chamado de supercompensação (percebam a semelhança com a compensação, à qual fizemos referência há pouco) ou de reversão, sempre com o mesmo sentido, isto é, da assunção de um comportamento extremado e contrário ao impulso que lhe deu origem.

A lógica desse mecanismo de defesa é a seguinte: para evitar que sejamos forçados a virar à direita, é necessário que, antecipadamente, tomemos o sentido da esquerda. Assim, se tivermos um desejo inconsciente profundo porém inaceitável pelo superego ou pela realidade, formamos uma reação contra ele, procedendo de forma exatamente contrária. Dessa maneira, uma crueldade violenta, inconscientemente recalcada, pode ser compensada por uma ternura e uma compaixão exageradas.[8] Ou uma hostilidade reprimida, por submissão ou humildade extremas.

Percebam que um aspecto marcante desse mecanismo de defesa é ser extremado. Por sua própria natureza, o resultado é, para a pessoa, um comportamento compulsivo porém socialmente útil e valorizado. Em algumas ocasiões, no entanto, chega a perturbar tanto a tranquilidade da pessoa que passa a ser nocivo.

*Substituição*, também chamado de deslocamento, é um mecanismo pelo qual as emoções (boas ou más) voltadas para uma dada pessoa ou ideia são

## Mecanismos de defesa e adaptação

deslocadas para, ou substituídas por, outra ideia ou pessoa. "Quando os sentimentos deslocados são positivos (de amor), o mecanismo é bom, quando negativo (de ódio), o mecanismo é mau."[5]

Exemplo clássico de substituição (ou deslocamento) é o daquele homem que, tendo enfrentado aborrecimentos no trabalho e não tendo podido "descarregar" a raiva e/ou a irritação sobre quem provocou o aborrecimento, o faz sobre a esposa e/ou filhos quando chega em casa.

Sempre que alguns acontecimentos insignificantes nos enraivecem e irritam de forma totalmente desproporcional, provavelmente estamos "deslocando", sob esse protesto, raiva/irritação causadas por outra razão. Da mesma forma, é recomendável que, sempre que nos apanharmos em flagrante excessivamente irritados com alguma pessoa ou censurando-a de forma exagerada, paremos para pensar se não estamos descarregando sobre ela dissabores provocados por outrem.

Uma outra forma possível de substituição, porém como regra de grande valor social, é a *sublimação*. Esta consiste na transformação de impulsos inaceitáveis — ou não realizáveis — em atitudes e ações que não somente sejam aceitas, como também, em geral, sejam úteis para nós mesmos e para os que nos cercam. Para Menninger,[5] "é um método que usamos o tempo todo para viver e gostar de viver".

Dessa forma, impulsos "competitivos, destrutivos e até homicidas" são sublimados por meio da prática de esportes agressivos, como o boxe, touradas, luta livre etc.[8]

A capacidade de sublimar é requisito essencial para a felicidade, o bem-estar e o gostar da vida. Existe, tudo leva a crer, uma relação de proporcionalidade direta entre essa capacidade e o grau de saúde mental (e, segundo acredito, também corporal) de uma pessoa. Os psiquiatras acreditam que a generosidade e o amor pelos outros são sublimações de impulsos que, em sua origem, são puramente eróticos.

Da mesma forma, impulsos agressivos são sublimados em atividades construtivas, entre elas a criação artística. A sublimação é também uma forma de obter satisfação das diversas atividades a que nos dedicamos, sejam de lazer ou de trabalho.

*Quem ama não adoece*

## MECANISMOS DE DEFESA NOCIVOS

Do que foi dito até aqui, espero ter conseguido deixar clara a noção de que os mecanismos de defesa são, dentro de certos limites, úteis e mesmo essenciais para o indivíduo, visto que, sem eles, não conseguiríamos viver na civilização que construímos. Existem, porém, alguns que, por si sós, independentemente de intensidade, adequação ou limites, serão sempre mais perniciosos do que benéficos.

A *projeção* é, deste grupo, um claro e frequente exemplo. Resumidamente, podemos defini-la como um recurso pelo qual atribuímos aos outros sentimentos e pensamentos que são nossos, mas que não aceitamos em nós mesmos. Assim, o eterno desconfiado, aquele que sempre acha que estão querendo enganá-lo e "puxar seu tapete", é, na verdade, desleal e falso nas relações com as outras pessoas. O crédulo e confiante, otimista em relação aos outros, é provavelmente alguém confiável, leal e franco.

Também é exemplo de projeção a tendência, infelizmente tão comum em algumas pessoas, de apontar sempre um culpado (que não eles próprios, evidentemente) para seus erros e, principalmente, seus fracassos.

Para alguns psiquiatras, o preconceito, mesmo o racial, é uma forma de projeção, inserindo-se na tendência, de quem projeta, de achar sempre um "bode expiatório" para suas próprias mazelas e as do mundo.

A *conversão* é, talvez, de todos os mecanismos de defesa, aquele que de forma mais direta relaciona o sofrimento da mente aos males do corpo. É basicamente uma defesa do ego contra a ansiedade, originada geralmente de desejos de natureza física reprimidos. Esses conflitos exteriorizam-se, assim, por meio de sintomas ou distúrbios físicos, com frequência carregados de simbolização (ver adiante).

Também pode às vezes ocorrer como resposta a tensões insuportáveis que têm, por essa via, sua válvula de escape. Durante muito tempo, o fenômeno foi denominado histeria, por se acreditar no passado que o distúrbio acontecia exclusivamente nas mulheres e se relacionava ao útero (*histero*, em grego). Hoje, o conceito ampliou-se, englobando todo tipo de sintoma ou mau

## Mecanismos de defesa e adaptação

funcionamento de um órgão decorrente de conflitos psíquicos, sem que haja alteração anatômica a embasá-los.

Exemplos comuns de conversão são a paralisia de um membro, a perda da voz, perda da consciência, impossibilidade de engolir e outras tantas variações possíveis — todas têm em comum a plena normalidade física do órgão afetado. É preciso deixar claro que, em regra, a pessoa não está conscientemente fingindo. Ela realmente sente o sintoma. Deve, portanto, ser tratada como doente, e não como mistificadora. É deplorável ver, nos prontos-socorros, o descaso e, às vezes, até a irritação com que os pacientes histéricos são tratados, como se dor psíquica não fosse, também ela, uma dor a merecer alívio e como se esses pacientes não fossem, também, sofredores em busca de auxílio.

Até onde minha experiência pessoal como plantonista de pronto-socorro me permitiu testemunhar, o distúrbio é, de longe, muito mais frequente em mulheres, embora não exclusivo delas. É também raro nas classes socioeconômicas mais favorecidas, nas quais, ao que parece, o maior conhecimento a respeito de sua real natureza (isto é, a inexistência de doença orgânica real) o tem "desvalorizado" como meio de o paciente conseguir atenção e comunicar a dor que sente.

Outro mecanismo que, embora distinto, se confunde com a conversão, por ensejar agressão direta ao organismo, é a *autopunição ou masoquismo*. Para aliviar a ansiedade nascida de um sentimento de culpa — derivado, por sua vez, de um mau comportamento real ou imaginário —, a pessoa se agride internamente.[8] Outra possibilidade é que, pelas mesmas razões, busque punição por agente externo. Este pode ser a lei, a sociedade ou a busca de situações que impliquem risco de dano físico, infligido por outrem ou "acidental".

Um terceiro mecanismo de defesa intrinsecamente nocivo é a *regressão*. Por esse meio, a pessoa volta a assumir comportamentos próprios da infância e, principalmente, passa a depender dos outros. A regressão geralmente ocorre em situações conflituosas, com as quais a pessoa não consegue lidar de forma racional e madura. Significa, em geral, uma incapacidade do eu consciente de enfrentar, ou controlar, o conflito. É como se, voltando a ser criança, a pessoa desistisse da luta e se entregasse aos cuidados dos outros.

*Quem ama não adoece*

O adoecer (organicamente falando) implica sempre graus variáveis de regressão e, sem dúvida, traz consigo uma relação de dependência com as outras pessoas que pode funcionar como trégua ou benefícios para o sofrimento psíquico que se esteja vivendo (ver Capítulo 6).

Outra forma indesejável de enfrentar nossos conflitos consiste, simplesmente, em sua *negação*. Da mesma forma que a *conversão* e a *regressão*, é um recurso do ego enfraquecido. Todos nós certamente já testemunhamos casos em que a realidade é por todos percebida e reconhecida, menos por aquele que sofre (ou sofrerá) suas consequências.

O *isolamento* e a *fuga* são também formas de negação. Exemplo clássico e extremado de isolamento é o do eremita, ou do misantropo. Exemplo mais frequente e menos extremado é o da pessoa que, rompendo uma relação amorosa e sofrendo muito por isso, somente consegue conviver com a situação isolando-se totalmente do ser amado.

## INTROJEÇÃO, IDENTIFICAÇÃO, SIMBOLIZAÇÃO

Embora não constituam propriamente mecanismos de defesa, são três processos que, de forma automática e em grande parte inconsciente, permitem nosso ajustamento ao meio familiar e social. São, portanto, benéficos e necessários.

A *introjeção* ou *introspecção* pode ser definida como a incorporação, no interior do *eu*, de atitudes, desejos, objetivos e/ou ideais de pessoas ou grupo de pessoas.[5] Nossa personalidade e nossa maneira de ser dependerão muito do que introjetarmos durante nosso desenvolvimento.

A *identificação*, a seu turno, é algo menos profundo e constitui fenômeno que ocorre mesmo com a nossa personalidade já formada. É também um processo automático, pelo qual nos sentimos como uma outra pessoa se sente, ficando feliz com o que lhe dá felicidade, e vice-versa. Isto vale também para grupos de pessoas, grandes e pequenos, e explica os bairrismos, o nacionalismo, as torcidas de clubes de futebol e, muito importante, o trabalho em equipe.

Por esse processo, e graças a ele, funcionários de um departamento de uma empresa agem e reagem como um conjunto em relação aos outros de-

*Mecanismos de defesa e adaptação*

partamentos; funcionários da mesma empresa, por sua vez, agem/reagem do mesmo modo com relação aos de outra empresa, e assim por diante.

Já a *simbolização*, como o próprio nome diz, é a utilização de símbolos para exprimir mensagens, valores, ideias, sentimentos. De forma consciente, a simbolização está presente em nosso cotidiano. As palavras, por exemplo, nada mais são do que símbolos. A aliança de casamento é um outro símbolo. De forma inconsciente, no entanto, é utilizado como estratagema de ajustamento do ego para tornar aceitáveis ideias ou objetos que seriam repelidos por nosso consciente. Um indivíduo que se revolta gratuitamente contra uma autoridade pode estar, na verdade, simbolizando nela o ódio a seu pai, o que conscientemente ele jamais aceitaria. (Perdoe-me, leitor, o exemplo excessivamente "freudiano", mas parece-me importante citá-lo, apesar da conotação de lugar-comum.)

Da mesma maneira, a mulher amada pode simbolizar a mãe, uma paralisia histérica de um braço pode representar um impulso agressivo inaceitável que se necessita conter, e assim por diante. Os sintomas e exteriorizações das doenças são, com frequência bem maiores do que pensamos e aceitamos, carregados de símbolos.

## RESUMO

Reconheço ser este capítulo excessivamente técnico e, talvez, maçante e complicado para a maioria dos leitores. Como, no entanto, me parece importante que as ideias centrais desenvolvidas sejam efetivamente absorvidas, proponho-me a resumi-lo:

- Nascemos com um equipamento orgânico (corpo) e instintos básicos que compartilhamos, em grau maior ou menor, com os outros animais, particularmente os mamíferos.

- Na Idade da Pedra, esses instintos e a maneira do corpo de reagir a eles eram não somente úteis, como até fundamentais para a sobrevivência do indivíduo e da espécie.

*Quem ama não adoece*

- O advento da civilização e da vida social exigiu, contudo, que o ser humano adaptasse corpo e instintos (que não se modificaram) a uma nova realidade, na qual a livre vazão dos instintos e o governo do corpo por eles passaram a ser desastrosos e destrutivos, ao invés de benéficos e protetores.

- Para essa adaptação, o psiquismo humano lança mão de mecanismos que procuram solucionar a situação de conflito/desequilíbrio gerada pela necessidade não atendida.

- Tais mecanismos, chamados de defesa e adaptação, podem didaticamente se dividir em desejáveis e indesejáveis.

- Os desejáveis, úteis e às vezes até essenciais para nosso equilíbrio e felicidade, podem ser um fator de distúrbio ou doença se utilizados de forma inadequada ou exagerada (quer em frequência e/ou intensidade).

- Os nocivos são intrinsecamente prejudiciais e podem causar distúrbios e/ou doenças pelo simples fato de serem utilizados.

# 5. EMOÇÃO E REPRESSÃO

*Um dos traços mais pronunciados da*
*vida moderna é a repressão das emoções.*

E. R. MOWRER

Em psiquiatria, a palavra emoção é uma designação genérica que engloba o sentir (afeto) e a expressão, física e involuntária, desse sentimento. É, pois, um fenômeno que se passa ao mesmo tempo na psique e no soma ou, se preferirem, na mente e no corpo. Embora se trate de um fenômeno simultâneo — corpo/espírito —, é na expressão física que reside sua essência.

Para Watson,[Apud 23] as emoções básicas seriam três: medo, ira e amor. Delas, derivariam todas as outras. Assim, o ódio, a vingança, o ciúme, a inveja e o desprezo se relacionariam com a ira. O espanto, a ansiedade, a aflição, o pesar, o sobressalto e a intranquilidade estariam relacionados com o medo. A piedade, a tristeza, a afeição, a alegria, o entusiasmo, a excitação sexual, por fim, derivariam de/e estariam relacionados com o amor.

A cada uma dessas emoções corresponde — ou deveria corresponder — um determinado tipo de resposta corporal. Esta é mediada fundamentalmente pelo Sistema Nervoso Autônomo (SNA — ver Capítulo 2) e, como tal, independente de nossa vontade. O desencadear dos processos emocionais aproxima-se, pois, do conceito e do mecanismo do estresse, conforme explicado no Capítulo 2.

Assim, todas as situações citadas — medo, ira ou amor e suas correlatas — são encaradas por nosso organismo como uma situação anormal, de desequilíbrio e, portanto, "estressante". Verifica-se, assim, toda uma agitação

*Quem ama não adoece*

interna, toda a preparação do corpo para a sua descarga, preparação que, segundo já vimos, depende do SNA e de suas ligações com o sistema endócrino (as glândulas). Ora, se essa preparação não tiver seu desaguadouro natural na movimentação dos músculos que dependem de nossa vontade (ditos voluntários), ela se descarregará naqueles sobre os quais não temos controle, ou seja, estômago, intestino, coração e vasos sanguíneos.

É evidente, então, que a repressão das emoções, seja qual for, é tremendamente maléfica para o organismo e deve a todo o custo ser evitada. O grande problema é que a repressão das emoções é, no dizer de Mowrer,[Apud 20] o traço marcante de nossa época. Assim, um homem de negócios, um político ou um estadista devem ser frios, insensíveis e calculistas. O médico "não pode se deixar envolver pelo sofrimento de seu paciente". As relações de troca com as outras pessoas devem ser objetivas e não emocionais.

As próprias regras do convívio social e da educação nos induzem e condicionam a reprimir a expressão física — e também verbal — do que sentimos. Tome-se o caso do choro, por exemplo. Chorar, e chorar tão convulsivamente quanto possível, é um dos mais eficazes meios de que dispomos para restabelecer nosso equilíbrio interior, quando ele está abalado pela tristeza, pela cólera, pela dor e até, às vezes, pela alegria e pelo amor.

E o que, como regra, desde cedo todo mundo nos ensina? Que não devemos chorar; que devemos "engolir" o choro. Se uma criança cai e se fere, ou se ela desobedece ou reage mal a uma repreensão, a maior preocupação dos adultos que a cercam não é com o fato em si, mas sim com que ela pare de chorar ou não chore demais. Como se o fato de parar de chorar significasse o desaparecimento do sentir (físico e/ou psíquico) que motivou o choro! E, se a criança for do sexo masculino, a situação é ainda pior, visto que "homem não chora".

Quando nos tornamos adultos, principalmente para os homens, demonstrar sentimento é ainda mais grave. Chorar. Chorar não é permitido. Afinal, é vergonhoso, é coisa de criança! O máximo a que nos permitimos, e ainda assim por ser impossível impedi-lo, é que brotem algumas lágrimas nos olhos. Mas aquele choro bom, convulsivo, soluçante, que nos desoprime e alivia, este nós reservamos para a intimidade de nosso travesseiro. Felizes aqueles que, para seu próprio bem, ao menos a isso se permitem.

*Emoção e repressão*

Por força de minha atividade profissional, por ser, às vezes, portador de más notícias, tenho testemunhado com frequência maior do que gostaria muita tristeza e sofrimento. E testemunho também o esforço que nessas ocasiões as pessoas, principalmente os homens, fazem para reprimir o choro. Nesses momentos, estimulo-os a chorar livre e copiosamente, por quanto tempo quiserem. E, entre os que aceitam o conselho, para mim fica evidente o bem que isto lhes faz.

A importância do choro para a saúde — seu papel excretor de impurezas, no dizer de Farrel[24] — fica clara nas observações do doutor Fuy, bioquímico do Saint-Paul-Ramsey Center, nos Estados Unidos. Segundo seus estudos,[Apud 24] as crianças que nascem com disantonomia familiar (doença na qual há incapacidade para o choro) reagem, ao mais leve grau de ansiedade, com elevação de pressão arterial, urticária, sudorese profunda e salivação excessiva. Mesmo em adultos, as pessoas que sofrem de colite ou úlcera choram muito menos que aquelas que não apresentam esse distúrbio.

A razão pela qual o choro é benéfico decorre da descarga muscular que provoca, dando vazão a toda a tensão do corpo. (Estamos falando, é claro, do choro de verdade, não do choro contido.) É a mesma razão, aliás, pela qual a gargalhada, reprimida pela etiqueta, ou mesmo o riso franco (que movimenta os músculos faciais) são bem melhores, para o corpo, que um mero sorriso polido.

O leitor atento certamente terá observado que, entre as emoções possíveis, existem aquelas cuja expressão é socialmente útil e estimulada, ou ao menos não é nociva, e outras que são claramente destrutivas, tanto para o indivíduo quanto para o meio que o cerca. Poderia, então, estar se perguntando: se vínhamos clamando contra a repressão das emoções, como nos posicionaríamos com relação ao medo e à raiva, por exemplo? O que dizer da agressividade, que, embora não sendo de fato uma emoção, é um impulso coadjuvante à raiva e às suas correlatas? Deixemos por ora o medo, que será tratado mais adiante, e conversemos um pouco sobre a raiva e a agressividade.

É preciso, inicialmente, distinguir entre cólera (ou ira) e raiva (ou ódio). A primeira, como muito bem lembra Siegel,[18] é um impulso momentâneo, limitado em si mesmo, ao qual todos, em maior ou menor grau, estamos

## Quem ama não adoece

sujeitos. O ideal é que não a experimentemos, ou o façamos com a menor frequência possível. Mas, uma vez estando coléricos ou irados, é desejável que demos vazão à cólera, seja sapateando, seja esmurrando uma almofada ou um colchão, seja gritando a plenos pulmões, seja até socando a palma das mãos.

Tenho defendido a ideia, muitas vezes recebida como piada, de que tenhamos, todos nós, um saco de pancadas disponível em casa ou no escritório. Se assim o fizermos e descarregarmos fisicamente nossa ira, certamente estaremos fazendo um bem muito grande a nós mesmos e a todos que nos cercam.

É evidente que não estamos, com essa argumentação, querendo dizer que seja saudável ou recomendável ficar irado, da mesma forma que, ao falar do choro, não foi nossa intenção considerá-lo algo a ser forçado, se não houver um sentimento a dar vazão. O que estamos tentando transmitir, caro leitor, é a ideia de que, havendo o sentimento, seja cólera ou tristeza (no caso do choro), em nada nos beneficia reprimir sua manifestação.

O processo sadio do controle emocional, para evitar seu desencadeamento desordenado, intenso e frequente, nocivo para nós mesmos e para a nossa vida social, é inibir, na medida do possível, o componente psíquico da emoção, se a considerarmos nociva, não o físico. Como muito bem lembra Gaiarsa[3] e como vimos neste mesmo capítulo, toda emoção é na verdade uma onda de preparação do corpo para entrar em ação: "Se eu entrar em ação, a emoção se consome no próprio ato."

Mas, se eu quiser contê-la, prossegue aquele autor: "Vou ter de segurá-la, como se segurasse uma outra pessoa que quisesse fazer a mesma ação: assim, para segurar o choro, tenho de contrair os músculos do peito, ombros e garganta, impedindo os soluços. Devo enrijecer os lábios, para que seus cantos não caiam, na expressão típica do choro. Devo segurar as sobrancelhas para cima e para fora, pois, se vierem para baixo e para dentro, começarei a chorar."

Dito de outro modo: tomados de uma onda emocional, podemos nos deixar levar por ela, comunicando e realizando o que ela pretende. Se quisermos contê-la (reprimi-la), temos de absorver sua energia (mobilizada na preparação para a ação) em contrações musculares estáticas, que determinam e definem uma atitude: a de repressão emocional. E essas contrações musculares estáticas, e mais aquelas que, à revelia de nossa vontade consciente, ocorrem nos

*Emoção e repressão*

vasos sanguíneos, no estômago, nos intestinos etc., serão, não tenho dúvidas, causadoras dos mais diversos males e sintomas.

As pessoas tendem muitas vezes a considerar agressivo aquele que se encoleriza facilmente. As duas coisas não haverão de estar necessariamente juntas e nem são as duas faces de uma mesma moeda.

A agressividade é um impulso natural e primitivo do ser humano e foi, certamente, essencial para a sobrevivência dos indivíduos da espécie, nos ásperos tempos das cavernas. Mesmo hoje, sem algum grau de agressividade, certamente não conseguiríamos sobreviver. Por pouco intensa que seja, ela nos é necessária no trabalho, no relacionamento amoroso e sexual, em muitas situações do dia a dia, na vida enfim.

Não devemos, pois, como lembra Gaudêncio, confundir agressividade com malcriação. O exemplo que nos dá é ilustrativo: imagine três pessoas em um barco que se encaminha para uma queda fatal em uma cachoeira: a passiva nada faz e se deixa destruir; a agressiva pula na água e sai nadando, ou então pega o leme (ou o remo) e tenta mudar a direção do barco; já a terceira pessoa, a malcriada, limita-se a ficar em pé, no barco, xingando o tempo todo. Esta, a malcriada, não é agressiva, é simplesmente imatura.

Embora natural e essencial para a vida, e não necessariamente um sinônimo de malcriação, não há dúvida de que o impulso agressivo traz consigo — quase que obrigatoriamente — um componente de hostilidade e destruição. Residem aí, talvez, uma grande parte de nossas dificuldades e uma fonte de aborrecimentos do dia a dia. Novamente aqui o caminho não parece estar na repressão pura e simples da agressividade, e sim em seu direcionamento (sublimação) para tarefas e aspectos construtivos do viver. A agressividade reprimida e não sublimada é, como veremos adiante, um dos mais importantes mecanismos do adoecer.

Outra distinção importante a ser feita, conforme salientamos no início, é entre a ira e o ódio. O ódio, ou a raiva, é de certa forma a ira reprimida. Tendo sentido a emoção e não lhe tendo dado vazão, ficaremos a todo momento sentindo-a novamente. Estaremos, pois, com ressentimento.

Poucas coisas fazem tão mal às pessoas como trazer dentro de si ressentimento ou ódio. São emoções tremendamente destrutivas, e muito mais des-

*Quem ama não adoece*

trutivas para os que as sentem e alimentam do que para aqueles que delas são objeto. É com muita tristeza, com piedade mesmo, que vejo, com frequência bem maior do que gostaria, pessoas jactarem-se da capacidade de guardar rancor, paralela à incapacidade de perdoar.

São aqueles que repetem, como se fosse uma qualidade, frases como: "Se fizer alguma coisa comigo, faça bem-feito, porque eu não desculpo." Ou: "Dou um boi para não entrar numa briga e uma boiada para não sair dela." Ou ainda: "Eu demoro a ter raiva de alguém, mas, quando tenho, é para toda a vida." É estranho como não se apercebem de que, mais do que aos outros, comportamentos desse tipo são manifestações de ódio por si mesmo. E, como tal, tremendamente nocivos para a própria pessoa.

## EXPRESSÃO VERBAL DAS EMOÇÕES

Diferentemente dos animais, dispomos de uma outra forma de expressar o que nos vai na alma: as palavras. É óbvio que, sendo a emoção um fenômeno com importante componente corporal, as palavras por si sós não bastam para comunicá-la. Mas certamente são auxiliares valiosos.

Novamente aqui, a civilização e a cultura não ajudam. Somos condicionados, desde cedo, a não dizer aos outros o que sentimos, principalmente se esse sentimento for percebido como algo que nos inferioriza. Tudo pode estar minado por dentro, mas todo esforço deve ser no sentido de exibir uma fachada de normalidade.

Confessar medos e fraquezas — e quem não os tem? — é visto como perigoso para nosso prestígio e um sinal de insegurança. Paradoxalmente (embora logicamente), são justamente os mais seguros e confiantes que menor receio têm de confessar seus temores e falhas. Ter medo, meus caros amigos, todos nós o temos e não há por que dele nos envergonharmos. Alguém já disse — e concordo integralmente — que ter coragem não é a ausência do medo, mas é portarmo-nos com dignidade apesar do medo.

Uma das mais antigas descobertas da humanidade consiste em que o ato de "confessarmos o que sentimos é bom para o corpo e para a alma".[18] A

*Emoção e repressão*

tristeza compartilhada com outrem — ou seja, a dor revelada — diminui nos indivíduos as tensões geradas pelas perdas e pela angústia.

James Pennebaker, da Universidade Metodista do Sul, nos Estados Unidos,[Apud 18] constatou: as pessoas que suportam a dor sozinhas adoecem com maior frequência e de maneira mais grave do que aquelas que verbalizam suas dores.

A importância — e o benefício — de verbalizar o que sentimos não se restringe apenas à tristeza e à dor. Também as coisas boas devem ser comunicadas e compartilhadas. Conheço uma pessoa que, em face de eventos que lhe agradam ou desagradam, mesmo sendo de pouca importância, fica, com uma frequência que a torna alvo de zombaria dos que lhe são próximos, a manifestar repetidamente prazer ou lástima, conforme o caso. Se tal postura eventualmente incomoda os outros, para ela, para seu bem-estar, tenho a certeza de que é benéfica.

A questão é que a repressão das emoções — e de sua expressão verbal — não pode ser seletiva. Ou seja, é difícil, provavelmente impossível, deixar de expressar o que sentimos conforme julguemos tais sentimentos bons ou maus. Para Jablonski,[20] o que acontece, na maioria das vezes, "é as pessoas irem construindo à sua volta um muro fortificado antiemoções, cuja chave se perde no processo". Criam-se, dessa forma, dentro das pessoas, verdadeiras prisões emocionais, transformando-as em seres "emocionalmente constipados", dado que tendem a reprimir, e não exprimir, o que realmente sentem.[24]

Todos nós conhecemos pessoas assim, emocionalmente constipadas. São incapazes, ou têm dificuldade, de se expressar emocionalmente, reagir com afeto, sentir e externar afetos. Sipneos[Apud 26] designa pessoas assim como "alexitímicos", isto é, sem palavras para descrever e expressar seus sentimentos. Não por coincidência, apresentam também uma tremenda incapacidade para fantasias, para "sonhar acordadas". Para elas, é muito difícil, às vezes até impossível, raciocinar nos termos do abstrato: seu mundo de fantasia é pobre e somente acreditam no concreto.[26]

Para a Escola Francesa de Psicanálise,[Apud 26] essas pessoas constituiriam exemplos do que chamaram de "pensamento operatório", o que resulta, entre outras coisas, em baixa capacidade de percepção dos afetos e emoções e também de sua expressão.

## Quem ama não adoece

Ora, se há afeto, entendido como o "sentir" ou o componente psíquico da emoção, é necessário dar vazão a ele, porque algo dessa ordem não se desfaz por si mesmo. Se sua expressão verbal ou corporal (em termos de musculatura voluntária) é bloqueada, a descarga, como já salientamos, se dará sobre os órgãos internos, que independem da vontade da pessoa.

A incapacidade de comunicar com palavras os seus pensamentos faz com que essa pessoa "fale" com a "linguagem dos órgãos", ou seja, o adoecer de determinado órgão é a forma inconsciente do indivíduo de proclamar seu sofrimento, por não conseguir fazê-lo de outra forma. É ilustrativo, para Pontes,[8] o caso dos pacientes que desenvolvem úlcera péptica. São pessoas geralmente (embora não obrigatoriamente) retraídas, de poucas palavras, "controladas" e que, sofrendo sem expressar o sofrimento, "fecham a boca que fala e abrem a boca do estômago", provocando neste a ferida que chamamos de úlcera.

Como escreveu Mandsley, há mais de cem anos,[Apud 2] "se a emoção não se libera, vai agarrar-se aos órgãos, perturbando seu funcionamento. O desgosto que se pode exprimir por meio de gemidos e lágrimas é rapidamente esquecido, enquanto o sofrimento mudo, que remói incessantemente o coração, termina por abatê-lo."

Ao final deste capítulo, espero ter deixado claro que a incapacidade de expressar e vivenciar as emoções é um fator importante na gênese das doenças orgânicas. No capítulo seguinte, tentarei mostrar que, embora importante, não é, em absoluto, o único.

# 6. POR QUE AFINAL ADOECEMOS?

> *O homem só adoece na totalidade. Mesmo se*
> *a doença for localizada, o ser humano expressa:*
> *eu estou doente.*
> RENATO DEL SANTI

Nos capítulos precedentes, discutimos vários mecanismos — e razões — pelos quais o sofrimento psíquico pode redundar em males do corpo. Não esgotamos o assunto: nos próximos capítulos, voltaremos ao tema, embora enfocando, desta feita, aspectos mais específicos de determinadas doenças ou situações. Ainda assim, achei interessante, como fecho desta primeira parte, escrever uma síntese de encadeamento de tudo o que foi discutido, de forma a deixar mais claros para o leitor os vários caminhos pelos quais a doença ocorre. Acrescento ainda alguns aspectos não abordados anteriormente, relacionados também às razões do adoecer e, principalmente, ao componente individual das doenças, isto é, a "escolha" pelo doente da doença que o irá vitimar.

## O QUE É DOENÇA?

Conforme já antecipado, a doença, seja ela qual for, pode ser entendida como uma perturbação não resolvida no equilíbrio interior do ser vivo e em sua interação com o ambiente que o cerca. (Em biologia, esse equilíbrio é denominado homeostase.) Os trabalhos clássicos de Cannon e Claude Bernard, ao

*Quem ama não adoece*

estabelecer o conceito de "constância do meio interno", mostraram que a vida somente é possível dentro de determinadas constantes químicas (quantidade de sal no corpo, por exemplo), físicas (por exemplo, temperatura corporal) e ainda imunológicas.

A concepção do psiquismo e de seu caráter dinâmico, introduzida por Freud, nos indica que também aí há um equilíbrio a manter, que influencia e, ao mesmo tempo, é influenciado pelas outras variáveis. Como lembra Pontes,[8] "todas essas constantes têm limites estreitos de variação e tolerância. Dentro de certa faixa, há saúde; pouco além, há doença e, além de certos limites, há incompatibilidade com a vida".

A perturbação no equilíbrio a que se faz referência pode provir tanto do interior do indivíduo quanto do meio externo. Em qualquer dos casos, a primeira reação do organismo é tentar restabelecer o equilíbrio, seja eliminando o que o perturba, seja adaptando-se à nova situação.

O entendimento do processo saúde/doença, inserido no ciclo vital de uma pessoa, conforme esquematiza a Figura 6, nos permite três observações importantes: a primeira é que, seguindo esse ciclo seu curso natural, a doença seria um evento tardio, atingido o indivíduo na velhice avançada, já incapacitado, podendo até nem vir a ocorrer, ou seja, a pessoa morreria sem apresentar doença propriamente dita, que é o objetivo que devemos perseguir. A ocorrência de estados de doença antes dessa fase terminal seria antinatural e poderia trazer, como consequência, a incapacitação, a velhice e/ou até mesmo a morte precoce.

A segunda observação nos permite inferir que não há, necessariamente, uma clara delimitação entre a doença e a não doença: haveria, na verdade, um *continuum*, uma espécie de "zona cinzenta" que, quase imperceptivelmente, se tornaria mais clara ou mais escura, conforme o caso.

A última, mas não menos importante, dessas observações mostra que o processo saúde/doença dependerá da conjunção da carga genética com que a pessoa nasce e dos fatores de risco a que se expõe ao longo da vida. Essa conjunção, por sua vez, é modulada pela interação do ser humano com o ambiente (ecologia) e com o meio social (incluídas aqui a cultura e as relações com as outras pessoas) e tem como ponto central o psiquismo e a personalidade do indivíduo.

## Por que afinal adoecemos?

O corolário lógico dessa observação é a noção de pluricausalidade das doenças ou, em outras palavras, a aceitação de que a doença acontece como decorrência de vários fatores, e não de um único. Tome-se, por exemplo, o caso da aids. Se declararmos que o vírus HIV é a causa da doença, isso significará que sua presença pura e simples no organismo da pessoa seria razão suficiente para declará-la doente, o que não é verdadeiro, visto que é possível portar o vírus sem estar ainda doente. Por outro lado, por mais que alguém se apresente doente, não podemos dizer que tenha aids se não existir (ou tiver existido) o vírus no organismo.

Nesse caso, a presença do vírus é fator (ou causa) *essencial* para *a* doença, mas não é necessariamente suficiente. Fatores (ou causas) *suficientes* são aqueles que possibilitam à causa essencial se manifestar como doença. Além desses, há também os fatores predisponentes ou desencadeantes, como é, por exemplo, no caso da aids, um comportamento sexual de risco (predisponente), ou um fato qualquer que tenha desencadeado a doença em quem era, até então, meramente portador do vírus (desencadeante).

Em face da interpenetração dos diversos aspectos, não apenas na gênese mas também na evolução e no desfecho de uma doença, diante de cada pessoa doente cabe perguntar:[21]

— Por que adoeceu?

— Por que adoeceu do modo que adoeceu?

— Por que adoeceu nesta época da vida?

Há, pois, em todas as doenças, como fica claro na Figura 6, uma conjunção de causas externas e internas. As internas dizem respeito ao padrão genético do indivíduo, à sua personalidade e a seu psiquismo e, intimamente ligado a estes, ao estágio de desenvolvimento em que estiver na vida.[21]

A ideia que desenvolvemos neste livro — e dela tentaremos convencê-lo, caro leitor — é a de que, sem esquecer a pluricausalidade das doenças, estas, para ocorrer, exigem como fator suficiente, na quase totalidade das vezes, algum tipo de sofrimento na esfera emocional. Na base desse sofrimento — ainda segundo acreditamos —, haveria sempre um estado de desassossego íntimo, de desamor a si próprio, de insatisfação interior enfim, para o qual o indivíduo não daria solução satisfatória e, portanto, teria a doença como consequência e forma de escape.

*Quem ama não adoece*

Dentro dessa concepção, o doente, ensina Pontes,[8] não pode mais ser percebido como um órgão ou conjunto de órgãos que não funciona bem, mas "como um ser vivo que não conseguiu adaptar-se à realização do existir", incapaz que foi, em algum estágio da existência, de resolver de forma adequada e satisfatória seus conflitos interiores.

Como já vimos nos capítulos anteriores, e em especial no Capítulo 4, vários são os mecanismos por meio dos quais tais conflitos deságuam no sofrimento do corpo, em um processo que denominamos de somatização (originalmente um termo empregado apenas para as manifestações físicas da conversão [histeria] e que hoje, em sentido amplo, designa qualquer alteração somática [física] decorrente de sofrimentos psíquicos).

Além do que já discutimos, três outros aspectos merecem abordagem: a necessidade e as vantagens do adoecer, as peculiaridades da doença de cada um e, por fim, as influências ambientais e aquelas oriundas do meio sociocultural em que se vive.

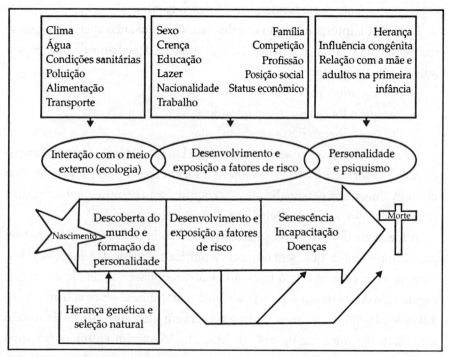

**Figura 6:** *Representação esquemática do processo saúde/doença no ciclo vital do indivíduo. Adaptado de Achutti, A. e Pontes, J. F.*

*Por que afinal adoecemos?*

## A NECESSIDADE DO ADOECER

Já nos albores da civilização, os médicos antigos chamavam a atenção para o fato de que o principal fator causal das doenças — ao menos das doenças graves — é a conduta.[27]

O psiquismo é, portanto, fundamental para a conservação da saúde e, ao modular o comportamento da pessoa, tem o poder de multiplicar a vulnerabilidade biológica do corpo, abrindo as portas para as manifestações orgânicas das doenças.

Tudo se passa, porém, como se adoecer obedecesse a uma necessidade do indivíduo, de tal forma que a doença ou a saúde seriam "opções de vida do sujeito titular do corpo". E por que haveria tal necessidade e a opção, mesmo que inconsciente, para o adoecer? Várias seriam as razões possíveis, atuando isoladamente ou em conjunto.

A primeira delas, já abordada acima, nos explicaria a doença como válvula de escape dos conflitos intrapsíquicos e emocionais. O mais rijo e o mais saudável ego em todo o mundo tem seu limite e sua medida de resistência. No caso do ego frágil, no entanto, isto é, das pessoas que não estão seguras e tranquilas interiormente, esse limite será mais baixo, e tão mais baixo quanto maiores a fraqueza e o desassossego interiores. Na dependência da gravidade do conflito e da intensidade da agressão ao equilíbrio psíquico, o ego (o eu da pessoa) terá, nos sintomas orgânicos, a única alternativa para a sua desagregação.

É o caso de um empresário que sofre um infarto quando se depara com a falência de sua empresa ou da mãe que sofre um "derrame" por não suportar uma vida familiar conflituosa e insatisfatória. Recentemente, tivemos um claro exemplo disso, no caso da mãe de um conhecido político, afastado do cargo por denúncias de corrupção oriundas do próprio seio familiar: a dor, o sofrimento, a sensação de vergonha e humilhação dessa mãe foram tantas que, de insuportáveis, obrigaram seu organismo a se "desligar".

Nesses casos, a doença, por paradoxal que pareça, é o preço a pagar por manter a vida dentro dos limites possíveis.[8] Ocorreu nesse exemplo, no entanto, como ocorre frequentemente no emprego dos mecanismos de defesa, que o

*Quem ama não adoece*

caminho escolhido pelo ego para fazer frente ao conflito resultou mais destrutivo para o organismo, provavelmente, do que a própria agressão original.

A segunda, porém não menos importante e quiçá até mais frequente, razão para a necessidade de adoecer é a já referida incapacidade da pessoa de exprimir de forma adequada (mesmo verbalmente) suas emoções, fazendo-o, pois, como já salientamos, pela linguagem dos órgãos. Há aqui, no entanto, além das dificuldades do próprio indivíduo, uma faceta cruel: o contexto cultural de nossa sociedade ocidental, no qual em regra não há espaço nem tolerância para as manifestações de afeto, exteriorização das emoções ou do sofrimento psíquico.

Essa postura intolerante diante do sofrimento psicológico fica evidente no próprio comportamento dos médicos com relação a esse tipo de dor. Há entre eles uma tendência a hierarquizar doenças, de sorte que se coloca a doença observável fisicamente como merecedora de atenção e capaz de ameaçar a vida do indivíduo, ao passo que aquele que sofre sem apresentar alterações orgânicas é relegado à condição de portador de "doença de segunda categoria",[28] pouco merecedor de atenção e cuidados.

Tal visão equivocada estende-se aos demais integrantes do grupo social, inclusive familiares, de tal maneira que a pessoa passa a envergonhar-se da própria dor psíquica e não ter espaço — nem coragem — para expressar a angústia gerada pelo conflito psicológico. Sendo assim, impossibilitada de exteriorizar o sofrimento, a pessoa o incorpora à intimidade de algum órgão e faz — inconscientemente, ressalte-se — do "sofrimento físico uma tentativa de discurso para legitimar a possibilidade de atendimento de sua mágoa". O indivíduo faz então do corpo o palco para a expressão de sua angústia.

Tome-se, por exemplo, o caso do empresário que citamos acima: se, diante das dificuldades e não suportando o sofrimento e a angústia, ele sofre um infarto, todos lhe darão amparo e solidariedade e ele será visto até como alguém que tombou no campo de batalha: quase um herói, portanto. Mas se, em face do mesmo sofrimento e angústia, ele desandar a chorar e lamuriar-se da própria dor, receberá, em lugar de solidariedade, desprezo (aberto ou velado) e, em vez do guerreiro valente que tombou combatendo, será visto como um fraco que não suportou a luta.

# Por que afinal adoecemos?

Outro motivo a embasar a necessidade de adoecer também já foi abordado, embora de passagem, no Capítulo 4: o desejo de autopunição. Refere-se a pessoas que, em nível inconsciente, se sentem culpadas e merecedoras de castigo. Tais pessoas mantêm, com o próprio corpo, uma relação ambivalente de amor e ódio: preocupam-se com ele mais do que o "normal", mas alimentam o desejo de puni-lo. Desprezam a si mesmas. Sentem-se portadoras de algo mau a ser extirpado e têm o seu exemplo maior nos "polioperados", isto é, naqueles indivíduos que se submetem a várias operações ao longo da vida.

No dizer de Pontes,[8] estes são pacientes que vão ao médico "não com vistas a aliviar seu sofrimento, mas com o objetivo deliberado de extirpar algo de si mesmos", isto é, de ser cortados, mutilados. Ainda segundo aquele autor, é comum que já tenham feito uma simplificação de sua sofrida pessoa por meio da retirada do apêndice, da vesícula, de cistos e miomas de ovário e útero, de pólipos etc.

Em minha própria observação pessoal, tenho visto ser muito grande a frequência com que pessoas que me procuram por queixas ligadas ao coração tenham como antecedente algum tipo de operação extirpadora em outro órgão, principalmente em pacientes do sexo feminino. Além disso, essas pessoas também têm em comum uma sofrida história de vida do ponto de vista emocional e afetivo.

Uma última razão, por fim, justifica a opção por adoecer: os chamados ganhos secundários que, em nossa cultura, a doença orgânica traz consigo. Assim, ao adoecer, o indivíduo regride, como se voltasse a ser criança, passando a ser objeto de afeições e carinhos especiais e a ser merecedor da indulgência dos outros. Para muitas pessoas, embora não para todas, a doença e o repouso na cama satisfazem às suas necessidades de dependência, e elas quase recebem de braços abertos essa oportunidade.

Quando éramos crianças e por qualquer razão nos achávamos angustiados e sofrendo, chorávamos, e nosso choro era o sinal para que a mãe e outros adultos viessem em nosso socorro e nos cercassem de cuidados. Depois de adultos, a doença, muitas vezes e para muitas pessoas, faz as vezes desse choro e é o caminho para preencher aquelas mesmas carências e necessidades da infância.

*Quem ama não adoece*

Além disso, há outras vantagens de natureza mais prática: a pessoa doente está isenta dos papéis sociais normais:[8] não precisa ganhar seu sustento, trabalhar etc. e — muito importante — não é responsável pela doença, recebendo, assim, a indulgência social.

## A DOENÇA DE CADA UM

As considerações anteriores indicam que, como regra, as pessoas adoecem porque têm necessidade de adoecer. Resta, entretanto, discutir o tipo de doença que cada um manifesta: seria aleatório ou obedeceria a algum determinante?

O conhecimento disponível até o momento atesta que, como lembra Vegetti, a doença não pode ter uma concepção formal, e as razões mais profundas do adoecer são as verdadeiras. O fato de alguém adoecer de úlcera, e não de infarto, e de aquele outro sofrer de asma brônquica, e não de reumatismo, por exemplo, têm suas razões ligadas à confluência de fatores diversos, como o padrão genético com que a pessoa nasce, mas principalmente à natureza de seus conflitos interiores e à forma como lida com eles, além da própria história de vida. Nos capítulos seguintes, discutiremos os aspectos peculiares que, do ponto de vista psíquico, envolvem cada um dos grandes grupos de doenças. Agora, porém, parece interessante discutir de forma genérica as razões que determinariam "a escolha da doença por parte daquele que adoece".

A primeira noção a considerar é a da existência, no organismo de todos nós, de locais ou órgãos de menor resistência. *Locus minoris resistentiae* foi a expressão latina utilizada por Fenichel para designar essa debilidade de um órgão. Essa fraqueza relativa seria constitucional e genética e, estando o organismo sob tensão — como de resto pode acontecer com qualquer material —, é compreensível que ele se rompa no ponto mais fraco. Essa possível diferença de constituição, obviamente, torna os homens desiguais diante de toda a sorte de estímulos, sejam eles físicos, psíquicos ou sociais, o que poderia estar na gênese das formas diversas de adoecer. Essa possível fraqueza estrutural, no entanto, não explica tudo. Há também, provavelmente, o valor simbólico do órgão e sua relação com o conflito psíquico da pessoa. Melo Filho[26] cita o caso

# Por que afinal adoecemos?

de uma pianista cujo prazer exclusivo consistia nessa ocupação, até que um quadro de artrite, que se iniciou pelas mãos, privou-a da única paixão que se permitia.

Alguns quadros digestivos parecem ter clara relação com seu significado simbólico de "receber, reter e expelir" (expulsar algo ruim do corpo). Tal significado simbólico do adoecer tem muito a ver, como já discutimos, com a incapacidade do doente de expressar seus sentimentos e emoções. O sintoma físico seria sempre um grito de socorro e uma tentativa de proclamar seu sofrimento. Há quem proponha que, quando alguém adoece, está adoecendo *para alguém e por alguém.*

O tipo da doença e a época da vida em que se adoece têm muito a ver com a história do indivíduo, as perdas e frustrações que sofreu e sofre e sua capacidade de lidar com elas. Perez[30] lembra que o indivíduo tem um modo de viver e, portanto, um modo de adoecer. Nessa mesma linha, acrescenta Melo Filho:[26] "a biografia de cada paciente explica as suas possibilidades de adoecer."

Quando falamos em história da vida da pessoa que adoece, estamos nos referindo a dois aspectos principais: a natureza de seus conflitos intrapsíquicos e sua forma de se adaptar ou lidar com eles, isto é, os mecanismos de defesa de que lança mão, bem como as perdas e frustrações que tenha sofrido e vinha sofrendo ao longo da vida e, novamente, sua capacidade de aceitá-las e com elas conviver.

Com relação aos mecanismos de adaptação, já vimos no Capítulo 4 quais são eles e de que forma podem resultar em agressão ao corpo. Cumpre discutir aqui, pois, o papel das perdas e frustrações.

Ambas são constantes na vida de todos nós, a tal ponto que, sem pessimismo, poderíamos dizer que a vida se constitui numa sucessão de perdas, a começar pelo próprio passar do tempo, que não tem retorno e nos deixa cada vez mais próximos do fim inexorável. Além das pequenas perdas do dia a dia, no entanto, há que considerar aquelas pessoas que, em sua história de vida, foram atingidas por "infortúnios difíceis de suportar" e, por conseguinte, no entender de Wall,[Apud 2] correriam mais riscos de serem acometidas por doenças que aqueles que tiveram uma vida mais fácil: "Terão, em geral, uma saúde menos boa."

*Quem ama não adoece*

As frustrações e perdas pequenas mas repetidas e constantes seriam também a causa de doenças. Estudos experimentais de Salye[Apud 2] demonstraram que estímulos emocionais crônicos (não necessariamente de perda ou frustração) podem, exatamente como os estímulos crônicos por infecções, intoxicações ou traumatismos físicos, causar doenças e lesões ao corpo. Cabe lembrar que crônico, em medicina, pode ser entendido como algo que ocorre ao longo do tempo.

É preciso considerar, contudo, o importante aspecto ligado à maneira de o indivíduo lidar com essas perdas e frustrações, tanto as grandes quanto, sobretudo, as microperdas do cotidiano, tais como perder a hora, um propósito qualquer que não se cumpre, um engarrafamento no trânsito ou a desatenção de alguém que se estima. Parece claro — e todos podemos testemunhar isso —, como lembra Dejours,[31] que "certos sujeitos se mostram muito frágeis diante da excitação, seja ela qual for, e se encontram em estado de ser traumatizados por um sim e por um não, enquanto outros se defendem com uma eficiência digna de admiração".

As perdas e frustrações representam sempre, embora com intensidade variável, uma sobrecarga para o ego. Se essa sobrecarga atinge um ego enfraquecido, sem coesão, isto é, sobre alguém que intimamente (e inconscientemente) não se preza, o resultado, com o passar do tempo, será a doença, psíquica e orgânica. Segundo Melanie Klein,[Apud 7] a vulnerabilidade do ego à frustração parece representar a condição básica geradora não só das neuroses, como também da predisposição às doenças orgânicas, enfatizando a importância da força e da coesão do ego como índice de saúde física e mental.

Assim, diante das perdas e frustrações, um ego enfraquecido tende a reagir com sentimentos de carência e desesperança. Se, sentindo-se abandonado pelo "objeto" que perdeu, o indivíduo renuncia a ele — e aqui podemos entender essa renúncia em um sentido mais amplo, como uma desistência da própria vida — abrem-se os caminhos para as doenças orgânicas, "até mesmo a coriza comum", como lembra Engel.[Apud 2] O termo objeto é empregado aqui com a conotação psicanalítica de algo externo à pessoa que seja fonte de atração ou prazer.

*Por que afinal adoecemos?*

A maior ou menor resistência do ego às frustrações e perdas parece depender não apenas da hereditariedade, mas, sobretudo, dos condicionamentos precoces infantis, de sua consolidação e da história pregressa e psíquica do indivíduo.

Outras razões, porém, deverão se juntar a essa fraqueza interior, para que a doença ocorra.

## A INFLUÊNCIA DO MEIO AMBIENTE (ECOLOGIA)

A observação da Figura 6 indica que, entre os fatores que influem no adoecer, estão aqueles ligados à interação com o exterior em que a pessoa vive. Incluem-se aí o clima, a altitude, a poluição ambiental e as condições de moradia, transporte e alimentação. Explicam-se por essa via as doenças relacionadas à pobreza e à miséria, em que tais fatores são provavelmente mais relevantes que os demais. É óbvio que alguém que se alimenta mal ou não se alimenta, vivendo em condições insalubres, certamente adoecerá, independentemente de predisposição genética e do psiquismo. Da mesma forma, também o meio cultural em que se vive terá seu papel.

## A INFLUÊNCIA DO MEIO SOCIOCULTURAL: O PAPEL DO DINHEIRO

O estudo das doenças ao longo da história da humanidade nos mostra um dado curioso, para o qual vale a pena chamar a atenção do leitor: nos primórdios da aventura humana, as pessoas adoeciam e morriam principalmente em decorrência das condições ambientais adversas, da fome e, um pouco mais tarde, das pestes.

Depois, tivemos a fase em que predominavam as outras doenças infectocontagiosas, embora algumas degenerativas já se fizessem presentes. Nos século XX e XXI, estamos vivendo o predomínio do que se vem chamando,

*Quem ama não adoece*

ironicamente, doenças da civilização, ou "feitas pelo homem", a saber: a pressão alta, os "derrames", a angina, o infarto, o diabetes, o câncer. Tais doenças são assim chamadas por constituir primordialmente o resultado do meio cultural em que vivemos, em particular no mundo ocidental.

Uma das maiores evidências da importância do meio sociocultural em que se vive é a forma diferente do adoecer do indivíduo que migra em relação àquele que permaneceu em seu torrão natal.

Estudos realizados no México por Subirá e Chávez[Apud 10] evidenciaram que manifestações de aterosclerose foram muito mais intensas nos indígenas que deixaram suas terras e se deslocaram para as grandes cidades do que entre aqueles que lá permaneceram, mantendo seus costumes e valores. A mesma observação, aliás, foi feita entre nós por Mancilha-Carvalho,[32] em seus estudos com os indígenas ianomâmis.

Da mesma forma, Groen[Apud 7] mostra que a migração de indivíduos de cultura oriental para os Estados Unidos e outras nações ocidentais modifica sua forma de adoecer. A quebra de toda uma tradição cultural e forma de viver, sem que lhes seja oferecida outra alternativa de adaptação, leva esses migrantes, particularmente os do sexo masculino, a beber e fumar em demasia; passam a apresentar obesidade, diabetes, asma brônquica e pressão alta. Já as mulheres, por sua vez, respondem à má adaptação com a obesidade e suas consequências. Mais interessante ainda é a observação de que os grupos de imigrantes que conseguiram manter mais ou menos intactos os padrões familiares e culturais adoeceram menos desses tipos de doença.[10]

Independentemente da migração, as dificuldades de adequada inserção no meio social (e as contingências econômicas a elas relacionadas) resultam, particularmente nas camadas situadas na base da pirâmide social, em sintomas que, mais do que caracterizar uma doença em si, são manifestações do que Ailha e Bezerra[Apud 10] denominaram "mal-estar social". Assim, segundo estes autores, tais pessoas menos favorecidas socialmente — particularmente as mulheres —, "por não terem à sua disposição, ou por não conseguirem encontrar instrumentos eficazes para expressar suas reações, acabam por se deixar enveredar numa teia confusa de sentimentos, sensações e sintomas que manifestam sua inconformidade" (com a situação em que vivem), mas

*Por que afinal adoecemos?*

não chegam a extravasá-la claramente. Na maioria das vezes, então, "o corpo é quem vai falar", na ausência de outras formas de expulsar e transmitir seu sofrimento e inconformismo.

Inserido, para fins do esquema representado na Figura 6, entre as influências socioculturais, o fator econômico — o dinheiro ou a sua falta — desempenha, ao menos no mundo ocidental, um importante papel na gênese do adoecer. Esse papel, aliás, já ficou claro quando abordamos a influência das condições de moradia, higiene, alimentação e transporte no estado de saúde das pessoas. A esse respeito, o professor Aloísio Achutti, respeitado especialista gaúcho em cardiologia preventiva, afirma que a pobreza pode ser o primeiro fator de agravo à saúde do coração do brasileiro.

O papel do dinheiro como fator de doença, no entanto, transcende o da pobreza. Assim é que, tanto nas classes médias quanto nas mais abastadas, nas quais não há comprometimento de nenhum dos fatores citados acima (moradia, alimentação etc.), a questão econômico-financeira permanece como um importante fator de angústia e, por extensão, de doença. E por que é assim? É assim porque, em nossa cultura, há muito o dinheiro deixou de ser o meio de assegurar a sobrevivência para ser um fim em si mesmo.

Poucas coisas se me afiguram tão irracionais no comportamento humano como a compulsão para o acúmulo de bens e dinheiro. Gikovate diz — e concordo com ele — que a compulsão para o acúmulo de dinheiro deriva de duas razões: a tentativa de atenuar a sensação de desamparo e insegurança que nos chega já com o nascimento (ver Capítulo 3) e, principalmente, a necessidade de nos sentirmos superiores às outras pessoas.

E essa necessidade de sentir-se superior aos outros deriva, não tenho dúvidas, de uma razão única: a sensação íntima — mesmo que inconsciente — de inferioridade. O desprezo e o desamor a si mesmo são, pois, os motores da ambição, da vaidade e do destrutivo sentimento da inveja. Então, no afã de conseguir ter o que lhes possa servir para exibir aos outros sua superioridade, assumem compromissos que não podem honrar, sofrem por não conseguir o que outros conseguiram, sacrificam a saúde e a paz para alcançar o que, muito provavelmente, nem desejariam, não fossem tais coisas símbolos de status e sucesso a exibir ao mundo.

*Quem ama não adoece*

Ultrapassando o limiar da pobreza, portanto, a questão do dinheiro é fator de doença na razão direta do desassossego e da baixa autoestima interior. Quem se preza e se ama não necessita desesperadamente dos sinais exteriores de sucesso para se sentir na condição de merecedor do amor das outras pessoas. A importância do assunto nos fará voltar a ele mais adiante (ver Capítulo 2).

## UMA CONCLUSÃO IMPORTANTE

Como sumário deste capítulo, parece-me importante realçar os seguintes pontos com relação aos múltiplos fatores envolvidos no adoecer:

1. Há casos em que a pessoa já nasce com a doença, isto é, o mal é congênito e, dessa maneira, todos os outros fatores não terão influência ou, se tiverem, será apenas na maneira de o indivíduo aceitar ou lidar com a doença, nada tendo a ver com a sua gênese. Atente para o fato de que *nascer com uma doença* é diferente do nascer com a *predisposição hereditária para uma dada doença*. Neste último caso, mesmo com a predisposição genética, a doença só ocorrerá se outros fatores que discutimos também estiverem presentes, no todo ou em parte.

2. Em presença das más condições ambientais, particularmente níveis precários de higiene, alimentação e moradia, a possibilidade de adoecer é muito grande, independentemente dos demais fatores. Até porque, nas situações de miséria, o próprio psiquismo do indivíduo e suas condições de amar a si mesmo e à vida ficam obviamente comprometidos.

3. Excetuando as condições acima, a hipótese que aceitamos para a gênese das doenças é a seguinte: todos nós nascemos, por razões genéticas, com um ou mais "pontos fracos" no organismo, isto é, órgãos mais vulneráveis a adoecer. Na dependência da personalidade e do psiquismo do indivíduo, da existência de mecanismos de defesa do "*eu*" insuficientes ou inadequados, a ocorrência de situações externas conflitivas ou vivenciadas como perda ou frustração criará tensões internas insuportáveis para o ego, o que provocará a doença no(s) órgão(s) vulnerável(eis).

*Por que afinal adoecemos?*

Pode ocorrer que o órgão "escolhido" para adoecer não seja aquele constitucionalmente mais vulnerável, porém o mais carregado de símbolos para aquela pessoa, naquela fase de sua vida.

Atente ainda o leitor, e esta é a importante conclusão deste capítulo, para o fato de que, como pano de fundo dos argumentos que utilizamos para explicar/justificar a necessidade de adoecer, estiveram sempre a falta de amor a si mesmo, a incapacidade de exteriorizar emoções, a necessidade desesperada e vital de reconhecimento e da atenção do mundo exterior.

# PARTE DOIS

## DOENÇAS DO CORPO E DA ALMA

# 7. DOENÇAS PSICOSSOMÁTICAS

*Em todo ser vivo, aquilo que designamos como*
*partes constituintes forma um todo inseparável,*
*que só pode ser estudado em conjunto, pois a parte*
*não permite reconhecer o todo, nem o conjunto*
*deve ser reconhecido nas partes...*
GOETHE

Ao emitir esse conceito, Goethe o iniciava perguntando: "Há síntese maior do que o ser vivo?" E resumia nessa questão/afirmação, e no restante da citação que encima este capítulo, a essência da noção em que se apoia a medicina psicossomática: a unidade indivisível do ser humano.

Em que pese a noção, já antiga, do papel dos estados emocionais na gênese das doenças, durante séculos, e mesmo até em Freud, admitia-se que, com a exceção dos males congênitos e hereditários, as doenças eram causadas por agentes externos, isto é: vinham de fora para dentro. O advento da psicanálise, todavia, e sua progressiva aceitação revolucionaram esse conceito e introduziram um novo: o de que, em algumas doenças, os males do corpo constituíam uma mera expressão dos males do espírito, ou seja, provinham de dentro da pessoa.

As primeiras doenças rotuladas de psicossomáticas e ainda hoje citadas como "doenças clássicas ou maiores" incluem a úlcera, a asma brônquica, a hipertensão arterial, a enxaqueca e a artrite reumatoide. Esse universo logo se ampliou de tal forma que, já em 1976, Rees listava uma vasta relação do que

*Quem ama não adoece*

chamou de "distúrbios psicossomáticos mais comuns" (ver Quadro 1). Por sua vez, Jhoor[Apud 2] relacionou vários sintomas físicos resultantes da angústia, relatando a percentagem encontrada e estabelecendo as diferenças entre os sexos (ver Quadro 2).

| Quadro 1 |
| --- |
| Distúrbios psicossomáticos mais comuns |
| • Distúrbios respiratórios: asma, rinite, febre do feno<br>• Distúrbios do aparelho digestivo: úlcera, doenças do cólon<br>• Doenças da pele (praticamente todas)<br>• Doenças das articulações ("juntas") e musculares: artrite reumatoide, "fibrosite"<br>• Distúrbios endócrinos: hipertireoidismo, diabetes<br>• Doenças cardiovasculares: hipertensão arterial "essencial" ("pressão alta"), doença das artérias coronárias (angina, infarto), acidentes vasculares cerebrais ("derrame") e enxaquecas<br>• Distúrbios do aparelho reprodutor feminino: ausência de menstruação ou menstruação escassa, cólicas menstruais, tensão pré-menstrual, perturbação da menopausa |

| Quadro 2 | | |
| --- | --- | --- |
| Frequência de sintomas físicos que acompanham a angústia | | |
| Sintoma | Percentagem | |
| | Homens | Mulheres |
| Cansaço fácil (fadiga) | 61 | 79 |
| Falta de vontade de se movimentar (adinamia) | 56 | 67 |
| Sensação de mal-estar geral | 61 | 71 |
| Ansiedade | 54 | 69 |
| Dores de cabeça | 68 | 66 |
| Insônia | 51 | 69 |

*Doenças psicossomáticas*

| Sintoma | Percentagem | |
|---|---|---|
| | Homens | Mulheres |
| Desmaios | 45 | 48 |
| Ondas de calor | 48 | 55 |
| Calafrios | 30 | 49 |
| Transpiração | 71 | 73 |
| Palpitações | 62 | 65 |
| Dores no peito | 43 | 55 |
| Tremores internos | 20 | 35 |
| Respiração curta, dificuldade de respirar | 44 | 62 |
| Excesso de saliva | 13 | 16 |
| Boca seca | 24 | 23 |
| Dores no estômago | 51 | 53 |
| Náuseas | 21 | 46 |
| Vômitos | 23 | 43 |
| Diarreia | 24 | 33 |
| Constipação ("prisão de ventre") | 23 | 41 |
| Dores nas costas (lombalgias) | 33 | 46 |
| Distúrbios urinários | 42 | 61 |

A observação dos dois quadros deixa claro que a amplitude do universo dos distúrbios psicossomáticos passou a abranger doenças em todos os órgãos. Sendo assim, a ideia de que "toda a doença é psicossomática" passou a conquistar um número cada vez maior de adeptos e a ganhar contornos de verdade científica, e não mais de mera especulação.

A concepção clássica de doença psicossomática, no entanto (entendida como a influência dos fatores psíquicos nos distúrbios físicos), deixa de levar em conta dois aspectos: a influência dos distúrbios físicos no estado psicológico da pessoa e o papel do meio externo, particularmente o meio social. Com relação ao primeiro desses aspectos, passou-se a falar em doença somatopsíquica, invertendo a direção do fluxo da influência. A representação gráfica permitirá um melhor entendimento:

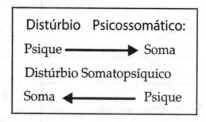

Não há como negar a influência que o estado de saúde do corpo tem sobre o psiquismo da pessoa. Alguém que nasce com um defeito qualquer (por exemplo, uma doença congênita do coração) certamente sofrerá os efeitos psicológicos dessa situação. Da mesma forma, alguém que sofra um infarto do miocárdio também sofrerá, e muito, os reflexos emocionais e afetivos da doença. Nesse último caso, entretanto, houve uma influência recíproca, isto é, tanto houve influência do psiquismo na eclosão do infarto (como veremos no Capítulo 12) como da ocorrência do infarto sobre o psiquismo.

A expressão gráfica mais adequada seria então um fluxo bidirecional de influências:

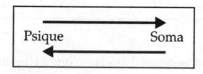

Aceita esta interação recíproca, restaria ainda a questão: São tais influências de intensidade equivalente? A resposta mais lógica é: Cada caso é um caso, e situações haverá em que um fator prepondere sobre o outro, como, aliás, me parece haver ficado claro nos dois exemplos dados, da doença congênita e do infarto.

Feitas as ressalvas às doenças congênitas e hereditárias, a ideia que esposamos — a que defendemos ao longo deste livro — é a de que o fator psíquico

*Doenças psicossomáticas*

prepondera, constituindo a gênese de quase todas, senão todas, as doenças adquiridas ao longo da vida. A aceitação dessa ideia, da *psicogênese* das doenças orgânicas, não exclui, no entanto, a influência recíproca do corpo sobre o psiquismo, embora subordinado a este. A representação gráfica seria então:

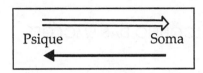

Da mesma maneira, a concepção que defendemos não ignora o segundo aspecto a que fizemos referência antes: a influência do meio externo, principalmente o meio social e cultural em que o indivíduo está inserido.

A integração no meio social e as relações que se conseguem manter com as outras pessoas são de fundamental importância para o bem-estar físico e mental e para a saúde do ser humano, conforme, aliás, destacamos no capítulo precedente. Desse modo, a concepção mais recente e abrangente não fala mais em doença psicossomática ou somatopsíquica, mas sim em doença sociopsicossomática; isto é, a saúde ou a doença seriam o resultado da conjugação de fatores originados do corpo, da mente e da interação de ambos entre si e com o ambiente e o meio social.

A representação gráfica definitiva e mais abrangente seria:

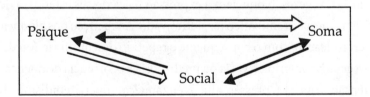

Como o leitor pode observar, tentei deixar claro na representação gráfica a crença que tenho no papel preponderante do psiquismo na gênese das doenças adquiridas. Além disso, procurei salientar também a sua importância nas relações da pessoa com o meio social (entenda-se: os outros) e do meio social sobre a saúde psíquica. Em nosso modelo de doença, como se vê, o corpo é

*Quem ama não adoece*

muito mais o substrato que reflete as dificuldades sociopsíquicas não adequadamente resolvidas do que a origem das doenças. Por essa razão, a expressão doença psicossomática, já consagrada pelo uso, será empregada neste livro, embora com significado bem mais abrangente do que a concepção original.

## VOLTANDO AO BLOQUEIO DAS EMOÇÕES

Já tive oportunidade de realçar, no Capítulo 5, que a incapacidade de expressar/transmitir emoções e sentimentos — inclusive de agressividade — resulta em importante mecanismo de agressão ao corpo e, por conseguinte, em causa de doenças. Já disse também, no Capítulo 2, que, diante de uma situação percebida como de perigo, os mamíferos (os homens entre eles) reagem de duas únicas maneiras possíveis: agressão ou fuga. Vimos ainda que a consecução de qualquer uma das duas atitudes resulta da atividade do sistema nervoso autônomo (ou vegetativo), particularmente de seu ramo simpático.

No começo da década de 1950, Franz Alexander, um dos pioneiros da medicina psicossomática com sua famosa Escola de Chicago, propôs que, se essas duas tendências básicas (ataque ou fuga) são por alguma razão bloqueadas, o resultado será um desequilíbrio do sistema neurovegetativo.

Segundo sua concepção, há indivíduos (e todos testemunhamos isso) que vivem em permanente estado de tensão, rivalidade e competição. Tais pessoas, na maioria das vezes, bloqueiam a expressão física desses estados, a despeito de o sistema nervoso simpático ter sido ativado. A repetição dos bloqueios, isto é, sua cronificação, com o consequente e repetido desequilíbrio (ou distonia) neurovegetativo interior, levaria ou predisporia à ocorrência de doenças como hipertensão arterial ("pressão alta"), enxaqueca, hipertireoidismo (funcionamento excessivo da glândula tireoide), artrite, síncopes, diabetes, doenças cardiovasculares etc.

Há pessoas, por outro lado, que, em vez de agressivas e competitivas, se sentem desamparadas e fracas diante do mundo. Sentem-se dependentes dos outros, numa relação quase infantil. Esse estado, ainda segundo Alexander, levaria à ativação do sistema nervoso parassimpático, isto é, aquele

*Doenças psicossomáticas*

que "acalma" o organismo. Ocorre que, também aqui, o contingenciamento sociocultural inibe a exteriorização dessa "fraqueza", dessa necessidade de ser objeto de cuidados. Em consequência, o parassimpático, embora ativado, é bloqueado. Tal como no caso anterior, a repetição desses bloqueios cria o desequilíbrio neurovegetativo interno e leva a situações como asma, colite, diarreia, constipação e úlcera.

Embora, para facilitar a compreensão, tenhamos separado o bloqueio simpático do parassimpático, na prática as duas situações de fato se interpenetram. Assim, por exemplo, vivenciando uma situação de agressividade e competição, a pessoa poderá ser presa de sentimentos de culpa, os quais gerarão a necessidade de ser objeto de cuidados. Por outro lado, alguém que se sinta dependente e fraco, poderá alimentar sentimentos de inferioridade e, como reação a eles e à sensação de dependência, poderá, num mecanismo de supercompensação, desenvolver ação de esforço, hostilidade e competição, no afã de ser superior aos outros. Fecha-se, assim, o ciclo, como permite observar a Figura 7.

## O PERFIL DO DOENTE PSICOSSOMÁTICO

Mesmo correndo o risco de enveredar em excesso no campo da psicanálise — e cansá-lo demais, caro leitor —, parece-me importante discutirmos um pouco sobre as razões que levam alguém a necessitar do sentimento de superioridade em relação aos demais ou, ao contrário, sentir-se um coitadinho e carente de cuidados das outras pessoas.

Cumpre, em primeiro lugar, chamar a atenção para o fato de que *todos nós* somatizamos, com maior ou menor intensidade e/ou frequência, ao longo da vida, mesmo que disso não nos demos conta ou até não aceitemos. Tais somatizações podem ser entendidas como sintomas ou distúrbios orgânicos que acompanham nossas fases de angústia, depressão ou ansiedade. O simples fato de sentir palpitações e suar frio quando prestes a nos apresentar em público, por exemplo, ou as dores de cabeça que nos acometem quando algo de desagradável ocorre ou nos preocupa são exemplos corriqueiros de somatização.

*Quem ama não adoece*

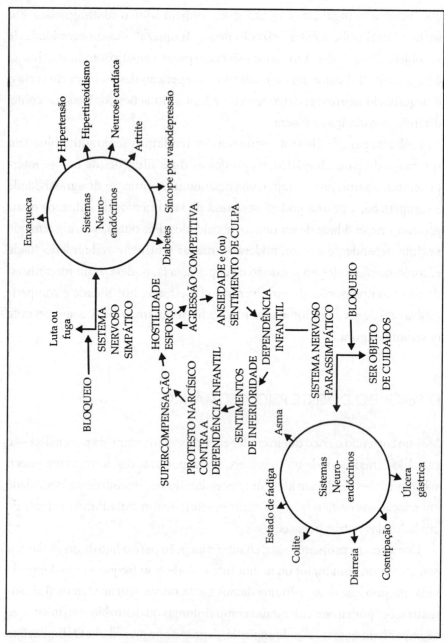

**Figura 7:** *Representação esquemática das possibilidades de respostas dos órgãos aos estados emocionais e às doenças que acarretam. À direita, veem-se as doenças que podem ocorrer quando a expressão de tendências hostis (ataque) ou de fuga é bloqueada, não se corporificando. À esquerda, as doenças relacionadas ao bloqueio do desejo de dependência e busca de apoio.*

*Doenças psicossomáticas*

Além disso, há um grupo de doenças a que já nos referimos acima como "doenças psicossomáticas clássicas ou maiores", que tenderiam a ocorrer em pessoas que trazem em sua história psicológica uma relação insatisfatória com a mãe, ainda enquanto lactentes e até o término da primeira infância. Do ponto de vista psicodinâmico, tais pessoas se inseririam naquilo que os psicanalistas chamam de angústia de separação, conforme já discutimos no Capítulo 3.

Ademais, têm grande dificuldade em fantasiar, em "sonhar acordadas". Raciocinam muito na base do concreto, do realizável, caracterizando o que os psicanalistas denominam "pensamento operatório", ao qual também já nos referimos. A capacidade de sonhar, de elaborar e vivenciar fantasias parece essencial para a saúde (psíquica e, por conseguinte, física). É interessante a constatação de que as pessoas mais sonhadoras, as que mais devaneiam, parecem justamente as que têm maior facilidade e tendência a estabelecer vínculos afetivos com as outras. Amam, enfim, e são, em consequência, mais saudáveis.

## TODAS AS DOENÇAS SÃO PSICOSSOMÁTICAS, INCLUSIVE AS INFECCIOSAS

Por mais radical que pareça a frase acima, fica fácil aceitá-la como verdadeira se o leitor compreendeu a forma global como, ao longo deste e dos outros capítulos, vimos enfocando os fenômenos do adoecer. A pura e simples observação do Quadro 1 deixa claro, em seus sete itens, que nenhum dos sistemas orgânicos escapa à abrangência do psiquismo sobre o corpo, e vice-versa.

Tome-se, por exemplo, as doenças das glândulas. O funcionamento exagerado da glândula tireoide — o chamado hipertireoidismo — é uma das doenças endócrinas (a saber, das glândulas) mais comuns. A maior parte dos que estudam o assunto reconhece uma clara associação entre o desencadear do quadro e a ocorrência de uma situação emocional importante. Incluem-se nesta, por exemplo, perda de um parente, orfandade, problemas econômico--financeiros, familiares (inclusive, e sobretudo, conjugais) e experiências traumáticas das mais diversas. Já em 1934, Conrad[Apud 7] assinalava que situações agudas antecediam 94% dos casos observados de hipertireoidismo. Outro

*Quem ama não adoece*

autor, Walles Tein, citado por Melo Filho,[7] foi mais longe: além de estabelecer uma clara relação entre o aparecimento do funcionamento exagerado da tireoide e as fases difíceis na vida das pessoas, observou que, nos casos de pessoas em que a situação de conflito e infelicidade perdurava, esse estado de hiperfuncionamento da glândula evoluía para uma franca instalação de doença orgânica. O próprio Melo Filho relata que, em praticamente todos os casos de hipertireoidismo que entrevistou, encontrou situações conflitivas antecedendo o início da doença.

Para Haynal e Pasini,[2] são em geral as situações ameaçadoras ao eu do indivíduo e a suas defesas que provocam angústia importante e favorecedora do hipertireoidismo. A maior parte das pessoas com a doença é *muito ambiciosa* e, no período infantil de sua história de vida, encontra-se, segundo Alexander, [Apud 2] uma grande relação de dependência com uma mãe não percebida como suficientemente protetora contra os perigos do mundo exterior. Ainda segundo esse autor, o hipertireoidismo estaria relacionado a uma ameaça anterior ao desenvolvimento do sistema de segurança do indivíduo e à sua incapacidade de bastar-se a si mesmo e ser independente.

Até mesmo o diabetes, doença de fundo eminentemente hereditário, apresenta, em sua forma de início na idade adulta (o diabetes tipo 2), uma provável origem psicogênica, visto estar frequentemente associado à obesidade e à bulimia (apetite insaciável e compulsivo), situações que, como veremos mais adiante, no Capítulo 11, são, na maioria das vezes, resultantes de carências afetivas em fases precoces da vida. Além disso, é sabido por todos que situações de conflito costumam agravar e desencadear quadros graves de diabetes.

Já no diabetes tipo 1, isto é, aquele com início na infância (hereditário), as influências são mais somatopsíquicas do que psicossomáticas. Assim, como compensação a limitações que a doença desde cedo impõe (cuidados com dieta, dependência da insulina etc.) e ao sentimento de inferioridade daí decorrente, esses pacientes revelam frequentemente atitudes competitivas e ambições exageradas. São ao mesmo tempo tremendamente frágeis diante dos reveses, tendo tendência à depressão com eventuais insucessos. Haynal e Pasini[2] citam o caso de um jovem diabético vivenciando um casamento insatisfatório e

# Doenças psicossomáticas

infeliz. Durante viagem ao exterior, faleceu sozinho em seu quarto de hotel, vítima de um excesso de insulina, num provável ato suicida inconsciente.

Uma outra situação em que vale a pena destacar o componente psicogênico é aquela das doenças infecciosas. Como são resultado da ação de um organismo *estranho e externo ao próprio indivíduo*, a tendência é vê-las como exemplos definitivos de doenças cuja causa é externa e claramente identificada. Ledo engano, porém.

Estudos que se vêm desenvolvendo, tanto em animais quanto em pessoas, têm propiciado o reconhecimento de um novo campo na área das ciências da saúde: a psicoimunologia. Coube a Adler,[Apud 8] pela primeira vez e há várias décadas, afirmar que *"uma doença infecciosa não é o produto apenas de uma bactéria ou de um vírus, mas decorrência da participação do indivíduo em sua totalidade, do corpo e da mente, na 'aceitação' ou 'rejeição' ao vírus ou a bactéria"*. A influência da tensão e do estresse na suscetibilidade a infecções fica clara, até mesmo, entre os animais, onde se poderia supor menor ou nulo o papel dos fatores emocionais.

Observou-se, assim, que camundongos que vivem sozinhos são, em geral, menos suscetíveis a infecções do que os que vivem em grupo, ambos em condições de observação em laboratório. É possível que tal ocorra pelo fato de os solitários não estarem expostos aos desgastes e à tensão gerados pela necessidade de defender-se e enfrentar os demais.[Apud 31] Ainda nessa mesma linha, observou-se que ratos colocados artificialmente sob situações de tensão apresentam significativo aumento na suscetibilidade a infecções por vírus em geral. Por outro lado, e chegando mais próximo a nós, é reconhecida a maior predisposição a infecções por parte dos macaquinhos separados de suas mães. O mais interessante é que, restabelecido o convívio com elas, a depressão imunológica desaparece.

Entre os humanos, tanto dados experimentais quanto observações clínicas confirmam a relação entre o estado emocional e as defesas do organismo. Como lembra Timo-Iaria,[33] "é tão grande o número de fatos que comprovam a relação entre a depressão psicológica — mesmo uma simples tristeza ou preocupação — e a depressão imunológica que essa vinculação é hoje indubitável". Jacobs e Cols, citados por Rodrigues,[10] observaram que nem todas as

*Quem ama não adoece*

pessoas adoecem em época de epidemias, mesmo convivendo com doentes. A resistência ou não da pessoa à infecção estaria ligada, além de à genética, ao desenvolvimento, por parte dela, de defesas psicológicas diante de uma situação de estresse e sofrimento.

É evidente que, no caso de uma infecção maciça, como, por exemplo, um acidente de laboratório[2] em que o acidentado tem a corrente sanguínea invadida por grande quantidade de micróbios altamente virulentos, a possibilidade de ocorrer doença é grande e independe do estado psicológico. No caso, porém, de agressão infecciosa de menor monta, a resistência do organismo é que determinará se haverá ou não doença. Embutido nessa resistência e nela desempenhando importante papel, encontra-se o equilíbrio psicológico do indivíduo. A gripe banal é um exemplo claro da relação, aliás comprovada à luz de experiência científica recentemente divulgada. Nesta, pesquisadores da Universidade de Carnegie Mellon, em Pittsburgh, nos Estados Unidos, inocularam vírus de gripe em 394 voluntários, verificando que os portadores de alto grau de estresse "griparam" com mais facilidade do que os menos estressados.

As explicações para a vinculação entre estado psicológico e baixa das defesas do organismo baseiam-se nas alterações orgânicas que as situações de estresse provocam: a maior produção de cortisona (hormônio produzido pelas suprarrenais), que ocorre nestas situações, levaria à maior destruição das células de defesa do organismo, como alguns tipos de linfócitos. Essa explicação é apenas parcial, visto que a relação entre o estado psicológico e a suscetibilidade a infecções não ocorre apenas nas situações de estresse. Também as de tristeza, e talvez sobretudo estas, a proporcionam.

Uma constatação interessante a esse respeito é um estudo comparativo sobre a função de linfócitos do tipo T e B, levado a efeito por Bartrop[Apud 10] em dois grupos de mulheres: o primeiro era constituído por viúvas recentes, estudadas entre duas e seis semanas após a morte do marido; o segundo grupo não havia passado por essa perda. Ficou clara, na comparação, a depressão da função dos linfócitos entre as mulheres do primeiro grupo. Aliás, com respeito à tristeza da viuvez, o já citado Timo-Iaria relata uma observação curiosa: segundo ele, determinou-se a capacidade de reação imunitária de homens cujas mulheres haviam morrido após prolongada agonia. Constatou-se que

## Doenças psicossomáticas

tal capacidade era deficiente nesses homens entre 30 e 60 dias após a morte da mulher, assim permanecendo por cerca de um ano. Não se verificou a mesma coisa, contudo, em mulheres que vivenciaram essa situação, isto é, perderam seus maridos após longo sofrimento. O autor gentilmente credita a diferença não a uma eventual maior insensibilidade, ou menos amor, das mulheres, mas ao caráter protetor do sofrimento masculino em relação às esposas, o que os teria feito sofrer e preocupar-se.

Tal como se discutiu com relação às doenças endócrinas e às infecciosas, também as outras, todas, encerram componente psicogênico e, como regra, derivam ou desenvolvem-se a partir de um estado de sofrimento ou desassossego interior. É o que veremos nos próximos capítulos.

# 8. ANSIEDADE E ANGÚSTIA: A SÍNDROME DO PÂNICO

*Tratar a ansiedade significa atenuá-la, pois um*
*mínimo dela é muito útil na vida cotidiana.*
E. ALBERT E L. CHUEIWEISS

Apreensão, medo, angústia, fobia... Terror, pavor, pânico. Quantas vezes teremos empregado ou visto outros empregarem essas palavras, sem saber bem ao certo o que descrevem e qual a diferença entres elas! Embora designem situações parecidas e com vários pontos em comum, não são sinônimas. Apesar disso, porém, os pontos em comum que encerram tornam muitas vezes difícil distingui-las. Para facilitar a compreensão, podemos dizer, com alguma imprecisão, que os psiquiatras assim as conceituam:

*Medo* ou *temor* é aquele sentimento ou preocupação que resulta de qualquer perigo *externo* e *real*, bem localizado; a *apreensão* seria o estágio inicial do medo, encerrando menor intensidade. *Terror* seria uma reação em face de um perigo generalizado, não necessariamente localizado e mais intenso que o medo, com importante componente interior. O *pavor* ou *estupor* seria o terror com componente paralisante: o indivíduo tenderia à inação e não à fuga, correspondendo à imagem comumente empregada de alguém "petrificado de medo" — isto é, ao contrário dos outros estados, que preparam o indivíduo para a ação motora (de movimento físico de ataque ou fuga), no pavor a pessoa tenderia à inatividade. O *pânico*, a rigor, designaria o terror compartilhado por uma multidão. Recentemente, no entanto, vem sendo em-

*Quem ama não adoece*

pregado para caracterizar uma reação individual de ansiedade generalizada e aguda: síndrome do pânico, adiante discutida.

E o que viriam a ser a ansiedade, a angústia e a fobia? Ao contrário dos outros, estes três estados não guardam necessariamente relação com perigo real externo, sendo, acima de tudo, uma expressão de conflitos interiores, na maioria das vezes inconscientes. Para facilitar a compreensão, vamos discuti-los em separado, embora guardem pontos em comum, tanto no significado quanto nas reações que provocam.

## A ANSIEDADE

Seriam vários os pontos de vista a partir dos quais poderíamos tentar uma definição de ansiedade. Um dos mais abrangentes e simplificados a define como "a sensação, às vezes vaga, de que algo desagradável está para acontecer."[7] Inclui um conjunto de sintomas, como "tensão" e "nervosismo", e, do ponto de vista físico, tremores nas mãos, "frio na boca do estômago" e, nos casos mais intensos, desarranjos intestinais e urinários.

Quem, na vida, não terá em mais de uma ocasião padecido de uma sensação como a que descrevemos acima? Todos nós, creio eu. Basta que nos vejamos em situações como o primeiro encontro com alguém por quem nos apaixonamos, a espera na antessala do chefe sob a perspectiva de uma bronca, o momento que antecede o falar em público e inúmeras outras semelhantes. Ocorrendo em situações como essas, a ansiedade não é doença, nem chega a constituir necessariamente um prejuízo, visto que ajuda a pessoa a enfrentar dificuldades na vida. Desempenharia o mesmo papel do estresse, fenômeno aliás que, a rigor, nada mais é do que o componente físico da ansiedade. Ambos preparam o organismo para enfrentar situações sentidas como de perigo, seja ele real ou imaginário. No caso da ansiedade, essa sensação de perigo estaria muito mais ligada a nossos conflitos internos que a uma real ameaça do mundo exterior. Ainda assim, mesmo resultando primordialmente de conflitos interiores, a ansiedade é até certo ponto útil, e não nociva. Passa a sê-lo quando, em vez de auxiliar o desempenho do indivíduo, começa a prejudicá-lo. A observação da Figura 8 representa graficamente o que estou querendo dizer.

## Ansiedade e angústia: A síndrome do pânico

Até certo ponto da curva representada no gráfico (coincidindo com a linha pontilhada), a ansiedade, tal como o estresse, ajuda o desempenho. A partir da metade da curva, aproximadamente, passa progressivamente a prejudicá-lo, de tal maneira que, no extremo, o reduz a zero. Quando falamos em desempenho, estamos nos referindo à vida de modo geral, não apenas ao aspecto profissional. Além deste — sem dúvida relevante —, inclui também o desempenho nas relações com outras pessoas, na vida familiar e sexual. Quantos casos de impotência masculina e a própria ejaculação precoce não são resultantes de excessiva ansiedade?

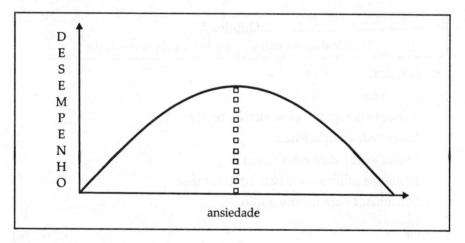

**Figura 8:** *Relação ansiedade/desempenho.*

Mesmo quando intensa a ponto de prejudicar o desempenho, nem assim a ansiedade configura uma doença, se for episódica e circunscrita. O problema maior é quando, longe de ser apenas um *estado* transitório, passa a constituir um *traço* da personalidade da pessoa. Evidencia-se, pois, como uma tendência básica do organismo: uma quase que permanente disposição para reação. Pessoas assim estão quase todo o tempo tensas, não se "desarmam" e, por conseguinte, causam muito sofrimento a si mesmas, tanto espiritual quanto fisicamente.

A distinção entre a ansiedade "normal" e a patológica (ou doença) nem sempre é fácil, visto não haver entre elas uma fronteira clara e delimitada, mas sim uma transição contínua. Em ambos os casos, as manifestações, psíquicas e físicas, são as mesmas (ver Quadro 3). Algumas características relacionadas no

*Quem ama não adoece*

Quadro 4 podem, contudo, ajudar a diferenciá-las. Os malefícios da ansiedade patológica não se limitam apenas ao sofrimento subjetivo que provocam e ao comprometimento do desempenho do indivíduo. Igualmente dão origem, com frequência, a reais doenças orgânicas, dado que a exteriorização através do corpo (que "adoece") é um dos meios de que a pessoa, inconscientemente, lança mão para reduzir o nível — insuportável — de ansiedade. Por outro lado, o aparecimento de sintomas físicos, com ou sem doença claramente instalada, é fator de ansiedade, fechando assim o ciclo vicioso de interação bidirecional entre o soma e a psique, a que já fizemos referência no capítulo anterior.

---

**Quadro 3**
Manifestações psíquicas e físicas da ansiedade

**a. Psíquicas**
Apreensão
Sensação desagradável de alerta e tensão
Inquietude e impaciência
Sensação de fadiga e desânimo
Distração e dificuldade para concentrar-se
Dificuldade para memorização
Insônia

**b. Físicas**
Agitação e tremores
Sudorese
Boca seca
Palpitações
Sensação de "aperto" no peito
Vertigens e tonturas
Náuseas
Constipação intestinal ou diarreia
Necessidade frequente de urinar
Dor de cabeça
Sensação de "bolo" na garganta, com ou sem dificuldade de engolir

---

*Ansiedade e angústia: A síndrome do pânico*

| Quadro 4 | |
|---|---|
| Diferença entre a ansiedade "normal" e a ansiedade doença* | |
| **"Normal"** | **Doença** |
| • Episódios de intensidade leve ou moderada, não frequentes e com duração limitada de tempo<br>• Reação adequada a estímulos ou situações que, como regra, provocariam reações semelhantes nas outras pessoas<br>• A sensação subjetiva de sofrimento é limitada e transitória<br>• Não compromete, ou compromete de forma apenas discreta, o desempenho profissional/social/amoroso da pessoa | • Episódios moderados a intensos, repetidos e prolongados no tempo<br>• Reação desproporcional ao estímulo ou à situação desencadeante<br>• A sensação de sofrimento é evidente e quase permanente<br>• Compromete de forma significativa o desempenho |

*Adaptado de Biondi, M. *Benzodiazepínicos e Ansiedade*. Wyeth Internacional Ltda., nº 2.

A ansiedade, "normal" ou patológica, permeia praticamente todas as ações humanas. Com relação à última, estima-se entre 10 e 20% a parcela da população que, em um momento dado, padece de ansiedade doentia. Tão grande quantidade de gente e tão elevado potencial de sofrimento nos fazem perguntar qual a razão dessa ansiedade patológica. Na resposta, dividem-se os psiquiatras ortodoxos e os psicanalistas.

Para os primeiros, adeptos da "teoria biológica", a ansiedade derivaria fundamentalmente de um defeito nos neurotransmissores, substâncias que, como vimos no Capítulo 2, fazem uma espécie de "ponte" entre a psique e o soma. Para os segundos, resultaria de conflitos interiores que ameaçam a integridade do "eu" do indivíduo e o levam a buscar mecanismos de defesa, visando afastar o perigo. Nessa linha de raciocínio, o perigo, que nos primórdios era proveniente do mundo externo (encontro com uma fera, por exemplo), seria agora basicamente interior.

*Quem ama não adoece*

É possível que a razão esteja, como quase sempre, em um ponto intermediário entre as duas posições. Ou seja, há a participação dos neurotransmissores — fundamentalmente biológica —, mas há também, por trás deles, o componente ligado aos conflitos interiores e a um ego que se sente em perigo e dele se defende por meio da ansiedade. Interessante é a observação — bastante lógica, aliás — que correlaciona o nível de ansiedade à percepção de ser ou não controlável a situação sentida como ameaçadora. Nessa percepção, entram em jogo não só a gravidade objetiva, isto é, real, da ameaça, como sobretudo, e talvez principalmente, a avaliação pessoal que o indivíduo faz da controlabilidade da situação. Se a percepção for de boa controlabilidade, o nível de ansiedade será baixo; se, ao contrário, a perspectiva for de perda do controle, o nível será alto. O esquema da Figura 9, adaptado de Biondi,[34] possibilitará melhor compreensão.

O que mais quero destacar aqui é a importância dos estímulos externos e da avaliação subjetiva e, por conseguinte, do "eu" da pessoa, na gênese e na intensidade da ansiedade. A ansiedade patológica (doença) se explicaria então por um ego enfraquecido com uma sensação permanente de ameaça; pelo desassossego íntimo, enfim.

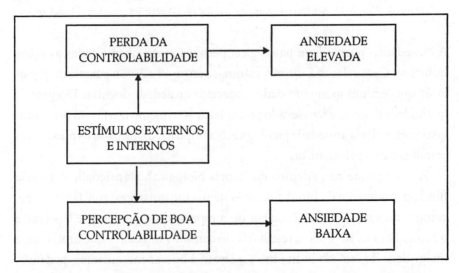

**Figura 9:** *Relação inversa entre o grau de ansiedade e a percepção da pessoa de que mantém o controle da situação. Enquanto a percepção for de boa controlabilidade, o nível de ansiedade é baixo. Percebam ainda que, na gênese da ansiedade, participam tanto fatores externos como internos.*

*Ansiedade e angústia: A síndrome do pânico*

## A ANGÚSTIA

Etimologicamente, isto é, considerando a origem da palavra, *angústia* quer dizer estreitamento, aperto. O termo estaria, pois, muito de acordo com a sensação de "aperto" no peito e, às vezes, de dificuldade respiratória (estreitamento) de que padecemos quando nos sentimos "angustiados". Para os psiquiatras e psicanalistas, a conceituação de angústia, além de não ser uniforme e pacífica, não corresponderia exatamente à noção que dela têm as pessoas em geral e às sensações para cuja descrição comumente empregamos a palavra.

A rigor, angústia seria o componente físico da ansiedade. Estaria, assim, de mãos dadas com esta e também com o medo e, por extensão, com o estresse. Diferenciar as três situações (ansiedade, angústia e estresse) não é fácil, até porque, caro leitor, são tão imbricadas que tenho dúvidas se podem mesmo ser diferenciadas.

Relacionar angústia com medo e com as sensações físicas que ele provoca parece-me, no entanto, o melhor caminho. Dessa forma, poderíamos reconhecer a *angústia atual*, ou seja, aquela ligada a reações de medo a objetos (situações) nem sempre claramente identificados e que teriam no corpo seu desaguadouro. Haveria ainda a *angústia neurótica*, que ocorreria em resposta a um medo desconhecido, não identificado. Quando o perigo fosse conhecido e real, teríamos a angústia *normal* ou *verdadeira*. Os psicanalistas falam ainda em *angústia de separação*, a que já nos referimos no Capítulo 3, e na *angústia de castração*, mais tardia que aquela e ligada à problemática edipiana.

A conceituação mais conveniente, ao menos para o público e para a finalidade deste livro, seria considerá-la como uma *dor psíquica*, decorrente de um medo de perda de algo nem sempre claramente localizado. Entendida como dor, é óbvio que existiria, como em toda dor, um limite de resistência do organismo a ela. Este depende tanto da intensidade da dor quanto da capacidade do organismo de suportá-la. No caso da angústia, seria o ego — sua maior ou menor fragilidade — que se desintegraria em face de uma angústia insuportável. Um dos caminhos para evitar essa desintegração consistiria em voltar — de forma inconsciente, diga-se — a energia dessa dor contra o próprio corpo, gerando o sintoma físico ou a doença orgânica.

*Quem ama não adoece*

Uma das formas de manifestação da angústia anormal, neurótica, prejudicial à saúde das pessoas e causa de males orgânicos, é a chamada neurose de angústia ou, como preferem os médicos clínicos, a *hipocondria*. O hipocondríaco é, como todos sabem, alguém excessivamente preocupado com o funcionamento do corpo e que em tudo vê sinais de doença grave a ameaçar sua saúde e sua vida. O medo, nessas pessoas, é permanente, e a impressão que me passam é a de estar em constante sofrimento e sobressalto. Para Isaura Leão,[Apud 7] e na mesma linha de raciocínio que aqui vimos seguindo, tais pessoas trariam um ego extremamente débil e teriam larga cota de energia psíquica voltada contra seu interior, particularmente o corpo.

Wahl[Apud 7] propõe a seguinte dinâmica, em nível inconsciente, como pano de fundo do *hipocondríaco*: hostilidade reprimida contra algo sentido como ameaçador (medo, portanto) e representado internamente; direcionamento dessa hostilidade (agressividade) para um dado órgão cujo sintoma físico simbolizaria a solução (ao menos parcial) do conflito agressividade/repressão. Haveria adicionalmente a necessidade de expiar culpas (inconscientes, repetimos) por meio do sofrimento físico e ainda a utilização da doença orgânica como uma defesa contra sentimentos de abandono e medo da morte.

## FOBIAS

Entendemos como fobia um medo exagerado e desproporcional de perigos reais externos ou de situações que, de fato, não são sentidas como ameaçadoras por pessoas "normais". Haveria, assim, dois tipos de fobias, ambos denotando doença, porém com gravidade distinta. O Quadro 5 relaciona os principais tipos de fobia possíveis.

A fobia "normal", ou simples, seria o medo exagerado de tudo aquilo que, em geral, qualquer pessoa detesta ou teme, tal como o medo da morte, da solidão, de doença, de cobras etc. Talvez se possa incluir também entre as fobias simples a chamada *fobia social*: a ansiedade exagerada ou até a incapacidade para falar em público e o medo de multidões. Incluiria ainda outras manifestações, mais claramente patológicas, como o medo ou a impossibilidade de

*Ansiedade e angústia: A síndrome do pânico*

escrever na frente de outras pessoas, comer e/ou beber em lugares movimentados, levantar-se durante as aulas e sessões de teatro e cinema, frequentar festas e, até mesmo, falar ao telefone.

| **Quadro 5** |
| :---: |
| Principais tipos de fobia* |

| | |
| :--- | :--- |
| Acrofobia | • medo de altura |
| Ailurofobia | • medo de gatos |
| Antofobia | • medo de flores |
| Antrofobia | • medo de pessoas |
| Astrofobia | • medo de relâmpagos |
| Bacteriofobia | • medo de germes (bactérias, vírus etc.) |
| Brontofobia | • medo de trovão |
| Claustrofobia | • medo de lugares fechados |
| Cinofobia | • medo de cachorros |
| Demonofobia | • medo de demônios |
| Equinofobia | • medo de cavalos |
| Heliofobia | • medo de luz |
| Hematofobia | • medo de sangue |
| Hidrofobia | • medo de água |
| Misofobia | • medo de sujeira |
| Oclofobia | • medo de multidão |
| Pirofobia | • medo de fogo |
| Xenofobia | • medo de estranhos ou estrangeiros |
| Zoofobia | • medo de animais em geral |

*Reproduzido de *O Estado de S. Paulo*, 04/04/93, p. 18. Original de Tito Paes de Barros Neto, Fac. Med. USP/SP.

O segundo grupo é formado pelas fobias ditas específicas, que englobariam o medo exagerado diante de situações que habitualmente não inspiram temor na maioria das pessoas. A principal delas é chamada *agorafobia*, palavra oriunda

*Quem ama não adoece*

do grego que, a rigor, significa "medo" da praça (agora = praça). Consiste no receio exagerado de estar só na rua ou ao ar livre, em grandes espaços. As pessoas que padecem do mal simplesmente não conseguem sair sozinhas à rua, tão grande é o pavor que sentem.

Existem outras duas fobias muito comuns e que estariam como que no meio-termo entre as simples e as específicas: seria o medo exagerado de animais pequenos — insetos, particularmente as baratas — e de tempestades (relâmpagos e trovoadas). Acompanho uma paciente cardiopata cujo medo de tempestade é tão intenso que os sintomas de sua doença pioram de forma significativa quando o fenômeno ocorre. A relação causa/efeito é tão óbvia que basta chover, relampejar e trovejar na região onde ela mora que, no outro dia, é certo: ela virá ao consultório.

Como o leitor mais perspicaz terá observado, na fobia há sempre um fator externo claramente identificado, o que nem sempre ocorre nas outras formas de ansiedade e angústia — ainda que alguns psiquiatras considerem a fobia uma modalidade de ansiedade. Em que pese a existência desse fator externo, contudo, a fobia estará sempre ligada a um conflito interior, e o referido fator externo será apenas o estímulo que desencadeia o medo. Para Freud, por trás de toda fobia existiria sempre um distúrbio na sexualidade, de tal forma que "as fobias absolutamente não ocorrem quando a *vita sexualis* é normal".[39] Mesmo que não haja concordância com relação a uma afirmação tão radical, parece fora de dúvida que as fobias têm sua origem em situações percebidas como ameaçadoras na longínqua infância, particularmente a ameaça ao objeto do amor. No caso dos homens, por exemplo, poderia ter muito a ver com o medo de castração.

Na mesma linha, é interessante especular a razão pela qual a fobia contra insetos (baratas, particularmente) é relativamente comum em mulheres e raríssima (e talvez nem ocorra) em homens. Há aí, sem dúvida, um forte componente cultural, visto que todos ridicularizariam um homem com medo de baratas, na mesma proporção em que aceitam como "parte da feminilidade" a reação desproporcional da maioria das mulheres. Mas pode ser que haja também uma razão mais encoberta e inconsciente, embora possa parecer ao leitor ridícula e exageradamente "freudiana": sob essa ótica, a barata seria vista, inconscientemente, como o falo sobre o qual não se teria controle, capaz

*Ansiedade e angústia: A síndrome do pânico*

de penetrar no corpo da mulher. Estaria assim tal fobia ligada ao receio do exercício da sexualidade.

## A SÍNDROME DO PÂNICO

Imagine, caro leitor, a situação de um soldado em pleno campo de batalha, entrincheirado sob o fogo inimigo e ante a perspectiva, real e possível, da morte próxima. Tão grande é o estado de tensão do organismo, tão intensa é a descarga de catecolaminas pelo sistema nervoso autônomo (ver Capítulo 2), que em nada surpreenderia se, no limite, o coração desse soldado disparasse, ele passasse a suar frio e abundantemente, fosse acometido de falta de ar e sufocação e tivesse a nítida impressão de estar morrendo — ou enlouquecendo. Compreensível, não é?

Imagine agora exatamente a mesma situação ocorrendo com alguém que esteja tranquilamente dirigindo-se ao trabalho, ou voltando para casa, ou saindo para passear. A primeira situação, descrita há décadas, foi denominada "síndrome do coração do soldado" e, embora confundida com um ataque agudo de covardia, de certa forma se explicava pelas próprias circunstâncias do perigo real que a envolvia. A segunda, objeto de maior interesse e estudo a partir do início da década de 1980, recebeu o nome de síndrome do pânico, ou distúrbio de ansiedade generalizada.

Estima-se, hoje, que 2 a 5% da população em geral sofra ou tenha sofrido, em algum período da vida, da síndrome do pânico. A prevalência é cerca de três vezes maior entre as mulheres e — ironicamente — atinge particularmente pessoas jovens e gozando de boa saúde orgânica. O primeiro ataque ocorre comumente em situação banal, como descrevemos acima, mas quase sempre fora de casa. De repente, não mais que de repente, como diria o poeta, e sem causa aparente, a pessoa é tomada de uma sensação clara e aterrorizante de morte iminente, ou de que vai enlouquecer, perdendo totalmente o controle sobre si mesma. A sensação acompanha-se de um grupo de sintomas físicos semelhantes aos que descrevemos no caso do soldado, acrescidos de tontura e/ou tremores, opressão no peito, vontade urgente de urinar e até mesmo diarreia. Dura, em

*Quem ama não adoece*

média, de dez a 15 minutos, não muito mais que isso, e durante esse tempo a pessoa vive um intenso sofrimento — um verdadeiro inferno, descreveu-me certa vez um paciente. O sofrimento, o medo, a sensação de ter um ataque cardíaco e de estar prestes a desmaiar ou morrer são tão intensos — e reais para a pessoa — que se instala uma necessidade premente de buscar ajuda e pedir socorro. Como o ataque dura poucos minutos, o habitual é que, ao chegar ao pronto-socorro, tudo já tenha passado e o médico nada encontre de anormal.

As crises tendem a repetir-se periodicamente e, como em geral ocorrem fora de casa, o paciente passa a ter receio de sair sozinho à rua, principalmente em locais onde tenha dificuldade de escapar ou pedir auxílio, caracterizando a agorafobia. A situação pode tornar-se grave a ponto de inviabilizar a vida social e/ou profissional da pessoa. Mesmo fora das crises, o medo de passar de novo pelo sofrimento é tanto que o paciente passa a sofrer por antecipação e, portanto, não tem sossego.

Uma das grandes dificuldades no tratamento da síndrome do pânico reside no próprio paciente: o sofrimento é tão real para ele que há uma relutância em aceitar que nada existe de fisicamente grave a ameaçar-lhe a vida. Assim, a pessoa perambula por vários médicos, à cata de quem alivie o sofrimento. O tratamento atual, geralmente conduzido a quatro mãos por psiquiatras e cardiologistas, inclui o uso de medicamentos que bloqueiam a descarga de catecolaminas (betabloqueadores), antidepressivos e "calmantes" (ansiolíticos). Além do grande sofrimento que causa, há um risco real de suicídio, tão grande é a depressão que a síndrome pode gerar.

Não se identificou, com certeza, até o momento, a causa exata da síndrome do pânico. Até há alguns poucos anos admitia-se a origem psicogênica, isto é, originada de conflitos interiores. Hoje, reconhece-se importante substrato físico (biológico), ligado a distúrbios genéticos. Chama a atenção a associação frequente com a síndrome do prolapso da válvula mitral (PVM), que discutiremos mais detalhadamente no Capítulo 12.

Mesmo admitindo-se um importante componente biológico, acho pouco provável — e esta é uma opinião estritamente pessoal — que a síndrome ocorra em quem esteja interiormente em paz consigo mesmo.

# 9. DEPRESSÃO

*A depressão é a mais caracteristicamente*
*humana das doenças.*
Jorge Alberto Costa e Silva

A depressão compõe, ao lado da ansiedade, da angústia e da mania, o conjunto daquilo que os psiquiatras chamam distúrbios da efetividade. Tais distúrbios podem ser entendidos como doenças em que a mudança do estado de ânimo é a característica primária e dominante, apresentando-se este estado de ânimo de forma relativamente fixa e permanente.

No caso da depressão, a mudança do estado de ânimo consiste no surgimento de um sentimento generalizado de tristeza, cujo grau pode variar desde um desalento moderado até o mais intenso desespero. A duração é igualmente variável, podendo desaparecer em poucos dias ou estender-se por semanas, meses e até anos a fio.

A parcela da população que, em todo o mundo, é vitimada pela depressão em alguma época da vida é quase tão grande quanto a que é atingida pela ansiedade: pode chegar a 20%, na dependência do maior ou menor grau de rigor que se empregue no diagnóstico. Dados recentes estimam que um em cada dez adultos no mundo sofre de depressão, em um dado momento. Se considerada toda a vida das pessoas, isto é, se incluirmos não apenas os que são deprimidos neste momento mas também aqueles que foram ou virão a ser em alguma época da vida, o percentual certamente será maior.

*Quem ama não adoece*

O crescente aumento na prevalência da depressão — particularmente no mundo ocidental — faz dela, ao lado da Aids, a "doença do fim do século" e também a doença da moda. Expressões como estar "na fossa", de "baixo-astral" ou "na maior deprê" já se incorporaram à linguagem do dia a dia e são empregadas com inusitada frequência, particularmente entre adolescentes e adultos jovens.

É necessário, entretanto, não confundir estados passageiros de melancolia com a verdadeira depressão. A tristeza faz parte da vida, e dela não há quem não padeça em algum momento, com ou sem algo concreto a motivá-la. Existem até mesmo situações diante das quais o anormal talvez fosse não ficar deprimido. É o caso, por exemplo, da perda do emprego ou status social, do rompimento amoroso e da morte de uma pessoa querida ou ainda da descoberta de que se é portador de uma doença grave.

A esse tipo de depressão, que pode suceder a qualquer pessoa que seja vítima de algum dos eventos citados, os médicos costumam chamar "depressão reativa" ou vivencial, justamente por caracterizar uma reação "normal" à perda. Há, porém, limites, tanto de intensidade quanto de duração, para a "normalidade" da reação. Tome-se, por exemplo, o caso do luto pela morte de uma pessoa querida, exemplo claro de uma depressão reativa "normal".

Imediatamente após o óbito, duas coisas podem acontecer: um intenso desespero e tristeza ou um certo alheamento, como se a pessoa não percebesse, de pronto, toda a extensão da perda sofrida. Esse estado pode durar de algumas horas até cerca de duas semanas, durante as quais alguns podem não experimentar grande aflição ou angústia, ao passo que outros vivem uma "sensação de torpor e incapacidade para avaliar quaisquer reações emocionais".[21] De repente, a pessoa como que "cai na real" e, ao se dar conta de toda a extensão da perda sofrida, passa a apresentar, em toda a sua plenitude, o quadro de depressão, com as mudanças de comportamento e sintomas característicos que discutiremos adiante.

Ao cabo de duas a seis semanas, os sinais de depressão começam a declinar, e já serão mínimos ou até inexistentes ao final do sexto mês. Esse é o padrão habitual e é considerado "normal". Há casos, porém, que extrapolam o padrão, e passam então a configurar uma situação de doença a exigir tra-

*Depressão*

tamento. Nesses casos, a duração do quadro depressivo estende-se além dos seis meses ou, independentemente da duração, a intensidade é tal que leva a pessoa a tentativas de suicídio, a isolar-se, de modo a ficar inacessível até para parentes e amigos ou incapacitada para o trabalho por um prazo superior a duas semanas.

Existem duas explicações possíveis para uma reação doentia de luto. A primeira tem a ver com o próprio perfil psicológico da pessoa, sua maior ou menor tendência a deprimir-se, e a perda, nesse caso, seria apenas o desencadeante de um quadro que, mais dia, menos dia, iria desabrochar por si mesmo ou a pretexto de outra perda qualquer. A segunda, de aceitação talvez mais difícil para a maioria das pessoas, tem a ver com o sentimento de culpa que se alimente com relação a quem morreu. Este, advindo da sensação consciente ou inconsciente de não ter amado o falecido, de não ter feito por ele, enquanto vivo, tudo o que mereceria, de ter sido injusto, mau ou tê-lo ofendido, é o pano de fundo do luto anormal ou patológico, podendo ser causa até de doenças orgânicas.

É bem conhecido e tem sido descrito à exaustão o papel do luto como desencadeador de um sem-número de doenças e até de mortes. Quantas vezes não ouvimos referências a alguém que adoeceu ou morreu "de tristeza", após a perda de um ente querido? Está provado que, durante o segundo ou terceiro ano da morte de alguém, registra-se entre os seus uma taxa de mortalidade algo mais elevada do que seria de se esperar. Isso é mais verdadeiro para quem perde um cônjuge do que para quem perde outro familiar. Cerca de um em cada cinco viúvos de ambos os sexos morre no primeiro ano após a morte do cônjuge.[2] Dado interessante a merecer estudos é a constatação de que essa mortalidade parece ser maior entre os homens que entre as mulheres.[21]

O que foi dito aqui com relação ao luto vale, em linhas gerais, para outras perdas. Assim, no caso das separações amorosas ou conjugais, por exemplo, também há limites de intensidade e duração para a aceitação da "normalidade" da depressão. O mesmo se pode dizer da perda de emprego, status ou reputação social. No primeiro caso, enquanto o indivíduo estiver desempregado, é óbvio que, até por razões de ordem prática ligadas à sobrevivência, tenderá a ficar deprimido. No segundo caso, a intensidade da depressão terá muito a

*Quem ama não adoece*

ver com a importância que o reconhecimento externo tem para a pessoa que sofreu a perda. Em qualquer caso, o "normal" é que, tal como no luto, após algum tempo "se dê a volta por cima" e se retorne ao ritmo habitual de vida.

## O COMPONENTE INDIVIDUAL E CULTURAL DA DEPRESSÃO

Os quadros de depressão instalam-se sempre, acreditam os psiquiatras, em consequência de uma sensação de perda. Estão aparentemente ligados, pois, como vimos acima, a perdas materiais ou afetivas. Neste último caso, não é obrigatório que efetivamente se "perca" alguém por morte ou separação. A sensação pode advir de um sentimento de decepção em relação aos outros ou até em relação a si mesmo. Na grande maioria dos casos, talvez na totalidade, os estados depressivos associam-se a um rebaixamento da autoestima, com maior ou menor grau de perda ou abalo da imagem idealizada que se tenha de si mesmo.

Os mais céticos (ou realistas) costumam dizer que a vida é uma sucessão de perdas, e isso valeria para todos nós.[36] O que diferencia, isto é, o que faz com que a maioria de nós não entremos em depressão, é a forma como cada um lida com as perdas e, é óbvio, com a real magnitude delas na vida de cada um. Na percepção de tal magnitude, por conseguinte, entra em jogo um importante componente subjetivo, individual, que, por seu turno, dependerá não apenas da personalidade e do psiquismo do indivíduo, mas também das influências do meio sociocultural em que ele vive (ver Figura 10).

A partir da percepção da perda, ou o indivíduo a assimila e com ela convive, ou entra em depressão. A "escolha" de uma dessas alternativas dependerá tanto dos fatores biológicos de sua constituição como do grau de coesão do ego, e ainda de sua capacidade psíquica/emocional de "elaborar" o sofrimento. O fator constitucional (biológico), de origem genética, parece predominar nas chamadas depressões bipolares, como é o caso da psicose maníaco-depressiva, na qual o indivíduo alterna períodos de grande euforia (mania) com profunda tristeza. Nas outras formas de depressão (dentre as que aqui mais nos interes-

*Depressão*

sam), parecem predominar os fatores ligados à personalidade e ao psiquismo e à interação destes com o meio em que a pessoa vive.

Como já salientamos anteriormente, todos temos "um ponto de rotura", até onde somos capazes de suportar o sofrimento e/ou a frustração, sem que algo de mais grave nos aconteça. Esse limite parece ter muito a ver com a coesão interior. Um ego frágil, evidentemente, rompe-se com maior facilidade. Além disso, também intimamente ligada ao psiquismo do indivíduo está a referida capacidade de "elaborar" o sofrimento. Em verdade, o sofrimento, se bem trabalhado, enriquece a pessoa. Por essa razão, em ocorrendo a perda, não há por que negá-la ou negar o sofrimento que provoca, ou fugir desse sofrimento. A dor tem de ser "sentida" e esgotada, além de assumida, pois só assim será vencida e amadurecerá a pessoa. Não é, pois, aconselhável a tendência que quase todos temos de evitar falar de um falecido a alguém que esteja de luto por ele, ou evitar circunstâncias que lembrem essa pessoa. O mesmo vale no caso das desilusões amorosas: longe de desviar-se o assunto, ele deve ser objeto de conversas e de vivências, até que se esgote por inteiro. Uma observação interessante e passível de polêmica: o deprimido fica como que "anestesiado" afetivamente e, de certa forma, imune a sofrimentos adicionais. Sendo assim, diz-nos Rouillon,[37] quando alguém está deprimido, é a ocasião mais propícia para lhe dar más notícias, ao contrário do que habitualmente se pensa e faz.

A partir do momento em que se instala a depressão, sua maior ou menor duração e até sua gravidade e consequências nocivas para a pessoa dependerão também dos mesmos três fatores citados: o biológico, a coesão do eu e a capacidade de elaboração. A depressão não resolvida (Figura 10) pode resultar em doença orgânica, em suicídio, ou persistir, implicando graus variáveis de incapacitação do indivíduo, mas acarretando sempre um comprometimento de sua alegria de viver.

## Quem ama não adoece

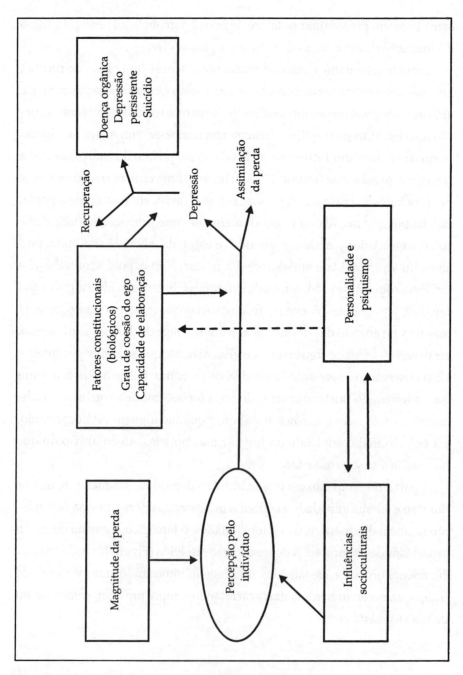

**Figura 10:** *Representação esquemática dos fatores que determinam a depressão e suas consequências.*

*Depressão*

## OS SINTOMAS DA DEPRESSÃO

A conceituação a um só tempo mais sintética e abrangente da depressão levaria a defini-la como a incapacidade de sentir prazer, associada à absoluta falta de vontade de viver. É justamente essa "falta de vontade de viver" — que não significa necessariamente desejo de morrer — que ajuda a distinguir a verdadeira depressão da "fossa", do "baixo-astral", da "deprê" e da melancolia que vez por outra, com ou sem motivo consciente, assaltam a todos nós.

Didaticamente, os sintomas da depressão podem assim se agrupar: as alterações do humor, a lentificação das ações/reações psíquicas e de movimentação e os sintomas físicos propriamente ditos.

No primeiro grupo, do humor, sobressai, como já salientado, a tristeza, com profundos sentimentos de desvalorização de si mesmo, acompanhados ou não de sentimentos de culpa. O suicídio é um risco, como veremos, e deve ser a principal preocupação de quem cerca ou trata o paciente.

O segundo grupo, o da lentificação psicomotora, caracteriza-se, como a própria denominação informa, por um amortecimento generalizado nas atitudes, na capacidade de raciocínio, nas reações emocionais, no andar, na gesticulação etc.

Do ponto de vista psíquico, o deprimido caracteriza-se por enorme dificuldade de raciocínio e concentração (Quadro 6). São pessoas que, embora anteriormente habituadas à leitura, passam de repente a não conseguir mais compreender e fixar o que leem; são forçadas a ler até três vezes ou mais cada parágrafo, antes de conseguir captar a mensagem.

| **Quadro 6** |
| Principais sintomas psíquicos da depressão* |
| --- |
| Distúrbios do humor<br>• sentimento de infelicidade e tristeza<br>• desesperança, impotência |

*Quem ama não adoece*

Distúrbios do pensamento
- pessimismo, falta de entusiasmo
- ideias de culpa
- difamação de si mesmo
- perda de interesse e motivação
- baixa da eficácia intelectual e da capacidade de concentração e entendimento

Distúrbios do comportamento
- aspecto negligenciado
- lentidão nos gestos e movimentos
- agitação
- mímica exprimindo tristeza
- aspecto fixo na face
- irritabilidade facial

Ansiedade

Comportamento suicida (ideias e tentativas)

*Adaptado de Haynal e Pasini (ref. 2).

Outro aspecto importante, ainda no campo da lentificação psíquica, é a já citada inibição afetiva. O indivíduo sente-se incapacitado para o intercâmbio afetivo/emocional com as outras pessoas, sendo comuns comentários do tipo "tenho a impressão de não gostar de ninguém". Instala-se uma certa indiferença para com os outros e com o mundo e em relação ao futuro, como se igualmente estivesse perdida sua capacidade de fazer projetos e acalentar sonhos.

Segundo Rouillon,[37] são justamente esses aspectos de lentificação psicoafetiva que mais distinguiriam a depressão-doença da tristeza normal. Além disso, há também o terceiro grupo de sintomas, constituído pelas alterações físicas ou somáticas. No Quadro 7 relacionamos os principais distúrbios orgânicos referidos pelos pacientes deprimidos. Três, no entanto, são os mais significativos: distúrbios do sono, falta de apetite e mau funcionamento do intestino, particularmente a constipação intestinal.

*Depressão*

| Quadro 7 |
|---|
| Principais sintomas orgânicos da depressão* |
| • Insônia |
| • Dor de cabeça |
| • Perda de apetite |
| • Constipação intestinal ou diarreia |
| • Náuseas |
| • Sensação de opressão no peito |
| • Sensação de "bolo" na garganta |
| • Dificuldade de respirar; sensação de falta de ar |
| • Dor no peito |
| • Sensação de "falhas" no coração |
| • Dores nas costas |
| • Perda/redução do apetite sexual |

*Adaptado de Haynal e Pasini (ref. 2).

O sono é, talvez, o mais precoce e intensamente atingido, a tal ponto que se deve colocar em dúvida o diagnóstico de depressão se a pessoa estiver dormindo bem. A insônia do deprimido é, na maioria das vezes, terminal, isto é, a pessoa acorda bem antes do horário habitual de despertar e não consegue dormir mais. Pode, porém, ser do tipo mais clássico: dificuldade de conciliar o sono ao deitar. Os distúrbios do sono geram, por si sós, muita ansiedade, isto é, a pessoa já vai se deitar preocupada com a perspectiva de não conseguir dormir, ou não fazê-lo a noite toda, o que, por si só, já dificulta o sono. Ao despertar, sente-se cansada, exatamente com a sensação de não ter dormido bem.

Além do sono, também o apetite fica perturbado. Na maioria das vezes o que há é inapetência, isto é, a pessoa não tem vontade de comer. Mais raramente, no entanto, pode haver um apetite exagerado, uma verdadeira compulsão para comer, caracterizando o que os médicos chamam de bulimia. Existe, por fim, a questão do funcionamento do intestino. Embora possa haver diarreia, o mais comum, de longe, é que haja constipação intestinal. Aliás, impressiona-me a raridade com que me deparo com alguém cujo intestino

*Quem ama não adoece*

"funcione" regularmente, todos os dias, sem dificuldade ou ajuda de laxantes. É possível que, na gênese do distúrbio, se encontrem erros alimentares e mesmo "falta de tempo" para frequentar a privada com regularidade; mas, não tenho dúvidas, a principal razão reside nos distúrbios psíquicos, a ansiedade e a depressão entre eles.

A respeito dos três aspectos discutidos, costumo dizer que dificilmente alguém que apresente, sem o auxílio de remédios, sono, apetite e trânsito intestinal normais, estará padecendo de alguma doença ou sofrimento. Será certamente alguém feliz e saudável.

## A DEPRESSÃO "MASCARADA". A FADIGA

Embora, na maioria das vezes, a pessoa deprimida preencha o perfil que traçamos acima, há casos em que a depressão é mascarada, isto é, apresenta-se sob a forma de um sintoma físico qualquer, sem que a pessoa pareça ou se reconheça triste e deprimida. Estima-se que cerca de 50% dos pacientes deprimidos apresentem predominantemente queixas orgânicas,[38] as quais podem incluir quadros de distúrbios gastrointestinais, dores generalizadas, tonturas e vertigens, dores de cabeça, sintomas ligados ao coração e até queixas ginecológicas e de incontinência urinária.

Tal forma "mascarada" de exteriorizar-se a depressão parece mais frequente entre os homens e em determinados meios sociais ou culturais, em que os sintomas físicos são mais valorizados que a exteriorização clara da tristeza. Esta, aliás, parece ser a explicação mais plausível para a grande desproporção entre homens e mulheres deprimidos: a doença é de duas a quatro vezes mais frequente entre as mulheres que entre os homens. Não está ainda claramente explicada a razão da diferença, porém, mais que a improvável maior suscetibilidade da mulher à depressão, parece que, por razões possivelmente psicossociais, ela se sente mais livre para exprimir como tristeza seu sofrimento psicológico. No homem, o mesmo sofrimento se exteriorizaria por alcoolismo, toxicomania e condutas antissociais e violentas.

*Depressão*

Outra maneira, razoavelmente frequente, de depressão mascarada é a fadiga. Esta é uma queixa extremámente comum, referida por nada menos de 25 a 75% de todos os pacientes que se consultam em ambulatório geral.[39] O paciente a exprime como uma permanente sensação de cansaço e falta de disposição para quase todo tipo de atividade. Embora a rigor possa ocorrer em sequência a um esforço físico importante, raramente este é o caso. Um esforço físico intenso provoca, na maioria das vezes, uma sensação gostosa de cansaço. A sensação da fadiga, pelo contrário, é desagradável e difusa. Excetuados os casos de doença orgânica claramente identificados (infecção, anemia, desnutrição, câncer etc.), a queixa de fadiga nada mais é do que a resposta a um conflito emocional não resolvido, equivalente a uma forma menor de depressão.[2] O indivíduo se sente como se estivesse desencorajado em relação a si mesmo, impotente diante das dificuldades.

Os psiquiatras definem essa sensação como de desesperança e abandono. Sugerem que em sua gênese, além de uma cumplicidade interna do indivíduo, existe um componente social externo que o pressiona e com ele interage. Dessa forma, a sensação de fadiga se ligaria também às condições de vida, às dificuldades com que o indivíduo deve lidar e frente às quais se sente impotente, a insuficiência de repouso etc. O provável é que, na maior parte dos casos, a queixa de fadiga seja uma manifestação neurótica, sendo via de escape de sentimentos não muito conscientes de agressão e de culpa, cuja intensidade é insuportável para o indivíduo. Raramente, pois, resulta de sobrecarga mental e nunca de sobrecarga física.[2] As causas externas atuariam então apenas como fatores desencadeantes/coadjuvantes.

## CÂNCER E DEPRESSÃO

Apesar da discussão, ainda hoje vigente, quanto a ser ou não o câncer uma doença psicossomática — na verdade, todas as doenças o são, já o dissemos —, a noção das relações da doença com o estado da alma vem de longe. Há mais de cinquenta anos, os médicos já comentavam "a importância do estado

*Quem ama não adoece*

psíquico das pessoas na eclosão das neoplasias (câncer), tornando-as receptivas às transformações malignas".[Apud 7]

Como se sabe, o câncer (ou os "cânceres", já que são vários) nada mais é do que a reprodução, desordenada e anormal, de um dado tipo de célula no organismo. A opinião corrente é a de que, em estados de depressão, o organismo perderia a capacidade de reconhecer e combater as células malignas, as quais se reproduziriam livremente. Além disso, a contração da musculatura lisa (aquela que independe de nossa vontade e ocorre no estômago, nos intestinos e vasos) em situações de estresse contribuiria para a disseminação das células cancerosas.

Seja qual for o mecanismo, o fato concreto é que vários trabalhos científicos de autores diferentes têm estabelecido uma clara relação entre a eclosão do câncer e situações de perda levando à depressão. Schmale e Iker, citados por Melo Filho,[7] estudaram um grupo de quarenta mulheres sem sintomas mas com teste de Papanicolau denotando predisposição para o câncer. Tentaram prever as que desenvolveriam a doença, com base em entrevistas e testes de personalidade. Previram que o câncer de colo de útero iria ocorrer naquelas em que detectaram fortes sentimentos de desesperança ao longo da vida e/ou como reação a perdas recentes e significativas. Acertaram em cerca de 75% dos casos. Há quem sugira haver certa relação entre o câncer de mama e a vivência, pela mulher, de relações conjugais empobrecidas e insatisfatórias.

É curiosa a observação, de vários autores diferentes, de que as pessoas portadoras de câncer são geralmente amáveis e bondosas. São generosas e prestativas de uma forma compulsiva e tendem a priorizar as necessidades dos outros em relação às próprias. Pode parecer, à primeira vista, que a observação colide com a tese que, ao longo deste livro, a começar pelo título, vimos defendendo. Ocorre que tais pessoas, na verdade, não se amam. Ser compulsivamente generosas para os outros é o caminho que veem para receber de volta o mínimo de amor de que desesperadamente necessitam. Não havendo a retribuição esperada, ficam, segundo Siegel, mais vulneráveis à doença.[18]

A ideia corrente é que os cancerosos, como regra geral, têm uma história de vida e um perfil psicológico em que pontificam sentimentos de abandono,

*Depressão*

solidão, culpa e autocondenação. Eles não conseguem conviver bem com as perdas que a vida lhes traz, possivelmente em decorrência de más experiências infantis de privação e desespero. Mais tarde, na vida adulta, diante de situações como perdas e separações de pessoas queridas ou importantes, toda a sensação de desespero infantil seria revivida — porém não de fato vivenciada, com forte tendência a negar e não exprimir o afeto.[Apud 7] O doente de câncer seria assim alguém que vivencia um "desespero contido", escondido dos outros e voltado para si mesmo. Ou, como diz Siegel, "resignado e cortês por fora mas todo raiva e frustração por dentro".

Como vê, caro leitor, voltamos, também no caso do câncer, a encontrar a mesma base das outras doenças que vimos discutindo: infância difícil, sofrida e sem amor; carência interior de amor e afeto; incapacidade de transmitir emoções; e corolário disso tudo: incapacidade de amar os outros de forma incondicional e, por conseguinte, verdadeira.

Além do papel importante que possivelmente desempenha na gênese da doença, o perfil psicológico do paciente é relevante também quando consideramos a evolução do mal. Mesmo os que negam a importância do psiquismo no desencadear do câncer concordam que sua evolução, uma vez presente, seja influenciada de forma significativa pela personalidade do doente, sua maior ou menor resistência psíquica e ainda por sua maior ou menor disposição de lutar pela vida. Aqueles que renunciam e se entregam evoluem mal e morrem logo. Os que mantêm acesa a esperança e crença na vida; os que genuinamente querem viver; os que têm atitudes positivas, força de vontade e objetivos na vida e assumem o compromisso de lutar por eles; os que não se limitam apenas a aceitar passivamente o que dizem os médicos... estes evoluem melhor, vivem mais e podem até curar-se. Além disso, mesmo que venham a morrer, o período entre o conhecimento da doença e a morte será, provavelmente, não só maior, como também melhor, em termos de bem-estar e qualidade de vida.

Não há, pois, como descurar do poder da mente, da capacidade de mobilização das forças inferiores que todos nós possuímos, embora nem sempre a utilizemos.

*Quem ama não adoece*

## DEPRESSÃO E SUICÍDIO

O suicídio é, como já disse, um dos principais riscos da depressão. Estatísticas de autores diferentes estimam que ela seja a causa em cerca de 75% dos casos de suicídio. Este, tal como a própria depressão, é um ato característico, senão exclusivamente, humano: não creio que em nenhuma outra espécie o suicídio seja praticado, ao menos de forma isolada, individual. Diz-se que em algumas espécies haveria, em determinadas épocas do ano, levas de suicídios coletivos. Mesmo que a observação seja procedente, ponho em dúvida o intuito deliberado e consciente de autodestruição.

A taxa de suicídios vem crescendo de modo alarmante no mundo ocidental, particularmente nas nações mais ricas. Na França, o suicídio é a principal causa de morte entre as pessoas com mais de 35 anos.[37]

Além da depressão, outros fatores listados no Quadro 8 são considerados como predisposição à ocorrência do suicídio, destacando-se o alcoolismo e a toxicomania. Somente o alcoolismo, isoladamente, já aumenta em setenta vezes o risco de suicídio.[40] Mas há, ao que tudo indica, um fator que, interagindo com estes citados como predisponentes, desempenha importância capital: o isolamento social e familiar. Vários estudos mostraram que a ocorrência do suicídio depende muito do grau de integração da pessoa em seu meio social e das influências e controles que dele recebem. Aqueles socialmente isolados, inclusive no próprio ambiente familiar, são mais propensos ao suicídio, o que explica a razão pela qual tanto os idosos (maiores de 65 anos) quanto os divorciados(as) e viúvos(as) integrem o grupo de maior risco. Curioso, mais uma vez, é que este, entre os viúvos, é maior que entre as viúvas, para a mesma faixa de idade.

| Quadro 8 | |
|---|---|
| Fatores associados (predisponentes) ao suicídio* | |
| Depressão | 72% |
| Alcoolismo | 13% |
| Esquizofrenia e outros distúrbios psiquiátricos | 8% |
| Nenhuma doença mental detectada | 7% |

*Segundo a referência 21.

*Depressão*

Outros fatores que contribuem para o incremento no risco de suicídio são a classe social e a profissão. Observa-se maior prevalência entre os que se situam em posição mais próxima ao topo da pirâmide social, particularmente os mais diferenciados intelectualmente: profissionais liberais, executivos, empresários etc. Dentro desse grupo, a prevalência maior se dá entre médicos, dentistas e, surpreendentemente, estudantes universitários.[21] Pesquisadores da Faculdade de Medicina da Universidade de São Paulo (Millan e cols.) verificaram que a taxa de suicídio entre os estudantes de medicina daquela faculdade foi quatro vezes superior à taxa da população geral, no período compreendido entre 1965 e 1985. Um trabalho semelhante entre acadêmicos de medicina americanos e canadenses obteve resultados parecidos.

Para mim, é espantoso e inexplicável tão elevado percentual de suicídio entre pessoas com todo um futuro pela frente. Nessa faixa etária, por maior que sejam a angústia, a insegurança e o medo embutidos no desafio e na indefinição do futuro, eu esperaria uma maior ligação com a vida e a existência de motivações fortes para continuar a luta. Justamente o contrário do que ocorre com os maiores de 65 anos, outro grupo populacional de alto risco. Neste, tanto a aposentadoria (muitas vezes abusivamente compulsória) quanto a redução dos contatos sociais e dos rendimentos significam perda de status aos olhos da comunidade e do próprio indivíduo, afetando os seus propósitos existenciais e aumentando sentimentos de inutilidade e depressão.

Em resumo, o suicídio decorre da interação de fatores diversos, que se podem assim agrupar:
- predisposição psicológica;
- predisposição social;
- crises pessoais e acontecimentos capazes de gerar estresse e depressão.

Antes de dar o assunto por encerrado, dois tópicos ainda merecem abordagem: as tentativas de suicídio e a avaliação do risco de suicídio. As tentativas de suicídio são, na verdade, um apelo dramático de ajuda por parte de quem, com ou sem razões objetivas, se encontra desesperado e sofrendo muito. Sendo assim, é com muita tristeza e até com desencanto que tenho testemunhado, ao longo dos anos, a mistura de desprezo e irritação que médicos e integrantes

*Quem ama não adoece*

da equipe de saúde em geral nutrem pelo suicida frustrado. Se, por um lado, é compreensível que, na azáfama de pronto-socorro, lutando para salvar vidas e aliviar dores, os médicos e auxiliares se irritem em destinar tempo e material a quem voluntariamente tentou se matar, por outro, não há como esquecer que se trata de pessoas que estão sofrendo, e sofrendo muito. Um comportamento similar, aliás, se observa entre as multidões que acompanham alguém que ameaça se jogar do alto de um prédio e não consegue. O que, segundo os jornais, se ouve da multidão são gritos de "pula, pula" e vaias quando, por desistência ou influência de terceiros, o indivíduo não pula. Resta a questão da avaliação do risco de suicídio. A esse respeito, é perigosa a crença de que os que ameaçam ou falam em suicídio de fato não o praticam. Apurou-se que entre 70 e 80% dos que efetivamente se suicidaram comunicaram o intento a alguém — e foram ignorados.[21] As tentativas sérias e deliberadas de suicídio estão correlacionadas a homens de idade mais avançada, enquanto os gestos suicidas inconsequentes associam-se mais a mulheres jovens. O Quadro 9 relaciona os indicadores possíveis de risco elevado de suicídio e o Quadro 10 reproduz um questionário de avaliação do potencial (motivação) suicida de alguém. Outro fator a aumentar o risco — e não relacionado em nenhum dos quadros citados — está em manter arma de fogo em casa, o que aumentaria em cinco vezes a chance de alguém, na população em geral, cometer suicídio. Entre adolescentes e menores de 24 anos, o risco seria dez vezes maior.[41]

---

### Quadro 9
#### Indicadores de risco elevado de consumação do suicídio após tentativa frustrada*

- Tentativa premeditada e ativamente preparada
- Precauções para evitar intervenções de terceiros que frustrem a consumação do ato
- Comunicação prévia do instinto suicida
- Tentativa utilizando métodos violentos ou drogas potencialmente letais
- Desapontamento pessoal genuíno após a frustração da tentativa
- Não tentar obter ajuda após tentativa

---

*Adaptado da referência 40.

*Depressão*

---

### Quadro 10
#### Questionário de avaliação da motivação suicida*

Você espera que as coisas voltem a ficar bem?

Você obtém satisfação na vida?

Você é capaz de encarar o dia a dia?

Você vê um objetivo nisso tudo?

Você se desespera sempre com as coisas?

Você sente dificuldade de encarar o dia seguinte?

Você sente a vida como um peso?

Você desejaria sua própria morte?

Você tem pensado no fim de sua vida?

Caso afirmativa a questão anterior, quão frequentemente você pensa nisso?

Você tem pensado especificamente em uma forma de suicídio?

Caso afirmativo, já atuou em função dessa ideia?

Se fosse o caso, como provavelmente, você se mataria?

Você pede ajuda quando se vê em um momento crítico?

---

*Reproduzido da referência 40.

## TÉDIO E FELICIDADE

O tédio, componente mais suave e mascarado de algumas formas de depressão, tal como esta tem sido considerada — por exemplo, pelo psicanalista Renato Mezan —, é a principal fonte de sofrimento psíquico neste final de século. E assim o é porque, superadas as dificuldades básicas ligadas à sobrevivência (ao menos nas classes médias e superiores) e tendo alcançado um nível de avanço tecnológico gerador de conforto e facilidade, a humanidade encontrou uma nova fonte de sofrimento: a obrigação de ser feliz.

O direito à busca da felicidade é, segundo a bicentenária Constituição norte-americana, um direito inalienável do ser humano. Mas obtê-la, seja lá o que chamemos de felicidade, não pode transformar-se em um dever. Pouco mais de cem anos após a promulgação da carta americana, Freud proclamou: não

*Quem ama não adoece*

fomos feitos para ser felizes. À mesma conclusão chegou o "bom e velho Flavius Arruda", comentando o caso de um belga chamado Fréderic, sobre o qual ouviu falar no Havaí (relatado por Paulo Lima, então editor da revista *Trip* e publicado no jornal *Folha da Tarde*, de São Paulo). O cidadão viajou por lugares de fazer inveja: Índia, Nepal, Tailândia, Cingapura, Austrália, Nova Zelândia, Ilhas Fiji, Estados Unidos, México e, por fim, o Havaí — lugares que a maioria de nós sonha conhecer. Mais ainda: Fréderic visitou todos eles com o objetivo de escrever um roteiro para viajantes. Olhando de fora, imaginaríamos uma vida interessante, plena de felicidade. Qual o melhor lugar de todos estes, perguntou-lhe alguém. A resposta: "É tudo nojento. Na verdade, nada vale muito a pena." Surpresa geral, estupefação, incredulidade. O já citado Flávio Arruda matou a charada: "Meu irmão, você ainda não percebeu? A gente não foi feito para estar satisfeito. O cara que está no escritório, matando-se de trabalhar, gostaria de estar viajando, como nós ou como o belga. Quem, como Fréderic e nós, vive viajando volta e meia gostaria de levar a vida do cara do escritório. Quem está casado inveja a vida de solteiro. Quem é solteiro no fundo quer casar."

Esta história pode não ser real mas não espanta se o for, tão bem espelha o que de fato ocorre nos dias que vivemos. É difícil, muito difícil, deparar com alguém que se proclame satisfeito com a vida que leva. E assim é, creio, nem tanto pelas dificuldades e tensões da chamada "vida moderna" ou por nossa inaptidão (ou incapacidade?) para a felicidade. Assim é, entre outras razões, pela mentalidade hoje reinante de que a vida pode, e sobretudo deve, ser vivida como um permanente e renovado estado de prazer e bem-estar. A mídia e a cultura consumista e hedonista da nossa época têm nos vendido a ilusão de que "os outros", os bem-sucedidos, os que "chegaram lá", têm uma vida boa, uma sequência ininterrupta de prazeres.[17] As coisas, porem, nós o sabemos, não são assim. O ser humano foi feito igualmente para a alegria e para a tristeza, e alguém que, vez por outra, não fique triste, com ou sem motivo concreto, estará por certo quase tão doente e desligado da realidade quanto aquele que nunca, ou quase nunca, consegue estar feliz.

Não se pode entender a felicidade, portanto, como uma vida sem sofrimento e tristeza, mas sim como uma predisposição às sensações de bem-estar, não devendo ser confundida com momentos de êxtase ou com o que podería-

*Depressão*

mos chamar "estados" de felicidade. Tais momentos, prazerosos que sejam, são, por essência, transitórios e fugazes. Esgotam-se em si mesmos.

O mais importante, e o que caracteriza a pessoa feliz, é a existência, em sua personalidade e sua maneira de ser, de um *traço de felicidade*, este é algo mais estável e relaciona-se àquela predisposição à qual me referi há pouco. Pessoas assim conseguem manter acesos o otimismo e a esperança, mesmo nas fases em que a vida não é agradável. Ser otimista, convém lembrar, não é alimentar a certeza ou a esperança de que tudo acabará bem, mas a sensação genuína de que a vida vale a pena, apesar das dificuldades.

O tédio em nossa época é, como já disse, em grande parte o resultado da "tirania da felicidade" e da ilusão que nos vendem a sociedade de consumo e a mídia. Cria-se em todos uma expectativa nunca alcançada: felicidade é a dos outros, não a nossa. Mas é também consequência da incapacidade da maioria das pessoas de gerar felicidade interior. Um dos maiores desafios do homem ocidental moderno é "conseguir tornar interessante o seu cotidiano", diz o cardiologista pernambucano Wilson Oliveira Jr. Vencer esse desafio — colorir o cotidiano — não parece ter nada a ver com a qualidade intrínseca desse cotidiano das pequenas e simples coisas e fatos do dia a dia.

Como nos lembra Dyer,[42] "nada no mundo torna a felicidade mais inatingível que o esforço para tentar encontrá-la. O historiador e filósofo Will Durant descreveu como procurou a felicidade no saber e encontrou apenas desilusão. Então, a procurou nas viagens e encontrou enfado; na riqueza, e encontrou discórdia e preocupação. Procurou felicidade em seus escritos e apenas ficou fatigado. Um dia, viu uma mulher esperando num automóvel pequenino, tendo nos braços uma criança que dormia. Um homem desceu do trem, foi até ela, beijou-a com gentileza e depois beijou o bebê, muito suavemente, com medo de acordá-lo. A família afastou-se, deixando Durant com uma estupenda compreensão da verdadeira natureza da felicidade. Descobriu que cada função normal da vida contém alguma dose de delícia."

As pessoas felizes não vivem a buscar a felicidade. Simplesmente vivem a vida e a "curtem" por inteiro. Conseguem extrair da vida prazeres e recompensas que somente elas conseguem ver e sentir. Gostam de viver, menos pela vida que levam, e mais porque se aceitam e gostam de si mesmas.

# 10. A DOR DO CORPO COMO EXPRESSÃO DA DOR DO ESPÍRITO

*A dor é sempre uma dor, seja ela física ou moral.*
ZACARIAS B. A. RAMADAN

A capacidade de sentir dor quando submetido a algum estímulo que ameaça a integridade do organismo é essencial para a sobrevivência de todos os animais superiores, nós, humanos, entre eles. Assim, se encostamos a mão em uma chapa quente, por exemplo, é a dor que nos faz retirá-la rapidamente e impedir que sofra dano. Sem dor, portanto, não haveria vida, por mais sedutora que seja a hipótese de uma vida sem dor.

Esse tipo de dor, como reflexo a um estímulo físico externo, nocivo e concreto, é universal e certamente independe do estado psíquico da pessoa, embora este possa intensificar sua percepção e sua exteriorização. Já a dor proveniente do interior do organismo comporta um grau importante de sensibilidade individual, de sorte que uns a suportarão menos que outros. A existência de tal componente individual no limiar da dor parece relacionar-se, no organismo, ao nível de substâncias chamadas de endorfinas, que grosseiramente (como o próprio nome sugere) poderiam ser entendidas como analgésicos liberados no interior do organismo.

O nível dessas substâncias, a seu turno, parece guardar nítida relação com o estado psíquico e emocional da pessoa. Dessa maneira, nos indivíduos deprimidos, a "taxa" de endorfinas do organismo seria baixa e a pessoa sentiria

*Quem ama não adoece*

a dor com mais intensidade. Por outro lado, naquele que está alegre e de bem com a vida, a mesma dor "doeria" menos.

Outro aspecto importante diz respeito às exteriorizações do sentimento doloroso, que parecem guardar nítida relação com a história de vida do indivíduo, em que a manifestação da dor foi, ao longo do tempo, o meio através do qual obteve carinho, estímulo e atenção. Essas exteriorizações, que Fordyce chama "operantes da dor",[Apud 43] são os meios de que a pessoa lança mão para demonstrar, aos que a cercam, que está sentindo dor. Consistem em gemidos, gritos, solicitações de assistência e/ou remédios, posturas como andar com o corpo dobrado, colocar as mãos nas costas ou na cabeça etc. Com relação aos gemidos, tenho observado, ao longo de todos estes anos em que exerço a medicina, que dificilmente um paciente gemerá se estiver sozinho. Ou seja, independentemente da natureza da dor, o gemido somente terá sentido (para quem geme) se houver outra pessoa para ouvi-lo.

Existem pessoas, e todos que trabalham na área da saúde podem observar isso, que, de tanto usar a dor ao longo da existência para obter atenção e ser objeto de cuidados, desenvolvem, voluntária ou involuntariamente, um comportamento reflexo em relação à dor. Desse modo, "cultivam" a própria dor pela vida e, com o passar do tempo, ela se torna desproporcional, ou até independente, da existência de algum estímulo orgânico real. Com o comportamento doloroso, essas pessoas estarão tentando obter, por via dos mencionados operantes da dor, "os estímulos ou reforços positivos que já obtiveram anteriormente".

## O SIGNIFICADO SIMBÓLICO DA DOR

A dor é um sintoma e, como todos os sintomas ou mais ainda que os outros, encerra um importante componente simbólico que transcende uma mera relação de causa e efeito entre estímulo e resposta. Claro que não estamos falando aqui da dor reflexa a um estímulo externo, concreto e óbvio, como uma pancada, ferimento ou queimadura, e sim da dor que vem "de dentro".

### A dor do corpo como expressão da dor do espírito

Como todo sintoma orgânico, a dor é também uma forma de expressar sofrimento, pedir ajuda e atenuar a angústia interior. Pode-se entendê-la como uma forma falha, fracassada ou imprópria de contornar o conflito interior que, consciente ou inconscientemente, angustia a pessoa. Tal como salientado antes, também pode ser o meio de manifestar através do corpo os afetos e sofrimentos não expressos verbal e claramente.

Nesse sentido, de bloqueio da expressão afetiva, a repressão da agressividade desempenha um papel importante. Seria como se, carregada de agressividade contida, a pessoa não agredisse aos outros, mas a si mesma. A natureza do conflito, a forma de lidar com ele e os aspectos socioculturais envolvidos determinariam o simbolismo da manifestação dolorosa. Bergel[44] relata um ilustrativo caso, que se pode assim resumir:

Uma senhora de 70 anos é encaminhada a cuidados médicos devido a uma dor anal que já perdura há sete anos. Durante esse tempo, foi atendida por excelentes médicos, submetendo-se a inúmeros exames nas mais diferentes especialidades, sem haver obtido melhora. Além da dor/contração anal, queixava-se de espasmos nos olhos que a impediam de enxergar e de dor na mão direita. Referia também um descontentamento e mágoa dos médicos e auxiliares que a trataram ao longo desses sete anos. Eles seriam desatenciosos e brutos.

A paciente adentrava o consultório gemente, de olhos fechados, amparada pelo marido. Solicitada a saída do marido da sala, ato contínuo ela se punha a falar da perfeição de seu esposo, homem exemplar. Enquanto falava, ia abrindo progressivamente os olhos, entretendo-se na conversa com o médico. Conseguia acomodar-se melhor, pois antes estava semi-impedida de sentar-se, devido à dor anal, a qual ia se ausentando da conversa. Contou que seu marido, doutor Fulano, *sempre se dedicou de modo absoluto ao trabalho* (grifo nosso) e há cerca de vinte anos se tornou fazendeiro por obra de herança. Eram maravilhosamente felizes até então. A paciente não desejava mudar-se para a fazenda; *mas não era mulher de queixar-se ou dizer não* (grifo nosso). Acompanhou-o, pois, por todos esses anos. Há sete anos adoeceu. Então, sim, em razão da necessidade de cuidados médicos especializados, voltou finalmente a residir em São Paulo.

*Quem ama não adoece*

Com relação à doença, disse que tudo começou com dor no dedo anular direito, daí passou para o olho direito e em seguida para o ânus. Tudo aconteceu no mesmo mês há sete anos: separação do filho, cegueira do genro, perda financeira importante, com queda acentuada do padrão de vida. Contou haver sofrido assalto, perdendo todas as suas joias de família. Foi nessa época que lhe surgiu a contração dolorosa do ânus e a impossibilidade de enxergar. Referiu que, desde que se iniciou a doença, não tolerava aproximação sexual devido à dor. Lamentava, pois a vida sexual do casal era antes plenamente normal.

A análise dessa história, ainda com base no doutor Bergel, nos permite descobrir aspectos simbólicos importantes. Percebe-se a agressividade contida: a esposa digna, que nada nega, que nada reclama da excessiva dedicação do marido ao trabalho, que não pode assumir seus impulsos agressivos, impõe simbolicamente, com a dor, uma pena à mão direita. Percebe-se também uma história de perdas graves, "verdadeira hemorragia", gerando a necessidade de deter, controlar, reter: contração anal dolorosa. Observam-se dores e angústias existenciais reprimidas. Não as suportando, surgem as dores dirigidas ao corpo.

Existem pessoas, e creio que todos nós conhecemos pelo menos uma, que dão a nítida impressão de que, sem dor, não conseguiriam viver. A dor parece fazer parte de sua vida de tal forma "que sempre dói alguma coisa e, quando não há dor, inquietas, essas pessoas tentam encontrá-la em alguma parte do corpo".[45] São os chamados pacientes propensos à dor, os *pain prone patients* dos autores de língua inglesa.

A propensão à dor desses indivíduos parece a forma que encontram para assegurar o equilíbrio psíquico. São pessoas que, do ponto de vista psicodinâmico, renovam, vida afora, o ciclo de agressão (geralmente reprimida) — culpa — depressão — reparação da culpa por intermédio do sofrimento, castigando o próprio corpo.

O surgimento da dor nesses pacientes costuma ocorrer quando vivenciam conflitos de ordem sexual ou de relacionamento pessoal, situações carregadas de agressividade nem sempre exteriorizada. Surgem também por ocasiões

# A dor do corpo como expressão da dor do espírito

de perda, seja de alguém querido ou de uma situação que a pessoa valoriza (status, emprego etc.). São dores plenas de simbolismo, e o interrogatório médico em geral revela uma sofrida história de vida, com fortes tendências masoquistas e sentimentos de culpa a exigir punição. Além disso, há ainda a satisfação que o próprio indivíduo obtém para si mesmo com a auréola de mártir de que se reveste.

## AS DORES DE CABEÇA. A ENXAQUECA

A dor de cabeça que os médicos chamam de cefaleia é provavelmente o mais frequente e cosmopolita de todos os sintomas humanos, estimando-se que 78% das pessoas em todo o mundo sofrem, ou já sofreram, de dor de cabeça. Uma pesquisa do Instituto Datafolha (jornal *Folha de S. Paulo*, 14/01/92, p. 4) apontou-a como a queixa de saúde prevalecente entre os paulistanos, referida por 71% dos consultados. Embora existam inúmeras razões de ordem puramente física para a sua ocorrência, são as razões de ordem emocional, psicológica e/ou afetiva que, a meu ver, predominam. A própria sabedoria popular, ao denominar "dor de cabeça" o aparecimento de problemas de qualquer natureza, já reconhece o estreito vínculo entre os aborrecimentos e as dores de cabeça. Um dado importante a reforçar essa noção é o fato de que, tão frequentes em adultos, as cefaleias são muito raras em crianças, nas quais, a seu turno, abundam as "dores de barriga" — que seriam para alguns o equivalente infantil da enxaqueca adulta.

Excluídas as causas orgânicas, tais como infecções dentárias, nasais e auditivas, distúrbios visuais, tumores e aneurismas cerebrais, as dores de cabeça ligadas aos males do espírito podem se dividir, de forma simplificada, em dois grandes grupos: as cefaleias tensionais e as vasculares, ou enxaqueca.

A cefaleia tensional, como o próprio nome diz, resulta da tensão a que a pessoa se vê submetida em face dos problemas do dia a dia e nas relações insatisfatórias que mantém consigo mesma e com os outros. Seria, na verdade, mais uma faceta das situações de estresse, que, como já vimos, criam no organismo toda uma preparação para o enfrentamento de algo percebido como

*Quem ama não adoece*

perigoso e ameaçador. Como lembra Spalescu,[46] o ser humano, ao se defrontar com um perigo real ou imaginário, ou com outro indivíduo que lhe parece ameaçador, quer do ponto de vista econômico, quer do social, intelectual ou afetivo, contrai toda a musculatura mas principalmente a do pescoço e da face.

Um fenômeno semelhante acontece com os animais; a diferença é que, ao contrário deles, não sabemos relaxar. Como, na maioria das vezes, o que vemos como perigo é, na verdade, representado e sentido no subconsciente, não acreditamos que tenha passado e continuamos contraídos. E o resultado possível consiste, entre outras coisas, em dores de cabeça e na nuca. Além disso, os estados crônicos de tensão ou estresse contribuem decisivamente para aumentar a pressão arterial. E a "pressão alta" é, por si só, causa de cefaleia.

Todos nós convivemos forçosamente com algum grau de tensão física e emocional em nosso cotidiano. Somente os que se desligaram da realidade — os psicóticos — estarão livres dela e, como consequência, também das dores de cabeça e das doenças orgânicas em geral. Da mesma forma, os espíritos mais simples, acrescenta Spalescu, aqueles que não são capazes de imaginar o ontem e muito menos de preocupar-se com o amanhã, estariam também livres da tensão.

Existem, contudo, pessoas mais propensas a padecer de cefaleias tensionais, que seriam um dos sintomas prediletos dos que vivem em estado de ansiedade crônica e vivenciando continuamente sentimentos agressivos quase nunca explicitados.

As enxaquecas, a seu turno, originam-se, ao que tudo indica, de mecanismos completamente diferentes das cefaleias tensionais. São chamadas, pelos médicos, cefaleias vasculares justamente por guardar uma relação de causa/efeito com o estado das artérias superficiais do crânio e da face; isto é, estas estariam anormalmente contraídas ou dilatadas. Esse estado anormal das artérias é indubitavelmente desencadeado pela liberação, no organismo, de substâncias que agem sobre elas, como é o caso da serotonina. Não por coincidência, é também a serotonina um fator importante no componente bioquímico dos quadros depressivos. Admite-se que a enxaqueca possa ser uma forma mascarada de depressão, de tal sorte que, quando é convenientemente tratada e desaparece, pode ser substituída por um quadro francamente depressivo.[47]

## A dor do corpo como expressão da dor do espírito

Tal como a depressão, a enxaqueca, embora tenha seu componente bioquímico/orgânico, é fundamentalmente uma expressão de sofrimento psíquico e tem sua origem nos recônditos da psique. Sofrem de enxaqueca, em geral, as pessoas compulsivas, perfeccionistas e masoquistas, rígidas, que impõem a si mesmas grande constrangimento e sofrimento para atender a exigências interiores inconscientes. São pessoas que, na expressão feliz de Loisy e Pelage,[47] "sofrem de si mesmas".

O interessante é que, quando questionadas e colocadas diante da hipótese de sofrer interiormente de conflitos crônicos não resolvidos, elas o negam terminantemente. Como regra, relacionam-se mal com as pessoas que lhes são próximas e apresentam grande dificuldade de adaptação às chamadas "passagens" da vida: adolescência, casamento, primeiro filho, menopausa, crise de meia-idade e velhice.[2]

A maior parte dos que sofrem de enxaqueca, particularmente em suas formas mais graves, provém de famílias que atribuem grande valor a normas rígidas de conduta e comportamento, em que a expressão emocional, quer de afeto, quer de agressividade, é reprovada e reprimida. O conflito gerado entre a necessidade afetiva e/ou expansão da agressividade e o medo da reprovação dos familiares desencadeia a crise da dor.[46] A grande frequência com que as filhas (o mal é bem mais frequente nas mulheres) de mulheres que têm enxaqueca sofrem também desse mal é muito mais explicável, a meu ver, pelo modelo familiar que, mesmo, pela hereditariedade. Há quem proponha que os portadores de enxaqueca apresentem traços psicodinâmicos e de personalidade comparáveis aos do alérgico ou asmático: uma relação infantil e de dependência com a mãe. Problemas que remontam, enfim, à primeira infância.

Como já foi destacado, a enxaqueca tem muito a ver com a repressão da expressão de emoções e conflitos não resolvidos, entre eles, também e talvez sobretudo, aqueles ligados à sexualidade. Apesar de sua maior prevalência entre as mulheres, Vaughan[Apud 29] relata o caso de um homem de 51 anos que sofria de dor de cabeça havia oito anos e cuja mãe também padecia do mal. A dor era quase permanente, porém uma vez por mês ele apresentava uma enxaqueca grave, incapacitante, nessas ocasiões acompanhada de náuseas, vertigens, fotofobia (intolerância a luz) e fonofobia (intolerância a ruídos) e

*Quem ama não adoece*

adormecimento do braço direito. Fez uso de todo tipo de remédio, chegando a tomar às vezes seis comprimidos de Cafergot sem sucesso. Tratava-se de um indivíduo perfeccionista, compulsivo, excessivamente preocupado com tudo e vivenciando sérios problemas familiares e sexuais. Sofria, desde os 18 anos, de ejaculação precoce, que se apresentou de forma intermitente durante seus 32 anos de casamento, por vezes intercalada com períodos de franca impotência sexual, particularmente nos períodos de maior tensão nos negócios e na vida econômica. O paciente e a esposa foram submetidos à terapia da ejaculação precoce, pela técnica desenvolvida por Master e Johnson, e, com o sucesso desta, isto é, o desaparecimento da ejaculação precoce, eliminaram-se também as dores de cabeça.

Um outro exemplo do papel dos conflitos interiores na gênese da enxaqueca é citado por Wolff,[Apud 2] que relata que missionários ingleses trabalhando no Extremo Oriente e sofredores de enxaqueca rebelde a viram desaparecer quando, feitos prisioneiros, foram internados em campos de concentração japoneses. Uma explicação plausível é que, expostos a sofrimentos e provações extremas, torturados por terceiros, tenham atendido à sua tendência masoquista e não mais sentiram a necessidade de se punir e torturar.

Duas outras evidências do componente psicogênico das enxaquecas são a alternância psicossomática e a "enxaqueca do fim de semana". Esta última é aquela que ocorre desde a noite da sexta-feira até o amanhecer da segunda e pode ter três explicações: insatisfação no ambiente familiar (a meu ver, a mais provável), excessiva e anormal dependência do trabalho para o equilíbrio psíquico e bem-estar emocional (caso dos *workaholics*) e, ainda, a chamada "descompressão psíquica". Por essa expressão se entenderia a enxaqueca provocada pelo alívio das tensões ligadas ao trabalho, o que me parece uma hipótese pouco provável.

Já a denominada "alternância psicossomática" significa o aparecimento de um sintoma físico em sucessão a outro que tenha desaparecido mas que seja a expressão de um mesmo sofrimento psíquico não resolvido. Este é um fenômeno extremamente comum e, evidentemente, não privativo de quem sofre de enxaqueca. Cito o caso de uma paciente minha, perfeccionista, compulsiva, extremamente rigorosa consigo e com os outros e que, vivenciando

*A dor do corpo como expressão da dor do espírito*

um casamento extremamente conflituoso, padeceu durante todos os anos de casada de fortes crises de enxaqueca, resistentes a todo tipo de tratamento. Na verdade, as crises eram muito úteis como desculpa para fugir à vida sexual e mesmo social com o marido. Com o fim do casamento, cessaram as enxaquecas, mas crises de taquicardia vieram substituí-las, agora talvez sem visar ao mesmo fim, mas expressando um idêntico conflito interior. Lembre-se aqui, por oportuno, a grande frequência da associação entre enxaqueca e prolapso da válvula mitral (ver Capítulo 12), presente nessa paciente. Lembre-se ainda que o prolapso mitral é uma das mais frequentes causas de crises benignas de taquicardia.

Em resumo, e para concluir, a enxaqueca, como quase todas as doenças, corresponde a uma tentativa de resolução de problemas específicos e situações conflituosas, ligadas principalmente à sexualidade, a uma problemática edipiana não bem resolvida e à agressividade reprimida. É sintoma, pois, de um mal mais secreto; um pouco de um recanto escondido, que a pessoa que sofre desvenda, de tempos em tempos, e exibe, de forma repentina e apenas parcial, à família, aos que a cercam, ao médico.

## AS DORES REUMÁTICAS. A ARTRITE REUMATOIDE

Reumatismo é uma designação genérica que engloba dezenas de doenças ou subvariedades diferentes, que têm em comum o fato de atingir as articulações e os músculos vizinhos e serem de longe bem mais frequentes em mulheres do que em homens. Entre essas dores, a artrite reumatoide, em suas diversas variantes, é talvez a mais frequente e aquela onde o componente psicogênico foi melhor estudado. Caracteriza-se, na maioria dos casos mas não em todos, pelo aparecimento de "inchação", dor, rigidez e deformação dos dedos das mãos, embora outras articulações possam também ser atingidas.

O perfil psicológico e comportamental das pessoas com artrite reumatoide (Quadro 11) é clássico e facilmente reconhecível em quase todos os casos. São, em regra, mulheres com forte tendência agressiva, procurando sempre dominar o meio que as cerca, particularmente o ambiente familiar. Têm gosto

*Quem ama não adoece*

e valorizam muito o exercício da autoridade e a moralidade, que costuma ser exagerada e exprime, na verdade, a má relação da pessoa com a sexualidade. Sua vida sexual é pobre, frequentemente inexiste; há grande dificuldade de aceitação do próprio sexo.

---

**Quadro 11**
**Características dos que sofrem de artrite reumatoide**

- Na grande maioria dos casos são mulheres
- Perfeccionismo e excesso de escrúpulos
- Espírito de sacrifício ("submissão perversa")
- Tirania benevolente (disfarçada)
- Grande tendência à atividade física; são trabalhadoras incansáveis ou grandes esportistas
- Dificuldade de estabelecer relações satisfatórias com pessoas que lhes são próximas
- Dificuldade de exprimir afetividade, inclusive e principalmente sob a forma física (carinhos, por exemplo)
- Não aceitação do próprio sexo e frigidez, nas mulheres; distúrbios na potência sexual, nos homens
- Moralidade excessiva

---

Além da inadequação sexual, há também uma enorme dificuldade no estabelecimento de relações afetivas genuínas com as outras pessoas e, neste aspecto em particular e na tendência masoquista, aproximam-se muito do perfil que traçamos para os que sofrem de enxaqueca. De fato, tal como estas, são pessoas que sofrem de si mesmas. A insatisfação oriunda dessa inadequação afetiva e sexual, da recusa inconsciente da própria feminilidade, provoca nessas mulheres uma necessidade masoquista e doentia de servir aos outros, principalmente no meio familiar. Tal serviço compulsivo, o desejo incontrolável de ser a "empregada da família", constitui na verdade uma manifestação disfarçada de hostilidade, uma forma de expressar seu sentimento de culpa, uma maneira de manipular os familiares, tentando por essa via influenciá-los e manter sobre eles seu domínio.

## A dor do corpo como expressão da dor do espírito

Essas características de comportamento de quem sofre de artrite reumatoide fazem com que exerçam, ou tentem exercer, o que os especialistas têm denominado "tirania benevolente", que, apesar de benevolente, não deixa de ser nociva. Se por um lado a família tende a acomodar-se à situação e "aproveitar-se" do desejo compulsivo da mãe de servir, de sacrificar-se para ajudar os demais, por outro, essa situação que ela própria procura e necessita é também, ao mesmo tempo e paradoxalmente, uma fonte de sofrimento e exasperação, até porque tem seu reverso: a necessidade de tudo controlar e a todos dominar. Criam-se, assim, de ambas as partes, "tirana" e "tiranizado", uma mão dupla de ressentimentos e de mútuo sofrimento, principalmente para a "tirana". Haveria, por parte das que sofrem de artrite reumatoide, uma recusa inconsciente de entrar numa relação familiar sadia, baseada em trocas mútuas.

É possível que, a "essa altura do campeonato", esteja o leitor a indagar-se como podem tais situações de conflito interior e de perfil psicológico redundar em deformidades articulares e ósseas, por vezes importantes, que se observam na artrite reumatoide. O mecanismo é fácil de entender, se lembrarmos que a artrite reumatoide está intensamente ligada à agressividade reprimida. Trava-se, no íntimo da pessoa,[49] uma dura luta entre os impulsos de agressão e a necessidade de não lhes dar vazão, isto é, controlá-los. Todo o esforço — não muito consciente, ressalte-se — do indivíduo é no sentido de alcançar o melhor equilíbrio possível entre as duas tendências opostas. Aprendem, então, a canalizar os impulsos de agressão para atividades socialmente aceitas e valorizadas e que impliquem atividade física: trabalho pesado, esportes, jardinagem e controle ativo da casa. Além da agressividade e justamente por causa dela, essas pessoas alimentam fortes sentimentos de culpa que aplacam servindo aos outros, como já salientamos. Quando não conseguem o equilíbrio que buscam, ou quando ele é "perturbado por fatores ou acontecimentos que bloqueiam a descarga adequada dos processos de culpa, a agressividade inibida crônica leva a espasmos musculares e ao aumento do tônus (tensão) muscular". Como esse tônus aumentado envolve a ativação, ao mesmo tempo, de grupos musculares de ação antagônica, criam-se condições mecânicas para a inflamação das articulações (artrite) e para a sua deformação.

*Quem ama não adoece*

Já fizemos referência à pobreza de que geralmente se reveste a vida sexual das mulheres portadoras de artrite reumatoide e como pouco se permitem ao prazer, se é que a algum de fato se permitem. Casam-se geralmente com maridos fracos, impotentes ou doentes, submissos e passivos. A vida dessas mulheres costuma ser profundamente infeliz, com acentuada dificuldade na expressão física dos afetos. Melo Filho[7] cita o caso de uma paciente que lhe pedia, com frequência, "uma operação para tirar-lhe o sexo, que de nada adiantava..."

## "DORES NAS COSTAS". AS DOENÇAS DA COLUNA VERTEBRAL

As "dores nas costas" constituem, depois da dor de cabeça, a mais frequente das queixas dos que procuram consultórios de clínica geral. A pesquisa do jornal *Folha de S. Paulo* a que já nos referimos detectou-a em 57% dos paulistanos pesquisados, logo abaixo dos 71% que se queixam de dor de cabeça. Já no século XIX, Charcot,[Apud 49] célebre neurologista francês, mestre e ídolo de Freud, descrevera a tríade de sintomas que leva seu nome, formada pelas queixas de fraqueza, dor de cabeça e dores nas costas. Em minha vivência profissional — e creio que na da maioria dos colegas que já trabalharam ou trabalham como clínicos —, este é de fato o mais frequente dos conjuntos de sintomas.

Nesse conjunto, de fundo eminentemente psíquico, as "dores na coluna", ou nas costas, merecem especial destaque pelo que encerram de simbólico e pelo que influenciam a vida e o bem-estar das pessoas. O bom funcionamento da coluna intervém na marcha, na atividade sexual, na capacidade de levantar pesos e executar trabalhos. A região lombar, esclarece Haynal,[2] desempenha papel importante nas atividades básicas da vida: "opor-se, manter-se ou, ao contrário, curvar-se, ceder, sujeitar-se. Ela é nó das lutas e dos fracassos: em um dos polos, a derrota, a depressão, o abatimento; no outro polo, a recusa, a disposição para o enfrentamento, a revolta, a reivindicação."

Já Knoplich,[43] citando Holmes, lembra que, sendo a coluna o eixo vertical do corpo, é sinônimo de atividade e trabalho, e assim as situações que in-

*A dor do corpo como expressão da dor do espírito*

fluem na segurança e na estabilidade do indivíduo podem ser causa de dores nas costas. A impossibilidade de erguer adequadamente a coluna agride o amor-próprio da pessoa, embutindo a ideia — simbólica, evidentemente — de que está abandonando a dignidade humana, "regredindo" à condição animal.

A própria postura do indivíduo pode refletir o estado de seu psiquismo, expressando o que poderíamos chamar de uma "linguagem corporal", da mesma forma que também o é a mímica facial. Quem está triste tem uma postura arqueada, "com a parte superior do corpo dobrada e os ombros curvados, como se carregasse o mundo sobre as suas costas".[11] A posição favorece, por mecanismos diversos, o aparecimento de dores e cansaço muscular.

Também no caso das dores nas costas, as mulheres predominam. Supõe-se que, nelas, a dor nas costas exerce importante componente de fracasso e inadequação sexual, além de servir de desculpa para esquivar-se à prática de sexo com o marido. Nos homens, em quem o mal é mais raro mas igualmente existe, servem de desculpa para os fracassos, a falta de iniciativa, a fuga ao trabalho. Sterambach[Apud 43] chama os portadores de dores crônicas nas costas de "perdedores", identificando-os como significativamente deprimidos, com o estilo de vida voltado ao "invalidismo", com dó de si mesmos. "Minhas costas não prestam para nada, por isso não consigo ser isso ou aquilo." O fato real é que, como lembra Walters,[Apud 43] *"No good back, no good job, no good home, no good anything"* (Não estando bem as costas, o trabalho não é bom, o lar não é bom, nada é bom). Ilustra o forte componente psicogênico e simbólico do mal a constatação de que, em 60% dos casos, o uso de placebos (medicamentos sem nenhuma droga ativa, prescritos sem que o paciente saiba que não representam de fato um remédio) é eficaz no alívio das dores.

## A MULHER E A DOR

Ao leitor mais atento não terá escapado a grande prevalência do sexo feminino em todas as doenças discutidas neste capítulo, em que a dor é a manifestação principal. De fato, as relações da mulher com a dor parecem diferir das dos homens, a tal ponto que a Associação Internacional para Estudos da Dor,

*Quem ama não adoece*

com sede em Seattle, nos Estados Unidos, criou um comitê especial para seu estudo na mulher.[49]

A associação justificou o comitê por reconhecer as peculiaridades dos fenômenos dolorosos nas mulheres. Em primeiro lugar, há dores que somente a mulher pode sentir, como é o caso da dor do parto, da cólica menstrual etc. Em segundo, a constatação, ressaltada neste capítulo, de que as doenças que têm a dor como expressão essencial são muito mais frequentes e intensas em mulheres. Além disso, acrescentaria ainda que, mesmo em outras enfermidades, as pacientes reclamam muito mais da dor que os homens e recorrem, com mais frequência e intensidade, aos chamados operantes da dor, já mencionados.

Creio que a explicação mais plausível para o fato seria a mesma dada no capítulo anterior para a depressão, da qual, aliás, a dor pode ser uma forma mascarada: o condicionamento cultural. Assim, com relação às mulheres, há maior aceitabilidade social para a utilização da queixa de dor física como expressão de seus conflitos internos, particularmente aqueles ligados à esfera sexual. Os homens, por "terem de ser fortes" (?), não encontram espaço para esse caminho e recorrem, como já salientei, à violência, ao álcool, às drogas e também à promiscuidade sexual e ao "dom-juanismo".

# 11. SOFRIMENTO DA ALMA E DOENÇA DO APARELHO DIGESTIVO... ANOREXIA NERVOSA E OBESIDADE

> *Aquela náusea que é o sentimento que sabe que o corpo tem a alma.*
>
> FERNANDO PESSOA

A relação entre distúrbios do aparelho digestivo e sofrimento psíquico (ver Quadro 12) é uma das mais antigas noções da psicossomática, muito divulgada até em meio à população em geral. Várias são as razões que explicam tão próxima relação: o fato de dois componentes do tubo digestivo, a boca e o ânus, serem importantes vias de comunicação do interior do organismo com o meio exterior; a importância da alimentação e da excreção na formação da personalidade e no psiquismo da criança nos primeiros anos de vida; e, por fim, a estreita vinculação do tubo digestivo com o sistema nervoso autônomo (ver Capítulo 2) e os mecanismos hormonais de estresse.

---

**Quadro 12**
**Distúrbios gastrointestinais de origem emocional***

- Falta de apetite (anorexia)
- Apetite exagerado (bulimia)
- Náuseas e vômitos
- Dificuldade de engolir (disfagia)

*Quem ama não adoece*

- "Gases" (aerofagia e aerocolia)
- "Bolo" na garganta ou no estômago
- Dores abdominais diversas
- Dispepsias ou "males do fígado"
- Diarreia
- Constipação intestinal
- Gastrite e úlcera
- Enterites
- Colites

*Entre parênteses, os termos médicos empregados para o distúrbio.

Tanto o ato de comer quanto o de defecar encerram os primeiros tipos de relação humana e são, portanto, veículos de comunicação do recém-nascido com o meio externo. Ser nutrido e, em seguida, ser limpo constituem os primeiros cuidados que o bebê recebe da figura materna, e a natureza dessa relação influenciará decisivamente sua futura maneira de ser e viver, a forma de relacionar-se com as outras pessoas, a maior ou menor capacidade de ser feliz.

O ato de comer encerra ainda significados simbólicos diversos do ponto de vista psicológico, tais como o desejo hostil de erradicar o inimigo, a necessidade de receber amor, o medo de sofrer privação, o receio e a reação à separação (afastamento/perda do seio materno etc.). Por outro lado, a função da defecação tem muito a ver com a necessidade de reter, segurar, conter e ser limpo, vinculando-se de forma importante à ação repressora do meio exterior.

A importância de ambas as funções — alimentação e defecção — fica evidente no sem-número de expressões simbólicas que usamos no dia a dia que com elas se relacionam: "Eu não te engulo", "Você me dá náuseas"; "Você é tão fofo que dá vontade de morder"; "Eu te como com os olhos"; "Você me dá água na boca"; "Esse assunto (acontecimento) ficou parado no meu estômago"; "Fiquei mordido de raiva"; "Não consigo digerir isso"; "Engolir sapos"; "Uma pessoa doce"; "Estou c... para o mundo"; e outras tantas mais, como designar de "trono" o vaso sanitário e de "obras" as fezes. Também ilustrativo dessa importância, particularmente nos primeiros anos, é o fato de as cólicas

*Sofrimento da alma e doença do aparelho digestivo...* ❧

abdominais e dores vagas na barriga constituírem a principal "queixa" dos bebês e crianças pequenas. Como se recordam do capítulo anterior, as dores abdominais seriam as equivalentes infantis da enxaqueca do adulto, já que as crianças dificilmente sofrem de dor de cabeça.

Finalmente, há a questão da íntima vinculação entre o tubo digestivo e o estresse. Como se recordam, o estresse consiste em toda uma reação do organismo à frente de um inimigo que ameaça a vida do animal. Tal reação, apropriada nos tempos das cavernas, continua a ser, do ponto de vista físico e bioquímico, exatamente a mesma nos dias de hoje, embora tanto o inimigo quanto as situações sentidas como ameaçadoras tenham mudado — e muito.

Ora, nos primórdios — e ainda hoje nos animais — a preparação para morder e devorar o inimigo era parte essencial das práticas de defesa. Compreensível, portanto, que, até hoje, nosso estômago continue produzindo secreção gástrica (ácida e destrutiva) nas situações de tensão. Compreensível, também, que da ação corrosiva dessas substâncias resultem úlceras e gastrites.

## ÚLCERA E GASTRITE

Para que ocorra uma úlcera, três fatores devem confluir: secreção exagerada de suco gástrico, sobre o qual influiriam fatores genéticos e hereditários; perfil psicológico propício; e a ocorrência de episódio gerador de intensa frustração e que corresponderia ao desencadear da úlcera. Mesmo o primeiro fator, a hipersecreção gástrica, pode encerrar, e creio que certamente encerra, um componente psicodinâmico, que seria representado pela necessidade não satisfeita de mamar, isto é, a pessoa propensa à úlcera teria sido um bebê com maior desejo de mamar que os outros recém-nascidos. Haveria então, como ponto central de seu psiquismo, uma "frustração oral", para usar o jargão psicanalítico, que os tornaria personalidades extremamente carentes de afeto e dependentes.

Essa dependência, traduzida pelo desejo de ser cuidado, acariciado e "amamentado", teria sua expressão bloqueada, isto é, o indivíduo não encontraria "espaço" para exprimir de forma clara sua carência ou, o que é muito comum,

*Quem ama não adoece*

não a aceitaria e reagiria com agressividade voltada para dentro de si mesmo, bloqueada que ela fora também em sua exteriorização contra o meio. A complexidade desse conflito geraria, em algumas pessoas portadoras de úlcera ou propensas a sê-lo, um mecanismo compensador que as impulsionaria a uma luta constante e consciente para obter sucesso e independência.

Tal busca da segurança como compensação para os desejos não aceitos e não exteriorizados de dependência lança o indivíduo a um nível destrutivo de busca de sucesso profissional. Geralmente as pessoas tendem a explicar a úlcera no homem "bem-sucedido" e ocupado pelos problemas encontrados no trabalho. Na verdade, talvez, o raciocínio correto seja o inverso: o indivíduo seria bem-sucedido justamente por ter o perfil psicológico do ulceroso: ambicioso e realizador no plano social. Seriam pessoas com uma constante "fome emocional", e a tal tipo de fome o organismo reagiria da mesma forma como à fome de fato, quando a pessoa é bebê: com o aumento da secreção ácida do estômago.

Nem todos os ulcerosos, no entanto, vão buscar no sucesso exterior a compensação para a carência interior. Segundo M. de M'Uzan, citado por Gfeller,[Apud 2] há quatro tipos de personalidade entre os que sofrem de úlcera: o *tipo I*, hiperativo-competitivo, rejeitaria exageradamente suas tendências passivas e de dependência e afirmaria ao máximo suas tendências ativas; seria o "vencedor", "mandão", líder e chefe. O *tipo II*, chamado de compensado, estabelece uma relação de compromisso entre as duas tendências: é geralmente ativo profissionalmente e passivo em casa, ou vice-versa; seria o tipo de evolução mais favorável, raramente necessitando ser operado, exibindo até mesmo boa adaptação social. No outro extremo estaria o *tipo IV*, o dependente, socialmente inadaptado, exibindo exageradamente suas tendências passivas, com bastante frequência precisando ser operado e que constitui o tipo de pior evolução. Um pouco antes e em posição mais ou menos intermediária estaria o *tipo III*, ou alternante, socialmente instável e, como a própria denominação deixa entrever, apresentando alternância entre as duas tendências: sucessivamente passivo e ativo.

Todos eles teriam, todavia, como característica comum e básica, a carência geralmente inconsciente de carinhos, cuidados e afetos e a incapacidade

*Sofrimento da alma e doença do aparelho digestivo...* 🪱

de expressá-la, bem como a agressividade daí decorrente. Fechariam então a boca, isto é, não comunicariam suas necessidades e "abririam" o estômago para a ferida (úlcera). É célebre a esse respeito o importante trabalho de experimentação levado a cabo por Wolf e Wolf,[Apud 21] que estudaram o funcionamento do estômago de um paciente, chamado Tom: observaram diretamente o estado da mucosa gástrica (fina "pele" que reveste internamente o estômago) sob várias condições, por meio de uma abertura (fístula) que a colocava em contato com o exterior. Numa ocasião, como parte da experimentação planejada, Tom foi frontalmente acusado de cobrar demais nas despesas de trabalho que fizera para seus patrões. A acusação o magoou muito, mas, empregado que era, ele foi incapaz de expressar sua irritação e passou a andar em um estado reprimido de indignação e ressentimento. Verificaram os observadores que, durante esse estado, a mucosa gástrica se tornara mais vermelha e o suco gástrico era produzido em maior volume e com maior acidez. Constataram ainda que, nesse estado, quando tocada por uma vareta de vidro, a mucosa sangrava muito e feria-se facilmente. Interessante é a observação de que os estados depressivos melhoram a úlcera, tudo se passando como se, exteriorizando a tristeza interior, o indivíduo não mais precisasse "engoli-la" e ferir o estômago.

## O FÍGADO, POBRE CALUNIADO. A VESÍCULA BILIAR

Existem talvez poucas queixas que sejam, ao mesmo tempo, tão frequentes e infundadas como "sofrer do fígado". Culpa-se o fígado pela ressaca que sucede ao uso excessivo de bebidas alcoólicas, pelo mal-estar gerado por uma alimentação "pesada" ou exagerada e por todo tipo de desconforto ligado à digestão.

Na verdade, as doenças do fígado não são tão frequentes como se pensa, são sempre situações graves e, como regra, pouco têm a ver com dificuldades digestivas, náuseas, empachamento e outros que tais. A grande responsável pelos males comumente atribuídos ao fígado é a vesícula biliar, esta sim, frequentemente acometida por processos que obstruem o trajeto da bílis ou alteram sua produção e que causam sintomas digestivos de variável intensidade.

*Quem ama não adoece*

Ao contrário do fígado, sabe-se hoje, no caso da vesícula há clara relação com o psiquismo e as emoções. Identificou-se um fator comum na gênese tanto dos quadros depressivos quanto dos males da vesícula: vem a ser a colecistocina, substância que estimula, ao mesmo tempo, tanto os movimentos da vesícula biliar como o hipotálamo, região do cérebro intimamente vinculada às emoções e à sensação de saciedade (da fome). Propõe-se, já há algum tempo, que a escassez de colecistocina resulta, ou pode resultar, simultaneamente em doença da vesícula e em depressão.

Além disso, experiências de autores diversos[Apud 2] mostraram uma clara relação entre os distúrbios da vesícula e as emoções. Assim, para Witthower,[Apud 2] a cólera inibe a produção da bílis, ao passo que a alegria e a ansiedade a aumentariam.

## AS DOENÇAS DOS INTESTINOS: CONSTIPAÇÃO, DIARREIA E RETOCOLITE ULCERATIVA

A movimentação dos intestinos é também profundamente influenciada pelas emoções, bem mais, ressalte-se, que a da vesícula. Uma explicação interessante para essa vinculação remonta a nosso passado longínquo, nos tempos da pré-civilização, quando o homem dispunha tão somente de dois meios de fazer frente a uma situação de perigo: a agressão e a fuga físicas. Tanto para lutar quanto para correr era (e continua sendo) útil que o corpo estivesse o mais leve possível. É compreensível, portanto, que, diante dessas situações, nos animais tanto quanto no homem, ocorresse a liberação dos esfíncteres, isto é, que o animal urinasse ou defecasse. Isso explica por que, até hoje, algumas pessoas apresentam diarreia ou se urinam em situações de medo ou tensão, justificando a expressão: "cagou-se de medo", de todos conhecida. O homem moderno e "civilizado", como já salientamos em capítulo precedente, reage a situações sentidas como ameaçadoras com ataque ou fuga de natureza muito mais simbólica e interior do que real e física.

O organismo, no entanto, não sabe (ou não quer saber) disso e continua reagindo como no passado. Explica-se assim a razão pela qual as alterações

*Sofrimento da alma e doença do aparelho digestivo...* ❧

do trânsito intestinal, particularmente a constipação, são tão frequentes, ao menos em nossa civilização ocidental, e isso não apenas por alimentação inadequada.

Haveria basicamente dois tipos de resposta dos intestinos às emoções: a hiperdinâmica, com aumento de sua movimentação, e a hipodinâmica, com a diminuição. No caso da hiperdinâmica, haveria diarreia, não necessariamente querendo traduzir fezes líquidas, e sim necessidade de defecar várias vezes ao dia — na maioria das vezes, embora não obrigatoriamente, nas situações de tensão ou antecedendo-as. O aumento da movimentação dos intestinos estaria associado à angústia e à agressividade[2] e seria uma característica das pessoas mais ativas e agressivas.

Já a reação hipodinâmica, com diminuição da movimentação dos intestinos, isto é, a constipação intestinal, seria encontrável em pessoas que guardam seus sentimentos, "engolem" a raiva e tendem a reagir ao temor da agressão com sentimentos de derrota. Podem ser também mais passivas e, com frequência, mal-humoradas, mantendo um relacionamento áspero com os outros. São enfim pessoas literalmente "enfezadas", no sentido de que estão "cheias de fezes". A palavra *enfezada* vem justamente daí, e a linguagem popular, ao associá-la a pessoas raivosas e mal-humoradas, parece ter acertado em cheio.

Doença intestinal bem mais séria e com importantíssimo componente psicossomático é a chamada retocolite ulcerativa, um estado de inflamação crônica dos intestinos — cólon e reto — com diarreia, evacuações sanguinolentas e dores abdominais. Seria, para Melo Filho, "a rainha das doenças psicossomáticas", tão importante é este componente em sua gênese.[26] Os que padecem do mal são, em regra, pessoas com forte agressividade reprimida e dificuldade de exprimir emoções, sejam quais forem.

Embora haja, na gênese da retocolite, um componente de autoagressão de natureza imunológica, os aspectos psiquiátricos parecem predominar, equivalendo para alguns a um quadro de depressão psicótica. Sob o aspecto psicodinâmico, haveria uma forte relação de dependência com uma mãe exigente e controladora, o que poderia explicar o "eu" frágil característico desses pacientes.

*Quem ama não adoece*

## ANOREXIA NERVOSA E OBESIDADE

A anorexia nervosa é talvez um dos mais intrigantes distúrbios do psiquismo humano. Consiste na recusa deliberada de alimentar-se e, principalmente, na necessidade compulsiva e obsessiva de perder peso. Para isso, vale tudo: recusar-se a comer, provocar vômitos, usar laxantes etc.

É um distúrbio que ocorre quase exclusivamente em adolescentes femininas e mulheres jovens, embora possa mais raramente ocorrer em homens. Acha-se profundamente vinculado a conflitos familiares, especialmente da filha com a mãe, e à dificuldade de aceitação do sexo feminino. Por isso é muito comum na puberdade e às vezes na fase que antecede o casamento. Conflitos conjugais podem também provocá-la, como teria sido o caso, amplamente divulgado, da princesa de um importante país europeu.

O oposto da anorexia nervosa é a bulimia, o desejo compulsivo de comer, principalmente alimentos de alto teor calórico, como doces, biscoitos etc. É como se houvesse uma necessidade compulsiva de engordar. A bulimia resulta, quase sempre, em obesidade, embora nem toda obesidade resulte de bulimia. Estima-se que cerca de 30% dos obesos apresentem o distúrbio.[50]

Excetuando raros casos em que decorre de distúrbios hormonais — como o funcionamento deficiente da glândula tireoide, por exemplo —, a obesidade encerra importante componente psíquico, afetivo e emocional.

É preciso inicialmente distinguir dois tipos de obeso: aquele que é gordo desde bebê — a chamada obesidade de desenvolvimento — e o que engorda na adolescência ou na idade adulta, geralmente como reação a eventos importantes na vida que marcam o início do processo de ganho de peso e que, por essa razão, é denominado de obesidade reativa. Tais eventos não são evidentemente os mesmos para cada pessoa, encerrando, cada um, um significado especial para cada indivíduo em particular. Como *regra*, no entanto, os eventos que com maior frequência marcam o início da obesidade reativa são: menarca, casamento, nascimento de filhos, separação, perda de pessoas queridas, perda ou mudança de emprego, mudança de residência etc.[51]

Todas essas são situações sentidas como desestabilizadoras, isto é, que ameaçam o estado de equilíbrio interno do indivíduo. Para avaliar a ansiedade

## Sofrimento da alma e doença do aparelho digestivo... 🐏

e a tensão decorrentes da ameaça, a pessoa come e, comendo, compensa o desequilíbrio psicológico, embora na maioria das vezes não tenha consciência disso.

É óbvio que todos experienciamos várias das situações descritas, sem que por isso passemos a comer demais e nos tornemos obesos. Os que reagem dessa forma têm baixo limiar de tolerância às frustrações e dificuldade de elaborar psiquicamente conflitos emocionais. O ato de alimentar-se é então associado ao aparecimento de estados como ansiedade, depressão, insegurança e nervosismo.[51]

Já os chamados obesos de desenvolvimento, isto é, os que são gordos desde os primeiros meses de vida, confundem desde cedo suas necessidades de alimentação com as necessidades afetivas e essa confusão parece perdurar por toda a vida. Tendem assim a vivenciar desejos das naturezas mais diversas como necessidade de alimentos. Embora não se possa ignorar a importância do patrimônio genético, parece haver, particularmente neste grupo, uma importante e equivocada participação da mãe ou de quem lhes faça as vezes, hiperalimentando as crianças. É notória — e os pediatras disso são testemunhas — a compulsiva preocupação das mães com a alimentação dos bebês e filhos pequenos e o prazer que têm de exibi-los gordinhos e fofinhos, hiperalimentando-os sem levar em conta suas reais necessidades. Além disso, tendem a ignorar todas as outras necessidades do bebê e a interpretar o choro e o desconforto sempre como fruto da fome, ou pelo menos aplacáveis com comida. Essa conduta leva a criança desde cedo a ver a comida e o mundo por meio da associação: estímulo desagradável — alimento — satisfação.[51] A maior ou menor importância que tal percepção da comida e do mundo terá na vida futura do indivíduo dependerá da integração dinâmica de três fatores básicos:

- patrimônio biológico-genético;
- frequência, intensidade e adequação das experiências de satisfações alimentares precoces; e
- o grau em que vivências e experiências posteriores da vida confirmem ou relativizem tais experiências.

*Quem ama não adoece*

A obesidade constitui um mal em si mesmo, condição predisponente que é para várias doenças. Além disso, porém, há todo o prejuízo psicológico gerado pela condenação social que em nossa época envolve os obesos. A pessoa gorda tende a ter uma má imagem de si mesma, com desvalorização de seu corpo e consequentes reflexos na sexualidade e na felicidade. A baixa autoestima é agravada pela marcação cerrada dos pais e pessoas próximas, que a todo momento lembram ao obeso que ele "precisa perder peso", "está muito gordo", tem de "tomar vergonha", "parar de comer" e outras observações do gênero, todas de caráter recriminatório.

Ora, todo gordo sabe que é gordo e, como regra geral, não gostaria de sê-lo. Ficar a pressioná-lo e relembrá-lo da condição me parece de todo inconveniente e contraproducente. Tal conduta somente faz agravar a angústia, a ansiedade e a depressão que, com frequência, se associam à obesidade. Quando, o que é frequente, esse tipo de pressão se inicia já na infância, o indivíduo internaliza uma má imagem de si mesmo que dificilmente será resgatada mais tarde, mesmo que venha a perder peso. Transformar-se-á, se conseguir a façanha, em um "gordo-magro",[51] o qual, mesmo não sendo mais obeso, exibirá ainda as características emocionais e comportamentais dos que o são, até mesmo no que tange à visão crítica de sua imagem corporal.

Há ainda um último e muito sério inconveniente: o desconforto e a angústia gerados pela pressão familiar sobre uma adolescente obesa podem ser causas desencadeantes de anorexia nervosa, a grave condição que há pouco discutimos.

# 12. COMPONENTE PSICOGÊNICO DAS DOENÇAS CARDIOVASCULARES

> *Os problemas mentais que se acompanham de dor,*
> *prazer, esperança ou medo causam uma agitação*
> *que influencia o coração.*
>
> WILLIAM HARVEY (1623)

Há milênios, creio mesmo que desde que o primeiro lampejo de raciocínio e desejo de conhecer a si próprio e a seu corpo transitou pela mente humana, o coração vem sendo considerado um órgão especial. Mesmo não sendo o único órgão vital do corpo, há profunda vinculação, simbólica e real, entre ele e a vida.

Além dessa concepção de órgão-sede da vida, de há muito associa-se também o coração à ideia de sede das emoções. A concepção — equivocada, sabe-se hoje — explica-se pela estreita ligação entre o funcionamento do coração e o sistema neurológico e, portanto, as emoções. Não sendo, como de fato não é, sede e origem dos sentimentos e das emoções, é, contudo, o órgão que de forma mais clara reflete seus efeitos.

É compreensível, portanto, que há mais de trezentos anos o notável fisiologista William Harvey já propusesse o nexo entre as emoções e o coração e que há quase um século os médicos suspeitassem de que a ansiedade em excesso e os conflitos emocionais crônicos se relacionavam à elevação na incidência das doenças cardiovasculares, particularmente a aterosclerose das artérias coronárias.

*Quem ama não adoece*

As artérias coronárias, como se sabe, são os vasos responsáveis por levar ao miocárdio (músculo que, ao contrair-se e relaxar alternadamente, faz "bater" o coração) o sangue rico em oxigênio e nutrientes que o mantém vivo e contraindo-se adequadamente. A ocorrência de um progressivo depósito de gordura e outras substâncias em suas paredes constitui a doença que os médicos chamam aterosclerose coronária. O progresso desse depósito passa a obstruir o interior da artéria e dificultar a passagem do sangue. É essa obstrução progressiva que causa a angina e, nos casos de obstrução total, o infarto do miocárdio. Os interessados em mais detalhes podem consultar meu livro *Bate coração*, desta mesma editora. Os médicos designam como doente coronariano ou simplesmente "coronariano" o portador desse tipo de doença e como "insuficiência coronariana" os males daí decorrentes, entre eles os já referidos infarto e angina.

A aterosclerose coronária e suas consequências não são a única forma de o coração adoecer. Muitas outras são suas doenças. De todas, no entanto, a doença das artérias coronárias é, de longe, a predominante e aquela em cuja gênese maior e mais importante papel desempenham o psiquismo, as emoções e o estresse. Este último fator tem, no coração, o seu grande órgão-alvo.

Os efeitos do estresse sobre o indivíduo, e em particular sobre seu coração, encerram, como seria esperável, um importante componente individual. Submetidas a uma mesma situação geradora de tensão, pessoas distintas apresentarão também distintas respostas. Mais ainda: há pessoas mais propensas a se envolver em situações estressantes e a estressar-se do que outras. Tal componente individual independe da profissão e do meio em que viva a pessoa: depende, primordialmente, da estrutura de sua personalidade, incluídos aí os aspectos genéticos envolvidos. Obviamente que, inserida em condições ambientais estressantes como as que predominam nos modernos centros urbanos e em nossa sociedade ocidental, tal predisposição psíquica se exacerbaria e refletiria de forma mais intensa no comportamento do indivíduo.

Baseados em testes psicológicos, os cientistas americanos Friedmann e Rosenman classificaram as pessoas em dois principais padrões de comportamento: A e B.[Apud 52] (Um terceiro tipo, o C, carece de importância para o estudo.) Os integrantes do grupo A são extremamente competitivos, sempre plenos

*Componente psicogênico das doenças cardiovasculares*

de trabalho e com falta de tempo. Com frequência, sacrificam, em nome do trabalho, suas férias e seu descanso; mesmo de férias, não relaxam por inteiro.

No outro extremo, situam-se as pessoas do grupo B: tranquilas, lentas, raramente se comprometendo com prazos rígidos; evitam assumir encargos extras e múltiplas tarefas simultaneamente; livram-se, assim, da sensação de premência de tempo e da guerra contra o relógio, que é uma das principais características da personalidade do tipo A (ver Quadros 13 e 14). De acordo com aqueles autores (Friedmann e Rosenman), a doença coronariana é sete vezes mais frequente entre os integrantes do grupo A, quando comparados aos do grupo B. E mais: além de mais frequente, seria também mais grave.

---

### Quadro 13
#### Algumas características da personalidade tipo A

- Tendências à hiperatividade e ao perfeccionismo
- Extrema sensibilidade às críticas
- Dificuldades de lidar com derrotas e frustrações. É um mau perdedor
- Controle rígido sobre os outros e sobre si mesmo
- Tendência a levar muito a sério tudo o que faz
- Extrema dedicação ao trabalho, com pouco ou nenhum tempo voltado ao lazer
- Busca de situações competitivas
- Tendência a reprimir os próprios sentimentos, embora reaja com sensibilidade
- Dificuldade de lidar com a própria ansiedade

---

### Quadro 14
#### Características da fala das pessoas com personalidade tipo A

- As primeiras palavras são acentuadas em relação às outras, principalmente no início da conversação; em seguida, certas palavras são pronunciadas de modo explosivo
- As últimas palavras da sentença são pronunciadas com muita rapidez

*Quem ama não adoece*

- As palavras são repetidas com ênfase demasiada
- Uso frequente de interrupção enquanto escutam: "Hum", "Ah" etc.
- Discutem quando interrompidas
- Silêncio (pausa lenta) entre o fim da questão e a resposta
- Aumento do volume da voz
- Velocidade ao falar

A personalidade tipo A, no dizer de Pileggi,[32] "parece ser um complexo ação/emoção caracterizado por uma luta crônica e incessante, realizada por pessoas que tentam atingir mais em menor tempo, abrigando hostilidade em seu interior". Essa conjunção de urgência no tempo e hostilidade interior, não obrigatoriamente manifesta, é fonte de permanente aborrecimento, ódio, irritação e impaciência, todos elementos centrais da personalidade do tipo A. O próprio Rosenman, citado por Carvalho de Azevedo,[53] definiu o indivíduo tipo A como "um complexo ação-emoção, ou uma luta crônica e incessante para fazer mais em menos tempo e, se preciso, fazê-lo contra a oposição de outras pessoas ou coisas".

O último aspecto, o enfrentamento das outras pessoas, tem muito a ver com a hostilidade a que fiz referência acima. Em uma série de 424 pacientes, dos quais 397 do sexo masculino, acompanhados por mais de vinte anos,[Apud 43] verificou-se uma clara relação positiva entre hostilidade e mortalidade, não apenas por doença coronária, mas também por câncer e outras causas não cardíacas de morte.

Corroborando a tese já aqui exposta dos malefícios da repressão das emoções, verificou-se que a mortalidade por doença coronariana é quase duas vezes maior entre os que reprimem sua raiva de outrem do que entre os que a ela dão vazão. Dessa forma, a associação hostilidade interior versus raiva reprimida parece ser o grande componente nocivo da personalidade tipo A, ao menos em termos de doença das coronárias.

Como o leitor mais atento terá observado, o perfil que aqui traçamos do indivíduo portador da personalidade tipo A é exatamente o perfil dos homens que lideram e comandam, empreendedores e realizadores. Pode-se dizer que

## Componente psicogênico das doenças cardiovasculares

a pessoa do grupo A é "uma condenada ao êxito" (ver Figura 11), mas é, também, em regra, um condenado ao sofrimento. Não quero com isso dizer que os grandes líderes e empreendedores sejam fatalmente futuros coronarianos. Lógico que outros fatores, além da personalidade, certamente influem. Além disso, parece que a tendência à liderança social somente passa a ser nociva ao indivíduo (em termos de doença do coração) quando condições adversas põem em risco tal liderança.

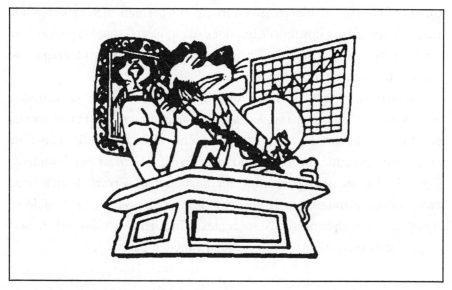

**Figura 11:** *Perfil da personalidade tipo A.*

## A HIPERTENSÃO ARTERIAL

A condição de elevação persistente da pressão arterial advém, como regra geral, de uma resistência anormalmente elevada que as artérias opõem a seu enchimento. O aumento anormal da resistência das artérias e, portanto, da pressão arterial parece decorrer de várias causas. Em 90% dos casos, contudo, nenhuma causa é identificada e a hipertensão é dita "essencial".

Embora as razões para esse fato ainda não estejam esclarecidas, parece fora de dúvida que fatores emocionais desempenham um significativo papel, senão

*Quem ama não adoece*

na gênese do processo, ao menos em seu agravamento e desencadeamento. Estados de ansiedade, tensão, agressão, hostilidade, ressentimento e outros semelhantes podem resultar — e com frequência resultam — em elevação sistemática da pressão sanguínea.

Para alguns estudiosos do assunto,[Apud 2] o portador de "pressão alta" seria basicamente um indivíduo inseguro, sentindo-se permanentemente ameaçado e, por essa razão, sempre pronto a se defender. Essa condição de expectativa crônica gera um permanente estado de agressividade que não chega, no entanto, a se exteriorizar. O hipertenso viveria, assim, permanentemente engajado num conflito entre a hostilidade interior e sua inibição, o qual se relacionaria também com a necessidade de dependência do hipertenso, em contraposição a um forte desejo de independência.

Tal estado geraria, desse modo, uma situação persistente de "paz armada", em que existe todo o preparativo e a tensão da guerra, mas esta não acontece. Ou, como lembra Haynal,[2] seria como um vulcão em ebulição antes da erupção, a qual nunca ocorre. O fato concreto é que técnicas de relaxamento e tratamentos intensivos por psicoterapia analítica têm-se revelado úteis como coadjuvantes no tratamento da "hipertensão arterial, às vezes dispensando até o emprego de medicamentos. Nesse contexto, incluem-se o valor e o benefício da prática de uma atividade física regular e moderada.

## O "DERRAME" CEREBRAL

O acidente vascular cerebral (AVC), conhecido pela população em geral como "derrame", compreende na verdade duas situações: uma hemorragia no interior do cérebro (e nesse caso, sim, o termo *derrame* seria apropriado) e o "entupimento" ou trombose de algumas das artérias que levam sangue ao cérebro (caso denominado pelos médicos AVC isquêmico, em que o termo *derrame* é impróprio).

As duas situações guardam íntima vinculação com a "pressão alta", sendo muito rara a ocorrência do AVC, quer hemorrágico, quer isquêmico, em pessoas com pressão arterial normal. A vinculação íntima com a hipertensão

*Componente psicogênico das doenças cardiovasculares*

mostra, por si só, o papel do componente psíquico na gênese do quadro. Mas, além disso, há também o significado do AVC como uma "fuga", uma retirada da vida e uma forma trágica e triste de comunicar aos outros, particularmente aos que lhe são próximos, seu sofrimento e inconformismo. Lembro o caso de uma paciente que, por força de rodízio entre os irmãos, era obrigada a receber sua mãe idosa em casa por algumas semanas a cada intervalo de tempo. Ocorre que tais "visitas" incomodavam demais o marido e eram fontes de muito aborrecimento. A ocorrência de um AVC, que lhe semiparalisou um lado do corpo, trouxe, como ela mesma me confessou, a "vantagem" de livrá-la do rodízio e, por conseguinte, do conflito.

## CONSIDERAÇÕES FINAIS

Existe, como há muito se sabe, uma estreita ligação entre o cérebro, as emoções que aí se originam e o coração, espelho de tais emoções. Pequenas e autolimitadas reações de alarme (como medo e ansiedade) ocorrem cerca de 20 a 40 vezes ao longo do dia das pessoas, e a cada vez que isso ocorre se liberam catecolaminas no sangue e, por conseguinte, o coração "bate" mais rápido e mais forte e a pressão aumenta. Tais reações, como disse, são frequentes e aparentemente circunscritas no tempo, e não parecem ser nocivas.

São as situações crônicas de tensão, isto é, o estado prolongado de apreensão, e a sensação de "perda de controle" que mantêm permanentemente ativado o sistema de luta e defesa do organismo e constituem em um importante fator de risco para o infarto do miocárdio, a hipertensão arterial e o "derrame".

Embora não se possa negar o papel das condições externas ambientais e sociais, o estado permanente de tensão e apreensão é algo que vem do interior da pessoa e deve-se fundamentalmente ao desassossego, à insegurança íntima e à baixa avaliação que o indivíduo faz de si mesmo. Em suma, ele não se ama e, por extensão, não ama os outros. E por isso adoece.

# 13. DOENÇAS ALÉRGICAS E PULMONARES: A PELE COMO ESPELHO DA ALMA

*As coisas estavam a tal ponto que meu cérebro não podia mais
suportar as preocupações e os tormentos que lhe eram infligidos.
Ele dizia: eu renuncio; mas se há aqui alguém que deseje minha
convocação para que me alivie de uma pequena parte de meu
fardo, nós teremos ainda algum tempo. Foi nesse momento
que o pulmão se apresentou, pois, aparentemente, não tinha
muito a perder. Os debates entre o cérebro e o pulmão, que se
desenvolveram à minha revelia, devem ter sido terríveis.*

FRANZ KAFKA, descrevendo a tuberculose pulmonar
que o vitimou, transcrito da ref. 7.

Ao leitor menos enfronhado com o tema, pode soar estranho que uma doença
eminentemente infecciosa como a tuberculose possa resultar de incapacidade
do espírito para suportar as tormentas que lhe são impostas. Mas, em que pese
o espanto, a noção de relação entre tuberculose e sofrimento emocional não
é nova: em 1826, o célebre médico Laennec já advertia que "... entre as causas
ocasionais da tuberculose, não conheço nenhuma mais certa que as paixões
tristes, principalmente quando são profundas e de longa duração".[Apud 2] Sabe-se
hoje que a eclosão da doença é, em regra, "precedida" de um período de luta
contra a depressão, cujo fracasso marca seu aparecimento.[2] É interessante a
observação de que, depois de praticamente extinta nos países desenvolvidos, a
tuberculose ressurge hoje com toda a força. Embora se possa explicar o fenô-

*Quem ama não adoece*

meno em grande parte por sua frequente associação com a aids, vale especular se o crescimento da depressão não estaria também envolvido. O fato é que, na personalidade do tuberculoso, é habitual uma forte tendência à depressão e ao estabelecimento de relações de dependência com as outras pessoas. Além da personalidade depressiva — fator predisponente —, identifica-se, com frequência, uma situação de perda como desencadeante da eclosão do mal. A doença parece funcionar como um refúgio, onde o indivíduo se esconde e foge da angústia e da depressão; assim, a tuberculose representa como que um equivalente desses quadros. Aliás, a descrição de Kafka que encima este capítulo deixa claro que o pulmão "ofereceu-se" como voluntário para aliviar o sofrimento do espírito.

## A ASMA

Considerada uma das quatro clássicas doenças psicossomáticas, a asma é na realidade (como, aliás, insisto, todas as doenças o são) uma afecção multifatorial. Entram em jogo em sua gênese a predisposição genética, a sensibilização alérgica e o perfil psicológico, acrescido em geral de um fator ou episódio desencadeador.

A importância menor do componente genético fica clara a partir do estudo de Edfurs-Lubs, que, num universo de sete mil gêmeos homozigóticos pesquisados, encontrou apenas 18% de asmáticos.[Apud 2] O significado desse percentual encolhe ainda mais se considerarmos que a prevalência familiar da asma não decorre apenas do padrão genético, mas também das características da constelação familiar, particularmente da natureza das relações mãe/filho(a).

A constelação familiar do asmático configura o que Haynal chama uma "vitimização mútua": encontram-se famílias vítimas de asmáticos e asmáticos vítimas de sua família.[2] A asma é um mal extremamente frequente na infância — muitas pessoas somente padecem dela nesta fase — e muito vinculado à existência de uma mãe superprotetora. A superproteção, entretanto, não significa amor, muito pelo contrário. Não conseguindo, por sua própria pro-

*Doenças alérgicas e pulmonares: A pele como espelho da alma*

blemática interior, amar de fato o filho, tais mães cercam a criança de uma superproteção que se traduz em excessivo controle.

As relações mãe-filho são geralmente muito ruins ou, normais na aparência, escondem uma submissão filial patológica, a qual, não aceita de fato, traduz-se pela asma. A respiração asmática seria então como um grito de lamento gerado pelo desejo violento e não concretizado de emancipação da criança e do adolescente. Na vida adulta, o quadro volta a aparecer sempre que a pessoa se defronta com situações que lhe imponham o dilema de abandonar, ou não, certas posições em busca de outras, já que não conseguiu romper, na vida adulta, com a situação de dependência que mantinha com os pais (mãe, principalmente) dominadores, inseguros, ansiosos e incapazes de transmitir amor genuíno.

O papel nocivo da mãe dos asmáticos é tão relevante que ela chega a constituir um sério impedimento para o tratamento global da criança, inclusive e sobretudo sob o aspecto psicoemocional. Haynal[2] cita o caso de um adolescente de 16 anos que deu entrada em um centro de emergência em grave estado asmático. Sua mãe instalou-se à cabeceira da cama, colada a seu lado, de tal forma que impedia todo e qualquer trabalho terapêutico. Bastou retirá-la do quarto para que o filho, de pronto, apresentasse nítida melhora.

Em alguns países, como na Holanda,[7] costuma-se colocar os pequenos asmáticos em "lares especiais", afastados do ambiente familiar, o grande causador da doença. Melo Filho acredita que, nos casos mais difíceis, somente o tratamento concomitante da mãe e do filho permitiria obter resultados positivos. O difícil seria convencer as mães de seu papel nocivo e causador/agravante da doença. Os problemas na relação mãe/filho na gênese da asma iniciam-se, ou podem iniciar-se, muito cedo, ainda quando o indivíduo é um bebê. Nessa fase, se a criança não é suficientemente atendida e reconfortada pela mãe, tentará diferentes meios para obter melhores cuidados, contexto em que a respiração asmática pode se revelar o melhor método para atrair a desejada atenção.[2] Se bem-sucedido, isto é, se, por meio do desencadear da crise de asma, o bebê alcançar o objetivo de receber mais atenção e cuidados, ele aprenderá esse caminho como eficaz para resolver suas dificuldades e carências.

*Quem ama não adoece*

O aprendizado cria o condicionamento. Se uma crise de asma é seguida da redução da ansiedade ou do alívio do sofrimento, o indivíduo fica condicionado, ou "acostumado", a reagir dessa forma e, de maneira automática, a qualquer estímulo pelo qual tenha aversão ou queira evitar — conscientemente ou não.

A literatura médica apresenta alguns exemplos — curiosos, por sinal — que ilustram bem o papel do condicionamento e do componente psicogênico. A sugestão, por exemplo, é de suma importância, tanto para o desencadear das crises como para o seu alívio e, nesse sentido, a hipnose, por exemplo, pode ser útil. Um dos exemplos é o de um asmático que, tendo seus acessos desencadeados por poeira, sofre um ataque quando, assistindo a um filme de faroeste, aparece na tela um tropel de cavalos levantando poeira. Outro, de pessoas alérgicas a flores que têm sua crise desencadeada ao entrar em uma sala com flores — e somente depois descobrem que tais flores são artificiais.

Já o papel da sugestão no alívio dos ataques é ainda mais curioso. Rees[21] conta o caso de um médico que sofria de asma e foi passar um final de semana em um hotel afastado, no campo. Despertou no meio da noite com forte crise asmática, estendeu a mão para o interruptor de luz e, não o encontrando, em desespero, armou-se de um sapato, tateou a parede até chegar à janela e, sentindo o vidro, estilhaçou-o. Respirou profundamente, o acesso passou, e ele teve uma noite tranquila. Ao acordar pela manhã, descobriu, horrorizado, que havia quebrado o espelho do quarto e não o vidro da janela. Não posso atestar a veracidade da história, mas sem dúvida ela é bastante ilustrativa do que aqui se deseja demonstrar.

Não pretendo com isso ignorar a participação dos fatores alérgicos, mas estes somente parecem atuar em indivíduos psiquicamente predispostos e em presença de situação desencadeante revestida de apelo emocional. Clássico é o caso do médico francês Trousseau, que era asmático. Um dia, ele surpreendeu o seu cocheiro, a quem muito estimava e em quem muito confiava, roubando aveia na estrebaria. Foi então dominado por um dos mais violentos acessos de asma que jamais sofrera. Ao analisá-lo, mais tarde, ele próprio concluiu ter sido a combinação da ira com a poeira da estrebaria a causa de tão séria crise. Raciocinou que a poeira, apenas, não era capaz de fazê-lo, visto que já estivera exposto a uma quantidade idêntica pelas ruas de Paris, sem sofrer um ataque.

*Doenças alérgicas e pulmonares: A pele como espelho da alma*

## OUTRAS DOENÇAS ALÉRGICAS

Além da asma, as outras manifestações alérgicas, como a rinite e as dermatites (distúrbios alérgicos da pele), guardam íntima relação com as emoções. O mesmo Rees citado acima relata uma experiência em que várias pessoas foram colocadas em uma sala especialmente preparada, onde uma quantidade constante de pólen circulava por meio de um ventilador. Analisaram-se as reações da mucosa nasal das pessoas e verificou-se que elas guardavam uma clara relação com o estado de tensão emocional do indivíduo. Ou seja, a reação a um fator capaz de provocar alergia é muito maior quando a pessoa está tensa do que quando está descontraída, podendo, nesse último caso, nem sequer desenvolver-se, apesar da presença do fator capaz de provocá-la.

Há também, no caso da rinite alérgica e da febre do feno (doença alérgica por excelência), importante participação da sugestão e do condicionamento. Descrevem-se os casos de pessoas sensíveis ao pólen que desenvolvem rinite ao visitar uma galeria de arte, onde estavam expostas telas com searas de trigo na paisagem.

As doenças alérgicas — todas elas — constituem, pois, condições em que o fator psicoemocional desempenha um importante papel, resultando o distúrbio menos do fator externo capaz de provocá-la e mais de uma predisposição orgânica e psicológica, aliada a uma situação atual geradora da sensação de frustração ou perda, que seria o desencadeante da crise. A predisposição psicológica a que se faz referência acima seria, tal como na asma, resultante de uma relação cronicamente conflituosa com uma figura materna pouco amorosa porém muito controladora e dominadora.

## A PELE COMO ESPELHO DA ALMA

A pele é a parte do corpo, por excelência, que mantém contato com o exterior. É compreensível, portanto, que seja utilizada — inconscientemente — para comunicar emoções não expressas verbalmente ou por meio de atitudes vo-

*Quem ama não adoece*

luntárias. Dessa forma, Haynal[2] estabelece os seguintes vínculos entre alguns distúrbios da pele e o estado da alma:

- A *palidez crônica*, principalmente a facial, exprime frequentemente sofrimento, particularmente em pessoas masoquistas e com estruturas obsessivas compulsivas.

- O *rubor*, por sua vez, seria encontrado habitualmente em pessoas que, temendo mostrar seus sentimentos, os exprimem de forma involuntária, ficando enrubescidas. Associa-se, com frequência, a emoções ou pensamentos proibidos, com conteúdo sexual ou agressivo.

- A *sudorese* profunda e crônica exprime geralmente um estado de ansiedade crônica.

Além desse papel de comunicação, a pele, como invólucro do corpo, exerce também o papel simbólico de proteção, o que é um fator a mais a ressaltar a vinculação entre os distúrbios e doenças da pele e o psiquismo. Tal vínculo não data de hoje. Antigamente, já se utilizava a expressão *neurodermite*, para denominar alguns tipos de eczema, querendo significar sua origem "nervosa". Também não é recente a possibilidade de eliminar as verrugas ou induzir o aparecimento de urticária por intermédio de hipnose, denotando a clara influência da mente sobre as alterações da pele.

A importância da pele como via de comunicação do estado da alma fica clara em situações como o herpes, tanto o genital quanto o labial, com forte ligação com as emoções. Foi muito divulgado na época o caso do presidente da República cujo vasto bigode não era suficiente para disfarçar a "irritação da pele", que surgia no canto de seus lábios nas fases de maior tensão.

Com relação ao herpes genital, Melo Filho[7] cita o caso de um paciente cujas recidivas do mal eram principalmente ligadas a conflitos oriundos de relações extraconjugais indutoras de sentimentos de culpa. As crises de herpes surgiam quando ele desejava, ou combinava, os encontros amorosos que intimamente condenava.

## Doenças alérgicas e pulmonares: A pele como espelho da alma

Observação curiosa é o significado psicodinâmico de dois distúrbios muito comuns da pele: o prurido e a urticária. A coceira parece representar uma forma disfarçada de descarregar sentimentos de excitação sexual ou de agressão, o que, aliás, justificaria o uso da expressão "isto é de dar coceira", quando alguém se vê diante de uma situação inusitada ou excitante.

O prurido parece encerrar esse significado também nos animais, e não apenas no homem: quando impulsos agressivos são de alguma forma inibidos, o animal tende a ficar se coçando ou lambendo.[2] É um meio, assim, de descarregar a tensão, quando sua expressão esteja impossibilitada. No caso dos seres humanos, haveria, como característica das pessoas que tendem a apresentar prurido de origem psíquica, uma acentuada sensibilidade às tensões das outras pessoas, mas uma incapacidade para exprimir, de forma adequada, as suas próprias emoções; daí o bloqueio, a congestão e, em consequência, o prurido. São pessoas que, quando crianças, sempre deram aos pais a impressão de ser crianças "boazinhas". Portam em regra um caráter rígido, que decorreria da necessidade de dar combate a uma enorme ansiedade, que as faz extremamente dependentes de seus objetos amorosos.[2]

Nesse contexto, o prurido ocorreria, ainda segundo Haynal, por ocasião da intensificação dos sentimentos agressivos. Tais sentimentos poderiam advir de ódio a si mesmo ou decorrer de impulsos agressivos contra terceiros, ou ainda de tensões sexuais não resolvidas. É importante lembrar aqui que o prurido encerra, a um só tempo, sensação de prazer e dor, traduzindo um desejo de punição associado ao prazer.

A urticária, aquela reação da pele caracterizada por placas avermelhadas e prurido, e habitualmente associada a reações alérgicas ou "intoxicações", encerraria, para Trace e Graham,[Apud 2] significado simbólico do desejo de sofrer maus-tratos. Um outro autor, Musaph, também citado por Haynal, estudando trinta pacientes com urticária crônica, encontrou em todos personalidades melancólicas e deprimidas. Notou ainda que, na maioria dos casos, importante contrariedade havia precedido o aparecimento da urticária.

Há, porém, uma doença, a esclerodermia, que melhor reflete o papel da pele como espelho da alma. Esta, considerada pelos médicos, do ponto de vista imunológico, uma doença de autoagressão, caracteriza-se, entre outras

*Quem ama não adoece*

coisas, pelo excessivo endurecimento e ressecamento da pele e do tecido imediatamente abaixo dela. A pele, embora lisa e sem rugas, é seca e dura, como secas e duras costumam ser as pessoas que da doença padecem. Ocorre em mulheres de vida francamente infeliz. Conheço uma paciente que, embora sem apresentar um quadro franco de esclerodermia, tinha a pele com essas características. Supervaidosa e orgulhosa de seu corpo e da ausência de estrias e celulites, era, no entanto, uma pessoa absolutamente incapaz de vivenciar o amor pelas outras — na verdade, enclausurava-se dentro de si mesma, talvez como equivocada defesa para a sua absoluta fragilidade interior.

A história de vida dos portadores de doenças de pele (ao menos aquelas com maior componente psíquico) nos mostra, com frequência, a existência de uma mãe inadequada: quer superprotetora, quer francamente rejeitadora. Saliento mais uma vez que a superproteção por parte das mães é, paradoxalmente, uma faceta de desamor: desdobram-se em cuidados e excessiva proteção, numa tentativa, infelizmente inútil, de compensar a falta de genuíno amor dentro de si.

Voltamos mais uma vez ao ponto central que, mesmo correndo o risco de cansá-lo, caro leitor, vimos defendendo: quem não foi amado de forma adequada e/ou suficiente frequentemente não consegue amar. Não amando, será infeliz, e o corpo, adoecendo, será o palco para dar vazão e comunicar aos outros seu sofrimento.

# 14. ENVELHECIMENTO E MORTE

> *Todo mundo quer viver muito,*
> *mas ninguém quer ficar velho.*
> JONATHAN SWIFT, escritor
> irlandês do século XVIII.

O conhecimento de que inexoravelmente iremos morrer e a angústia daí decorrente, bem como aquela gerada pela perspectiva do envelhecimento, que em condições normais antecede a morte, constituem, desde as priscas eras e durante toda a história da aventura humana, uma fonte permanente de desassossego e sofrimento. Que o digam a lenda e os esforços em busca da fonte da juventude e do elixir da longa vida. Veja-se a saga de Ponce de León, que, ao chegar à América junto com Colombo, ouviu dos nativos a história da fonte da juventude e saiu em sua busca, e nela encontrou a morte. Que o atestem a literatura e a mitologia, desde Sísifo e Endimião até Goethe com seu *Fausto*, passando pelo *Dorian Gray*, de Oscar Wilde, e Simone de Beauvoir.

## VELHICE NÃO É DOENÇA

Mas a morte, tanto quanto o envelhecimento, não precisa necessariamente ser fonte de angústia e sofrimento. É possível, acredito eu, aceitar esses fatos como parte integrante da vida e, nesse sentido, com eles conviver. Tudo dependerá

*Quem ama não adoece*

de como encaramos e convivemos com a própria vida, consequência, por sua vez, da maneira como convivemos conosco.

A primeira questão a discutir aqui é o que entendemos por velhice. Essa concepção é, de fato, muito relativa, na dependência da época e do lugar que se considere. Em nosso país, por exemplo, no começo do século, a expectativa de vida média mal chegava aos 40 anos. Se entendida a velhice como a proximidade do fim do ciclo natural de vida. Alguém com 40 anos, naquela época, poderia ser rotulado de velho, o que nos dias de hoje seria, felizmente, um rematado absurdo.

De forma um tanto arbitrária, os médicos consideram gerontes (termo técnico, sinônimo de velho) as pessoas com 65 anos ou mais. Em alguns países e para alguns grupos, esse limite poderia ser ampliado para 70 anos. É óbvio, no entanto, que há aqui um importante componente individual. Haverá pessoas de 70 anos com mais vigor, saúde e disposição física e mental do que outras com 50 ou 55 anos. Como reza a sabedoria popular, "o que importa não é o ano de fabricação mas os quilômetros rodados".

Discussões semântico-filosóficas aparte, podemos entender a velhice como a fase da vida em que há uma clara diminuição da capacidade física e intelectual, caracterizando a proximidade do ocaso do ciclo vital. Ao falar em diminuição da capacidade, não estamos necessariamente falando em invalidez e/ou doença, apesar da maior frequência com que várias doenças se associam ao envelhecimento.

Há quase três milênios, Aristóteles já achava razões para descrever as doenças como uma "velhice adquirida", ao passo que a velhice era por ele considerada uma "doença natural". Destacava, além disso, o fato de que várias doenças levavam ao mesmo efeito que a velhice. Para Galeno, um dos pioneiros da medicina, a velhice é uma fase inescapável da vida, pela qual todos os que não morrem cedo têm de passar e, portanto, deve ser entendida como "vontade da natureza". Já as doenças, no entanto, ele as descreveu como contrárias à natureza, representando um distúrbio na trajetória natural da vida.

Em nossos dias, os médicos distinguem a velhice da doença. Assim, chamam de senescência à velhice saudável e de senilidade ao conjunto de doenças associadas ao envelhecimento. Da mesma forma, gerontologia é o ramo da

*Envelhecimento e morte*

medicina que estuda a velhice e o envelhecimento, ao passo que a geriatria cuida das doenças do idoso. Diferença similar, aliás, àquela que existe entre puericultura e pediatria.

É perfeitamente possível, a meu ver, uma velhice saudável; ou seja, a senescência sem senilidade. A velhice, para mim, com todas as suas limitações, não é, por si só, uma doença.

## A IMPORTÂNCIA DE MANTER-SE ATIVO: O DRAMA DA APOSENTADORIA

A sabedoria popular nos ensina — e com ela concordo em gênero, número e grau — que "a vida é como uma bicicleta: quem para cai". Por força da especialidade médica que exerço como cardiologista, tenho necessariamente convivido, com frequência, e de perto, com a angústia e o sofrimento dos mais velhos. E tenho testemunhado o enorme mal que, como regra, lhes traz a aposentadoria, particularmente para os indivíduos do sexo masculino. E isso não se deve apenas à previsível diminuição dos rendimentos e à queda do padrão de vida. O fulcro da questão parece residir na sensação de não mais ser útil, de "não mais servir para nada". O trabalho costuma ser, para a grande maioria das pessoas (infelizmente), uma fonte de angústia, tensão e insatisfação, e não de prazer. É compreensível, portanto, que muitos passem a vida sonhando com a aposentadoria.

Quando ela chega, no entanto, a sensação de vazio costuma ser muito grande. É importante, pois, que a pessoa se engaje em algum tipo de atividade, não necessariamente produtiva, que lhe seja prazerosa e restitua a sensação de utilidade. Nesse sentido, as mulheres, pelo menos aquelas da geração que atualmente está se aposentando, levam nítida vantagem sobre os homens. Primeiro porque, no contexto de nossa cultura, o trabalho tem em sua vida um significado bem menor. Segundo, porque, de uma forma ou de outra, dificilmente se aposentam de fato: casa, netos e às vezes filhos continuam a ser fonte de ocupação e interesse.

A questão, portanto, não reside na aposentadoria em si, mas na inatividade e na sensação de inutilidade. Por isso viagens, diversões e atividades de lazer,

*Quem ama não adoece*

por mais que sejam úteis e recomendáveis, não conseguem elidir por completo a sensação de vazio e a depressão que, na maioria dos casos, costumam associar-se à aposentadoria. Preservar algum tipo de atividade profissional, mesmo que em tempo parcial e em ramo totalmente diferente do anterior, parece-me fundamental para a autoestima das pessoas e para evitar a depressão da aposentadoria.

Alternativamente, pode ser útil também a dedicação a atividades que, mesmo não sendo profissionais nem produtivas do ponto de vista financeiro, proporcionem sentimentos de confiança e satisfação realizadora. O importante é que o indivíduo permaneça ativo e "ligado" ao mundo e ao que acontece a seu redor. Há muitos séculos, ao dissertar sobre a velhice, Galeno aconselhava os velhos a "aquecer e umidificar o corpo; tomar banhos quentes; beber vinho e, principalmente, *manter-se ativo*".

## VELHICE E FELICIDADE: UMA ASSOCIAÇÃO POSSÍVEL

Os budistas, séculos antes de Cristo, identificavam quatro grandes aflições da vida humana: o nascimento, a doença, a velhice e a morte (cabendo destaque para a sua equiparação entre nascimento e morte, em termos de sofrimento humano). Outros depois, na literatura, cantaram o horror da velhice:

> "O inimigo maduro a cada manhã se vai formando,
> no espelho de onde deserta a mocidade."
> FERREIRA GULLAR

> "Há muito suspeitei o velho em mim.
> Ainda criança, já me atormentava."
> CARLOS DRUMMOND DE ANDRADE

Múltiplas são as razões pelas quais é a velhice associada a sofrimento e constitui, ao menos em nossa sociedade ocidental, fonte de depressão e angústia. Para se ter uma ideia da dimensão do problema, estima-se que nada menos

*Envelhecimento e morte*

do que 1/4 de todos os suicídios ocorra entre pessoas com mais de 65 anos[55] e que cerca de 15% de todas as pessoas acima dessa idade apresentem sintomas depressivos: tristeza, fadiga, desesperança, distúrbios do sono etc.

A primeira dessas razões é, em minha opinião, a atmosfera de desamor que costuma cercar os velhos, ao menos em nossa cultura ocidental. Há quem proclame, e eu concordo, que o pior aspecto da velhice nem seja tanto a perspectiva da morte próxima, ou as limitações impostas pela involução física ou intelectual, ou ainda a aposentadoria e a inatividade. O pior aspecto da velhice, e ao mesmo tempo uma das facetas mais dolorosas da trajetória normal da vida, é a sensação angustiante e melancólica que assalta o idoso: de não ser mais capaz de inspirar amor — a quem quer que seja.

Essa sensação deriva fundamentalmente do meio cultural no qual estamos imersos: o culto à juventude, à beleza física, ao dinheiro e ao poder. Ora, o velho, como regra geral, não tem mais nada disso. A velhice é, em nossa cultura, sinônimo de feiura, rugas, fragilidade, desamparo. Enquanto jovens e na meia-idade, temos dificuldades de aceitar — e até de imaginar — a vida sexual dos idosos. Tendemos a não levar em conta suas opiniões. Não valorizamos nem mesmo suas queixas e sofrimentos: em nossa cultura e *enquanto lá não chegamos*, consideramos natural o velho sofrer.

O mesmo já não ocorre, no entanto, nas culturas orientais, onde, como regra, o respeito pelos mais velhos é genuíno e profundo e ter um ancião em casa é motivo de orgulho, e não um incômodo. Siegel[18] informa que, nas culturas menos competitivas e individualistas, em que há união mais estreita entre os membros da comunidade, com maior grau de troca afetiva e apoio recíproco, os velhos conservam um papel ativo. Em comunidades assim estruturadas, diz ele, o nível de tensão é menor e, curiosa mas não surpreendentemente, menor é a prevalência do câncer.

Outra importante fonte de angústia trazida pelo envelhecimento é o receio de perder a autonomia e a liberdade, de ficar dependente das outras pessoas. Existe aqui o componente real imposto pela progressiva redução da capacidade física e dos órgãos do sentido, como visão e audição, que, ao limitar a capacidade de locomoção, limitam também a liberdade. Mas há novamente a influência do fator cultural, o receio de ser um "peso" para as outras pessoas.

*Quem ama não adoece*

O terceiro aspecto relaciona-se à perda de perspectiva do futuro e da possibilidade de sonhar. Na juventude, temos todo um futuro à frente, e os sonhos — por mais irrealistas que sejam — se nos afiguram factíveis e soam quase como antevisão do futuro. As perdas são, portanto, em geral mais bem toleradas, e é o porvir que baliza o tempo. Na meia-idade, acalentamos ainda alguns sonhos e há ainda perspectivas para o futuro, mas as principais escolhas já foram feitas e não esperamos mais mudanças significativas na vida. Vive-se, pois, mais o presente. Já na velhice, como regra geral, o que vai predominar é a vivência do passado. O presente parece lento, demorado e vazio. O futuro não existe ou, se existe, apresenta-se encurtado e sem atrativos.

Esta é, sem dúvida, uma situação sofrida e angustiante. Sonhar com o futuro, acalentar perspectivas de mudança e realizações é condição essencial para o bem-estar das pessoas. Alguém já disse, e concordo, que a felicidade está no presente e no futuro, não no passado, por melhor que ele tenha sido.

Outra questão a considerar é a constatação de que, mais talvez do que em outras "passagens" da trajetória humana, a velhice é época de mudanças significativas. Há mudanças dos papéis desempenhados na vida social e familiar, mudam as amizades e as relações sociais, modificam-se a situação econômica e o comportamento, outros serão os interesses e as oportunidades. Até o relacionamento do indivíduo com seu próprio corpo é diferente.

Com tantas mudanças, não é surpreendente que haja também angústia e sofrimento. Afinal, poucos medos são tão universais entre os humanos de todas as latitudes como o medo de mudanças, principalmente pelo que encerram de desconhecido. Acrescente-se, por fim, a consciência e a perspectiva da proximidade da fonte de todos os medos: a morte.

Se tantas são as razões que enumeramos para o sofrimento e a angústia dos mais velhos, como admitir a possibilidade da felicidade na velhice? A resposta é simples: o potencial que cada um dos aspectos até aqui enumerados tem de nos fazer sofrer guarda um importante componente individual, tem muito a ver com a nossa história passada de vida, com os valores que cultivamos. E tem a ver também com as atitudes que tomamos em face da própria velhice.

Quem, durante toda a vida, não conseguiu conviver bem consigo próprio, como irá consegui-lo na velhice? Quanto mais frágeis formos interiormente,

## Envelhecimento e morte

mais precisaremos, para um mínimo de bem-estar, dos chamados "reforços exteriores", isto é, dinheiro, poder, atração física. E estes são atributos que, além de geralmente escassear na velhice, perdem também grande parte, ou a totalidade, de seu significado. De repente, alguém que durante toda a vida investiu nesses valores cai na realidade de sua tremenda falta de sentido. Deve ser terrível, imagino, a angustiante sensação de percepção do vazio e da inutilidade da vida que viveu. E o pior é que não há nada para preencher esse vazio, pois o crescimento e o amadurecimento interiores foram esquecidos. Paulo Autran, o célebre ator, afirma que não temem a velhice os que, em qualquer idade, de fato amadureceram. Os que não amadurecem, assegura, temem de fato qualquer coisa.

E amadurecer significa, para mim, fundamentalmente, estar em paz consigo mesmo. O conceito psíquico de maturidade emocional implica um grau satisfatório de ajustamento da pessoa à vida em suas várias esferas.[21] Pode-se dizer que alguém amadureceu quando está apto a controlar seus interesses egoísticos e a pensar mais nos outros e na sociedade. Quem for capaz de amar, enfim. Ora, quem foi egoísta e não amou toda uma vida foi, com certeza, alguém infeliz. Na velhice, o egoísmo e o desamor tendem a aumentar e, por conseguinte, também a infelicidade.

A história de vida da pessoa é, pois, fundamental para a qualidade de sua velhice. Quem foi feliz enquanto adulto jovem e na meia-idade será, tenho certeza, um velho feliz, salvo alguma grande ocorrência externa que venha a perturbar o percurso. Além disso, é importante também a forma como a pessoa, deliberada e conscientemente, encara seu envelhecimento e com ele convive. Acredito firmemente que a decisão intelectual e "pensada" de não ser um velho infeliz ajuda, e muito, a ter uma velhice saudável.

A primeira regra é não "desligar-se" do mundo e da vida, sem que ela seja dada por encerrada. Encarar a velhice tão somente como a antessala da morte, vislumbrando apenas um futuro estreito e sem perspectiva, é caminho seguro para que a velhice seja justamente isso: antessala da morte e total ausência de futuro. É preciso continuar acreditando, sonhando e, portanto, vivendo.

A segunda regra, intrinsecamente ligada à primeira, é algum tipo de objetivo ou meta que dê sentido à vida. Pode ser um trabalho, um amor (novo

# Quem ama não adoece

ou velho), ver os netos crescerem e florescerem, um livro que se pretenda escrever, quadros que se desejem pintar, um novo curso a fazer, círculos de amigos a cultivar, uma sonhada viagem nunca concretizada..., algo enfim que confira interesse à vida.

A terceira regra é manter acesos a busca e o desejo de prazeres. Como lembra o já citado Paulo Lima,[56] é preciso não perder o prazer de viver. Praticar esporte, tomar cervejinha com os amigos, seduzir e amar outras pessoas, tudo isso não deixa de ser normal e recomendável porque se envelheceu. Chama a atenção de quem viaja de carro pela Europa, no verão e na primavera, a quantidade enorme de casais e grupos de idosos viajando, dirigindo seus carros, rebocando seus trailers, vivendo enfim. Aqui no Brasil, insiste Lima, os velhos se "acomodam" à velhice, recusam o convite do verão à vida e limitam-se a esperar morrer. Ele afirma que muitas são as pessoas de idade que, embora conservando um nível razoável de saúde mental e física, "autodeclaram-se incapazes para o prazer. São, provavelmente, as mesmas pessoas que, nos primeiros dois terços da vida, teimaram em alimentar o mito da eterna juventude, fingindo ignorar a morte e, assim, de fato, ignorando a vida." Acha ele, e concordo, que haveria nessas pessoas um provável componente sadomasoquista que as leva a decretar-se incapazes para o prazer e, sempre que possível, tratam de exibir aos outros "seu sofrimento silencioso e lento".

Em contraste com estas — infelizmente, talvez, a maioria —, as pessoas mais velhas que não perderam o prazer como ideal (o prazer de viver) "mantêm o brilho e vivem rodeadas pelos mais jovens, que parecem encontrar nelas mais motivos para festejar a graça da vida e da morte".

Uma outra regra importante a manter os laços do idoso com a vida é a tomada da decisão de nunca parar de aprender. Se para isso estivermos abertos, teremos sempre coisas novas a aprender. Esse, diz Browder,[57] é o maior encanto: saber que, pelo simples fato de estarmos vivos, tudo pode acontecer, até mesmo coisas boas.

Há, por fim, que usufruir as vantagens próprias da velhice, que ela também as tem: o fim da competição e da disputa, a tranquilidade da missão cumprida, o alívio das responsabilidades de criar e educar filhos, a prazerosa sensação de ter testemunhado a vida acontecer. A liberdade e a sabedoria que a idade

*Envelhecimento e morte*

traz a quem sabe saboreá-la podem conferir um novo tempero à vida, até nas relações amorosas. E ter em mente — e acreditar — que a velhice não implica, necessariamente, regressão e espera da morte, até mesmo no fisicamente debilitado. "O endurecimento das artérias e das juntas, a maior fragilidade dos ossos e a redução da visão podem ser desvantagens e dificuldades, mas não podem acabar com a nossa alegria de viver — a não ser que o permitamos."[5]

## RAZÕES BIOLÓGICAS DO ENVELHECIMENTO E DA MORTE

A compreensão e a aceitação — do envelhecimento e da morte imbricam-se, de forma muito íntima, com a própria compreensão da vida. E, abstraindo qualquer conotação religiosa, é difícil compreender a razão de ser da vida.

Do ponto de vista estritamente biológico, todavia, tanto o envelhecimento como a morte fazem sentido, e não poderia ser diferente. Vistas as coisas sob a ótica da biologia e da natureza, o que interessa é a sobrevivência da espécie, e não do indivíduo. Todo o esforço da natureza com relação ao indivíduo parece dirigido no sentido de fazê-lo atingir a idade reprodutiva e, a partir daí, sobreviver apenas o bastante para assegurar sua descendência — ou seja, criar os filhos.

A observação das outras espécies animais indica que poucas são aquelas em que os indivíduos da espécie sobrevivem muito além da idade fértil. O salmão do Pacífico, por exemplo, que somente se reproduz uma vez na vida, envelhece e morre rapidamente após a reprodução. O macho das abelhas e das formigas morre obrigatoriamente após fecundar a fêmea, e nisso parece resumir-se a sua missão na vida.

A relação reprodução/envelhecimento explicaria uma outra importante noção que nos traz a biologia, embora não seja de unânime aceitação: o envelhecimento e, de certa maneira, até mesmo a morte somente existem nos organismos complexos.

Tome-se o caso de uma ameba, por exemplo, ou outro organismo unicelular (formado por uma única célula) qualquer. Uma ameba não "envelhece" e, a rigor, não morre, a menos que seja destruída por um agente ou força externa. Após

*Quem ama não adoece*

um dado tempo de vida, ela simplesmente divide-se em duas outras amebas idênticas, suas "filhas", que continuarão a espécie. Não creio que possamos dizer que a "ameba-mãe" de fato tenha morrido e muito menos que tenha "envelhecido". À medida que os organismos vão-se tornando complexos, começa uma progressiva divisão de tarefas, ou seja, aparecem células especializadas, aptas a cumprir apenas determinada função. Surgem, assim, as chamadas células germinativas, cuja única tarefa é a reprodução da espécie. Se aplicarmos aos animais superiores — o homem entre eles — o mesmo raciocínio que aplicamos à ameba, chegaremos, por analogia e forçosamente, à mesma conclusão: o homem que tem filhos, a rigor, não morre; continua a viver por meio deles.

Como já disse, todo o esforço da natureza parece dirigir-se à sobrevivência da espécie e, nesse sentido, a seu aperfeiçoamento. Daí a evolução das espécies. Essa concepção evolutiva da vida é, por razões óbvias, incompatível com a imortalidade, com a sobrevivência contínua. Tanto o envelhecimento quanto a morte são, pois, essenciais à vida, e deles, com certeza, jamais nos livraremos. Poderemos, no máximo, adiá-los, o que, aliás, vimos conseguindo com admirável rapidez e êxito. Qual o limite máximo possível desse "adiamento" é, e talvez por muito tempo ainda seja, uma grande incógnita.

Discute-se muito se haveria um limite máximo, geneticamente programado e preestabelecido, além do qual a vida humana não prosseguiria. O fato é que existem células no organismo que não se reproduzem e não podem ser substituídas, entre as quais as células nervosas, que formam o cérebro. Parece lógico que, com o passar do tempo, tais células "se desgastem" e morram, e, com elas, morramos progressivamente até o suspiro final.

A juventude eterna e a imortalidade são, pois, ao que tudo indica, inalcançáveis. A tarefa que nos cabe é tornar nossa passagem por esse mundo algo agradável, útil e, preferencialmente, tão duradoura quanto possível.

## A ANGÚSTIA E O MEDO DA MORTE

Os psicanalistas dizem — e é provável que estejam certos — que o medo da morte é a origem "mãe" de todos os medos. Abstraindo novamente qualquer

## Envelhecimento e morte

conotação religiosa, todos nós nascemos e morreremos sem saber o porquê. Sentimos, e não é fácil conviver com essa sensação, que não detemos quase nenhum controle sobre a vida. E muito menos sobre a nossa morte, que pode ocorrer a qualquer momento, quando menos a esperamos e de uma maneira que nem sequer imaginamos.

A insegurança gerada por essa falta de controle, pela sensação de que é algo que foge a nosso alcance compreender quem ou o que "manipula" os cordéis que determinam os rumos de nossa vida, é a fonte maior de todos os medos e da tremenda necessidade que temos de amor e aconchego.

O medo de perder o amor, ou a angústia de não tê-lo, é o principal determinante da ansiedade de todo ser humano. Na infância e até na juventude, esse medo nada tem a ver — no plano consciente — com o medo da morte. Na idade adulta, porém, e em particular a partir da meia-idade, o medo de perder o amor do outro confunde-se com medo da perda da própria vida.[58]

A noção de que do medo básico e universal da morte advém a necessidade igualmente básica e fundamental de amor nos conduz a uma ilação óbvia e, a meu ver, profundamente verdadeira: quem de fato tem o amor convive bem com a própria morte e, a rigor, não a teme. Chegamos, então, a um aparente paradoxo: os que mais amam a vida, as pessoas de fato felizes, são as que menos se preocupam, receiam e angustiam-se com a morte. O paradoxo, entretanto, é apenas aparente, porque, como vimos, amor e aconchego são tudo o que mais queremos da vida e o melhor antídoto contra o medo da morte.

Na mesma linha de raciocínio, as pessoas que mais se apegam a valores materiais — dinheiro e poder — são em geral as que menos amam e as menos felizes. Tais pessoas tendem a encarar a vida também como sua propriedade, e a morte se lhes afigura como uma violência, uma "apropriação indébita", uma negação a todo o sentido que deram à vida.

A perspectiva e a consciência da morte dão a essas pessoas a percepção angustiante de que foi em vão todo o esforço que despenderam para controlar e dominar os outros e a vida. Percebem — no final, e infelizmente apenas no final — que as posições, os bens materiais e tudo o que acumularam se esvaem como "areia por entre os dedos que se fecham, na desesperada e vã tentativa de mantê-los".[59]

*Quem ama não adoece*

Há, porém, uma outra razão, embora de bem menor intensidade, para o medo que alimentamos da morte. É o medo do desconhecido, do que haverá depois da morte. É bem verdade que também aqui o medo do desconhecido tem algo a ver com o medo de perder o controle e, portanto, toca nos pontos nestas páginas discutidos. Não há dúvida, no entanto, de que não saber pelo que se vai passar e o que se vai encontrar do outro lado é, por si só, motivo de angústia.

Abstraindo novamente toda conotação religiosa (o que, de fato, é difícil quando se fala da morte), ninguém até hoje "voltou" (e certamente jamais voltará) para dizer como são as coisas do lado de lá. Mas há alguns relatos interessantes de pessoas que sofreram parada cardíaca, isto é, estiveram tecnicamente mortas e foram recuperadas pelos médicos. Ou de pessoas que desmaiaram e recuperaram-se espontaneamente.

O próprio Freud, em 1912, ao recuperar-se de um desmaio, teria dito: "Como deve ser doce morrer."[60] Os pacientes com os quais pessoalmente conversei, após voltar de uma parada cardíaca, ou se recuperar de um coma prolongado, ou não se lembravam absolutamente de nada (pensavam ter dormido, e às vezes, após dias ou semanas em coma, supõem ter adormecido na noite anterior) ou relatavam sonhos com lugares belos e de muita paz.

Lidando basicamente com o mesmo "material", isto é, pessoas que se recuperam de uma parada cardíaca ou de um coma prolongado, o psiquiatra americano Raymond Moody Jr.[Apud 59] encontrou um grande número de pessoas que lhe fizeram relatos semelhantes. Muitas foram aquelas que, a despeito de diferentes origens geográficas, educação e crenças religiosas, disseram ter experimentado inicialmente uma sensação de ruídos, que algumas descreveram como música e outras como zumbidos. Em seguida, sentiram-se saindo do próprio corpo e foram capazes de ver os médicos trabalhando para salvá-los. Foram capazes de atravessar paredes, e descrever cenas que estavam ocorrendo naquele momento, em outros lugares distantes dali, com uma precisão de quem de fato as presenciara. Entravam depois em um túnel que percorriam até atravessar totalmente e chegavam a um lugar onde encontravam um "Ser de Luz", que os recebia e, sem usar palavras, fazia com elas a revisão de sua vida. Nesta, dois pontos eram salientados: a falta de generosidade para com as outras pessoas e a recusa em aproveitar as oportunidades de crescimento. A caminhada continuava até a pessoa chegar a uma espécie de barreira, que ela sentia desejar e dever atravessar, mas, quando se dispunha a fazê-lo, era puxada para trás e acordava em seu próprio corpo, o que coincidia com o término das manobras médicas de recuperação.

Não temos como saber se as pessoas que assim relataram suas experiências com as fronteiras da morte de fato assim as vivenciaram, ou se contaram o que, em seu imaginário, seria esperável ocorrer. Tudo leva a crer, no entanto, que, se a ideia da morte amedronta e angustia, o morrer propriamente dito não parece ser doloroso ou sofrido. Imagino que talvez nem sequer o percebamos, da mesma forma que também não percebemos o exato momento em que adormecemos.

## A NEGAÇÃO E A MEDICALIZAÇÃO DA MORTE

O medo e os mistérios que cercam a morte são certamente tão antigos quanto a consciência dela; no passado, porém, a morte não era negada nem escondida e se cercava de rituais que lhe eram próprios. Morria-se em família, rodeado pelos entes queridos (inclusive as crianças) e, na melhor das hipóteses, acompanhado também do sacerdote ou de quem lhe fizesse as vezes.

A partir do final do século passado, no entanto, e principalmente a partir do início do século XX, a morte começou a ser negada, escondida e, sobretudo, "medicalizada". A face mais evidente de nossa tentativa de negar a morte é a preocupação de escondê-la das crianças: não as deixamos presenciar a morte, não conversamos sobre o tema com elas e, com frequência, inventamos histórias como, por exemplo, dizer que alguém partiu "para uma viagem muito longa", ou então que foi "levado por papai do céu".

Uma outra consequência dessa atitude de negação é nossa postura diante dos doentes ditos "terminais", isto é, aquelas pessoas que sabemos que morrerão em poucas horas ou dias. Evitamos conversar com elas sobre isso de forma aberta e franca, transmitindo-lhes em geral palavras de ânimo em que, na maioria das vezes, não acreditamos. E se o doente tenta falar sobre o

*Quem ama não adoece*

assunto, a tendência da maioria é dizer coisas como: "Deixe de bobagem, você vai ficar bom." Ou: "Que ideia é essa? Você não vai morrer." Por uma triste ironia, contudo, é justamente nessa hora, quando imbuídas pela consciência da morte próxima, que as pessoas se beneficiariam de uma conversa franca a respeito; mas, ao perceber o desconforto dos que o cercam ao conversar sobre o assunto, o moribundo se retrai, fecha-se e convive sozinho com a angústia do fim próximo que antevê. Segundo D'Assumpção, muitos desses pacientes afirmaram ter parado com suas tentativas de conversar sobre a morte para evitar sofrimento aos familiares e amigos. E passavam a sofrer com o silêncio que lhes foi imposto pela resistência das outras pessoas.

Duas são as explicações possíveis para esse "novo" posicionamento diante da morte: a não aceitação de nossa própria morte e sua "medicalização". Em nosso inconsciente, somos imortais. A morte é algo que acontece com os outros, não conosco, ou não já. A confrontação com a realidade da morte do outro nos relembra incomodamente nossa própria finitude. Há, além disso, um outro fator: se a pessoa que morre é um ente querido, uma pessoa da família, seu falecimento ou a perspectiva dele nos provoca remorsos, por tudo que por ele não fizemos enquanto vivo. Como lembra Beauvoir, "nunca se faz tudo que é possível por alguém, sempre restam muitas recriminações a fazer".[61]

Intimamente relacionada com a nossa negação da morte é a tendência à sua "medicalização". Como salientamos no início, até o século passado, o doente morria em sua casa, geralmente em sua cama e cercado pelos seus. Hoje, salvo nos casos de morte inesperada, ninguém morre mais em casa, morre-se quase que obrigatoriamente em hospitais e, de preferência, em unidades de terapia intensiva.

O aspecto irracional e até trágico dessa postura é que se internam pacientes graves em hospitais, os quais são mantidos ali, mesmo quando todos — parentes, médicos e muitas vezes o próprio paciente — têm plena consciência de que de nada adianta aquela internação. O que se pretende não é salvar o doente, é evitar a seus familiares o dissabor de tê-lo morrendo em casa. Priva-se a pessoa daquilo que ela certamente mais desejaria no crucial momento da morte: a presença e o carinho dos seus e o conhecido e reconfortante aconchego de sua cama e seu quarto.

*Envelhecimento e morte*

Nas unidades de terapia intensiva, a situação é ainda pior: fica-se cercado de estranhos, que, até por dever de ofício, se comportam com a precisão e a eficiência das máquinas, mas também, em geral, com a mesma insensibilidade.

Diz-se que no passado havia a "clericalização" da morte, ou seja, era o sacerdote, o pajé ou o curandeiro que comandavam o ritual da morte. Hoje, a morte "medicalizou-se". Quem a "preside" é o médico. É ele quem tudo decide, até mesmo o momento em que deva decretar-se que o doente morreu. O paciente, coitado, principal interessado, não é levado em conta, principalmente nas UTIs. Se tentar reagir, manifestar seu desejo de alta, de exercer seu direito de morrer em casa ou de não ter prolongado em vão seu sofrimento, é sedado e posto a dormir, mesmo contra a vontade.

Não foram poucas as vezes que presenciei a manifestação do intenso desejo de pacientes graves de receber alta para morrer em casa, mas que viram negada, por mim, pela equipe de saúde, pela família, a satisfação desse último — e, certamente para ele, fundamental — pedido. Como lembra Zaidhaft,[1] o "ideal de morrer velho, lúcido, saudável de repente contrasta com a realidade de se morrer velho, sim (os progressos da medicina estenderam a duração média da vida), mas isolado, hospitalizado, sedado, com um processo de morrer prolongado ao extremo, até que os médicos decidam que não podem fazer mais nada".

## A MORTE COMO ATO DE VONTADE

O Capítulo 9 já tratou do suicídio, e não é, portanto, sobre ele que falaremos aqui. A morte como ato de vontade a que me refiro é a morte natural porém decidida, mesmo que não muito conscientemente, pelo indivíduo. Ou seja, a morte como resultado da decisão de não querer mais viver.

Os longos anos que tenho de convivência com doentes graves e moribundos dão-me hoje a certeza — compartilhada, aliás, por outros colegas — de que as pessoas morrem, como regra geral, quando desistem de viver. Tal desistência pode ser expressa de diversas maneiras: verbalizada, transmitida por alheamento e apatia, corporificada pela recusa em alimentar-se ou colaborar com o tratamento e até a má resposta à terapêutica.

*Quem ama não adoece*

A psicanálise nos ensina que há em todos nós uma luta constante entre o instinto de vida e outro de morte. Para Melanie Klein,[Apud 1] a luta entre esses instintos antagônicos nos acompanha por toda a vida, mesmo que não tomemos consciência desse combate. A expressão maior desse instinto da morte é, para os psicanalistas, o ódio e seus correlatos: autodestrutividade, inveja, onipotência, crueldade, narcisismo, negativismo, propensão para acidentes e, dentro da linha que aqui defendemos e acreditamos, a ocorrência de doenças e a dificuldade para delas recuperar-se.

Além do instinto da morte, comum em grau maior ou menor a todos nós, há, por vezes, razões mais claramente identificadas — e individuais — para o desalento e a desesperança que nos levam a desistir da vida, podendo incluir a sensação de inutilidade ou de missão cumprida — nada mais haveria a fazer neste mundo —, o estado de doença, a velhice, a ocorrência de perdas... enfim, o sofrimento e o desencanto das mais diversas origens.

Uma situação na qual com frequência fica claramente exposta a intenção de "desligar-se" da vida é a da morte súbita. Em geral, embora nem sempre, ela ocorre na sequência de uma perda inaceitável para o indivíduo.[2] Engel[Apud 1] analisou 170 casos de morte súbita e, embora tenha encontrado alguns casos de morte após uma ocorrência muito prazerosa, estes foram exceção da regra. Em geral, o falecimento ocorreu após a perda, ou a ameaça de perda, de alguém ou de algo extremamente importante para a pessoa. Nesses casos, o mecanismo físico detonador da morte seria o estado de excitação/tensão emocional sobre o funcionamento do coração.

Para Freud, a morte assim decidida, ou psicogênica, decorreria da sensação de estar "desprovido". Acreditava o mestre que a "ânsia" pelo descanso final seria expressão da necessidade de livrar-se de um sentimento de inadequação à vida.[60] Referindo-se à própria morte que sentia se anunciar, Freud descrevia com estas palavras todo o drama de um indivíduo que assiste a essa aproximação: "Sinto-me torturado pelo conflito entre o desejo de paz, o receio de um sofrimento renovado (que um prolongamento da vida traz consigo) e a antecipação da tristeza de ser separado de tudo aquilo a que ainda me encontro ligado."

O poder da mente de decidir pela vida ou pela morte fica evidente em situações como a descrita por Kerchner,[Apud 2] médico militar dos Estados Unidos

*Envelhecimento e morte*

que relata o caso de um soldado americano feito prisioneiro que, enquanto acreditava que seria libertado em breve, se manteve em excelente estado de saúde; mas, desde que percebeu ser essa crença ilusória, abandonou-se e morreu em pouco tempo. Na mesma linha, podem-se incluir também os casos de morte por "feitiçaria". Condenada à morte em ritual de magia negra, e nisso acreditando, a pessoa sente-se a ela submetida de forma inexorável. Segundo Haynal,[2] atitudes de pseudoparalisia foram descritas nessas situações: o indivíduo renuncia, não se alimenta, não satisfaz às suas necessidades corporais.

Da mesma forma que, em algumas circunstâncias, a mente tem o poder de decidir pela morte, em outras pode decidir pela vida. Não se pretende com isso, como lembra Siegel,[18] dizer que possamos viver até quando quisermos e adiar a morte indefinidamente. Significa apenas que não morreremos, ao menos de causas naturais, enquanto para tal não estivermos preparados. Vários são os relatos de doentes graves, até agônicos mesmo, que conseguem adiar o desenlace, à espera da chegada de alguém que lhes seja caro e que desejem ver, ou para depois do Natal, do casamento do filho ou outra data importante

## O SENTIDO DA VIDA E DA MORTE

Sem vida, não há morte, e sem a morte não sei se conseguiríamos algum sentido para a vida. Não sei sequer se suportaríamos viver para sempre. Acredito que não. Como disse Freud, "o valor da transitoriedade é o valor da escassez no tempo. A limitação da possibilidade de uma fruição eleva o valor da fruição."[Apud 1] O valor da vida, portanto, está justamente no fato de ela ser limitada e transitória. A imortalidade, caso fosse possível, provavelmente faria de nossa vida, em não muito tempo, algo sem graça e sem vida, por paradoxal que possa parecer a afirmativa.

A constatação desse fato, no entanto, não elide em nós o medo da morte, a tendência a negá-la e a aspiração à imortalidade. Como lembra Zaidhaft,[Apud 1] todos nós precisamos, para sobreviver, de algum grau de ilusão de que a morte não nos pegará, nem aos que amamos — ou pelo menos que não nos pegará tão cedo. Por mais que tentemos negá-la e por mais que em nosso inconsciente,

*Quem ama não adoece*

talvez, a noção de morte nem exista, em nível consciente sabemos que ela virá, inexoravelmente, um dia.

A vida apresenta-se, pois, como uma "morte adiada", e é a sensação de impotência diante desse fim inevitável que nos impulsiona a viver e, por meio das realizações e da plenitude desse viver, tentar vencer a morte. Como Antonius Block no filme *O sétimo selo*, de Bergman, jogamos com a morte um jogo de cartas marcadas, cujo resultado é, por antecipação, conhecido de ambos os parceiros. No filme, o personagem é procurado pela morte, que afirma ter chegado a sua hora. Block com ela negocia e propõe uma partida de xadrez: enquanto resistir, a morte o esquece. Trato feito, iniciam o jogo e ao anoitecer o interrompem, para prosseguir no dia seguinte. Nesse intervalo, o personagem vai a uma igreja confessar-se e lá questiona o padre quanto ao sentido da vida e da existência de Deus, reclamando contra o absurdo da vida e "que ninguém pode viver com a morte diante dos olhos, sabendo que tudo é coisa nenhuma". Animado, fala ao padre sobre o seu jogo com a morte e, dizendo-se esperançoso da vitória (afinal, não perdera nenhuma peça e sua posição no tabuleiro era boa), revela a tática e os lances que empregaria para vencer o jogo. Nesse momento, o padre sai da penumbra e mostra no rosto descoberto que era a própria morte disfarçada. Na sequência, diz a Antonius Block que, conhecendo agora a sua tática, vencerá inevitavelmente o jogo.

Se o jogo da vida tem, para todos nós, seu resultado final antecipadamente decidido e sabido, resta-nos apenas a alternativa de usufruir ao máximo o prazer do próprio jogo, independentemente do resultado. A aceitação dessa premissa não alivia a angústia da consciência de nossa finitude e do "absurdo da vida", para usar as palavras do personagem de Bergman. Freud — novamente ele — diz ser a morte um "penoso enigma, contra o qual remédio algum foi encontrado e provavelmente nunca o será"[Apud 1] e afirma que o propósito da vida, tal como o enigma da morte, somente pode ser resolvido pela religião.

Em minha visão agnóstica, as religiões sempre tiveram, desde os primórdios, o papel de explicar aquilo que a razão, ou o conhecimento dos homens, não conseguia. Destarte, todas as religiões primitivas tendiam a divinizar os fenômenos da natureza, inexplicáveis pelo conhecimento de cada época ou

## Envelhecimento e morte

de cada povo: o Sol, a Lua, o dia, a noite, o trovão, o relâmpago, a fertilidade etc. Ora, com o progredir do conhecimento científico, só nos resta hoje uma grande e crucial questão não resolvida: a origem e a finalidade do universo e da vida — e de seu antípoda: a morte.

É compreensível, pois, que as religiões — todas, sem exceção — tratem dessas questões e tentem dar-lhes resposta com base na fé e nos dogmas, não na razão. Abstraindo, porém, essa conotação religiosa, e sem entrar no mérito da fé de cada um, parece-me fundamental buscar algum sentido para o enigma da vida e da morte. Beauvoir nos alerta que é inútil pretender integrar a morte na vida e conduzir-se de maneira racional em face de uma coisa que não o é: "Que cada um se vire como possa, na confusão dos seus sentimentos."[61]

Ainda assim, encontrar um sentido para a própria vida é o único meio de encontrar um sentido para a morte e, por essa via, encarar nosso fim com maior tranquilidade e menos angústia. Se entendermos o universo — e a vida dentro dele — como um complexo sistema em constante evolução, fica mais fácil aceitar nossa própria trajetória de vida como um processo que tem por finalidade a evolução, significando crescimento e desenvolvimento.

Todo o processo de vida — da vida de cada um — é feito de chegadas e partidas, de perdas e ganhos, de mortes e nascimentos. Assim, simbolicamente, para que nasça o bebê é necessário que "morra" o feto; o bebê dará lugar à criança, que "morrerá" para que "nasça" o adolescente; no lugar deste, o adulto, e assim por diante. Vistas as coisas sob esse ângulo, a morte insere-se de forma lógica como o estágio final dessa evolução e desse crescimento.

Quando nos referimos à vida de uma pessoa, no entanto, os termos "crescimento", "desenvolvimento" e "evolução" transcendem, de muito, o aspecto meramente físico, material ou socioeconômico. O crescimento de uma pessoa ao longo da vida até o seu encontro com a morte é, fundamentalmente, um processo de crescimento interior. De amadurecimento. Esse processo tem muito, mas muito mesmo, a ver com a relação que conseguimos manter com as outras pessoas. Tem a ver, em suma, com o amor.

Na partida de xadrez que todos disputamos com a morte, vários são os recursos de que lançamos mão para alimentar a ilusão da imortalidade: es-

*Quem ama não adoece*

crevemos livros, temos filhos, pintamos e produzimos outras obras de arte, plantamos árvores, criamos empresas e fundações, ansiamos por emprestar nossos nomes a logradouros e instituições etc.

De todas essas "jogadas" que armamos no vão esforço de vencer a morte, o amor é, sem dúvida, a mais eficaz, a ponte que liga a terra dos vivos à dos mortos: a única sobrevivência, o único significado.

É sobre o amor que falaremos nos próximos capítulos. Porque o amor é o tema central deste livro e o único meio que conheço de dar sentido à vida e, por extensão, à morte.

# PARTE TRÊS

## O AMOR É A MELHOR VACINA...
## E PODE SER O MELHOR REMÉDIO

# 15. O QUE AQUI SE CHAMA DE AMOR

*Quem souber amar o suficiente será*
*o mais feliz e poderoso ser do mundo.*
EMMET FOX, em *O sermão da montanha*

Quando, durante a fase de preparação deste livro, comentava com as pessoas sobre o título que escolhera — *Quem ama não adoece* —, a tendência de todos, ou quase todos, era interpretar o amor a que me referia no sentido sexual e/ ou romântico. Obrigava-me então a explicar a todos que o sentido que dava ao verbo era mais amplo: significava — como significa — o amor pela vida e pelo mundo, incluído aí, natural e fundamentalmente, o amor pelas pessoas, próximas ou distantes.

Essa explicação, se deixa clara a amplitude do sentido que conferimos ao amor, nada informa quanto ao que de fato entendemos por ele. Segundo Jablonski,[20] houve um autor, John A. Lee, que teria compilado mais de 4 mil descrições/definições do que era, ou deveria ser, o amor. A experiência no estudo da medicina tem-me mostrado que, quanto mais definições ou conceitos dado fenômeno ou condição recebe, menos de fato se sabe sobre ele. Também ao amor parece-me aplicável essa noção.

A leitura de algumas dessas definições — ousaria dizer o mesmo de todas se a elas tivesse tido acesso — não nos satisfaz por inteiro. A ida ao dicionário não parece ajudar muito. Caldas Aulete nos diz ser: "1 . Afeição profunda... Paixão atrativa de um sexo pelo outro... Tendência que têm para se unirem e procriarem os animais de sexo diferente... 2. Sentimento vivo de gosto por

*Quem ama não adoece*

alguma coisa, apego; desejo veemente de a possuir, a gozar ['a coisa']... Ternura, carinho, brandura... Cuidado, zelo... Relações amorosas, namoro..." Se o consultado for o Aurélio, encontraremos: "1. Sentimento que predispõe alguém a querer o bem de outrem. 2. Sentimento de dedicação absoluta de um ser pelo outro, ou a uma coisa. 3. Inclinação por laços de família. 4. Inclinação sexual forte por pessoa de outro sexo. 5. Afeição, amizade, simpatia."

Como se vê, os conceitos e facetas são múltiplos, e não creio que alguém possa se dar por satisfeito em enquadrar o amor em qualquer um desses conceitos isoladamente. "O amor é tudo isso junto, porém muito mais do que isso", escreveu meu pai,[62] já lá se vão mais de vinte anos. Mais certo, talvez, estivesse Chanford,[Apud 62] ao sentenciar que, "em matéria de amor, tudo é verdade e tudo é falso. É a única coisa a respeito da qual não se pode dizer um absurdo." Nessa mesma linha, Finck dizia que "o amor é constituído por tal tecido de paradoxos e existe em tão infindável variedade de formas e tipos que é possível afirmar-se praticamente qualquer coisa sobre ele... e de alguma forma estar certo".[Apud 20]

Com base no "*habeas corpus*" preventivo que as duas últimas citações me conferem, arrisco-me, neste capítulo, se não a definir, ao menos a tentar explicar o que aqui se chama de amor. Sem prejuízo da importância (inegável) do amor sexual e/ou romântico (objeto, aliás, de capítulo próprio), o amor-tema deste livro, e que, segundo creio, previne o adoecer, não é propriamente um sentimento. Preferiria descrevê-lo como um estado de espírito que se caracterizaria por tal sensação de quietude interior e satisfação consigo próprio que transbordaria para uma atitude otimista e desarmada perante a vida e as outras pessoas. Amar aos outros e à vida é, pois, mera consequência do amor a si mesmo.

## O AMOR A SI MESMO COMO PRECONDIÇÃO DE AMAR OS OUTROS

Crescemos ouvindo de todos — pais, mestres, religiosos — que não devemos ser egoístas, querendo, com isso, passar a ideia de que gostar muito de nós

*O que aqui se chama de amor*

mesmos é (ou seria) prejudicial e indesejável. As religiões, quase todas, têm como máxima e esteio fundamental do comportamento o amor ao próximo. O cristianismo, repetindo com outras palavras o que já nos ensinaram Confúcio e Buda, nos manda amar ao próximo tanto quanto a nós mesmos.

Há, nas colocações vistas, o equívoco de confundir o amor a si mesmo com o egoísmo. São, em verdade, polos opostos de um mesmo fenômeno, guardando o egoísmo uma relação inversa com o apreço que se tenha por si mesmo, como se fossem imagens num espelho (ver Figura 12).

Algum grau de egoísmo é obrigatório em todos nós, visto que, como salientou Freud,[Apud 63] é parte essencial do instinto de autopreservação de todas as espécies, a humana entre elas. Ou seja, ter cuidados consigo próprio, defender seus interesses legítimos, é normal e desejável. A questão é quando se extrapolam os limites dessa "normalidade" e se passa a ter um comportamento egoísta no sentido doentio e condenável da palavra. Como em quase todo fenômeno ligado ao comportamento humano, não é fácil estabelecer esse limite com precisão. Para Gikovate,[63] o que caracterizaria o egoísmo doentio e nocivo seria seu componente arbitrário, isto é, o indivíduo se arrogaria mais direitos do que os outros e, por conseguinte, não os respeitaria. E assim procederia achando natural e justo, dada a sua visão da vida e do mundo voltada fundamentalmente para si mesmo.

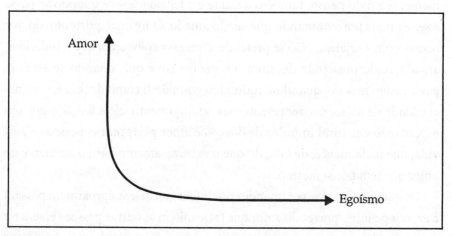

**Figura 12:** *Relação inversa entre o amor e o egoísmo: quanto maior for um, menor será o outro.*

## Quem ama não adoece

O comportamento egoísta tem muito, mas muito mesmo, a ver com uma torturante sensação de insegurança e fragilidade interior. Somente aqueles interiormente fortes conseguem, de fato, ser gentis e desprendidos. O egoísmo relaciona-se diretamente com a imaturidade emocional, assemelhando-se ao comportamento da criancinha, que vê e sente o mundo como que girando a seu redor e existindo para e em função dela.

Nos primeiros anos de vida, somos extremamente dependentes dos outros para sobreviver. A sensação de que nossa sobrevivência depende do meio externo nos confere uma insegurança que exigirá, para nosso equilíbrio e bem-estar, um constante reasseguramento de que os outros e o mundo estão à nossa disposição e sobre eles podemos ter controle. Ou seja, o comportamento egoísta que todos apresentamos enquanto crianças pequenas faz parte do processo normal de crescimento e amadurecimento do ser humano.

À medida que vamos crescendo, amadurecendo, nos fortalecendo e criando uma boa imagem de nós mesmos, menos importante será para nós o reforço exterior e, por conseguinte, maior será a nossa independência da opinião e da influência das outras pessoas. Estaremos nos aproximando, assim, do "espírito livre" de que nos falava Nietzsche. É esse processo de libertação que constitui, de fato, nosso crescimento como ser humano e configura, a rigor, o sentido da trajetória de nossa existência.

Um indício seguro de que se alcançou a maturidade — e muito provavelmente, segundo penso, também a saúde e a felicidade — é quando se passa a sentir mais prazer amando que sendo amado. O inverso, portanto, do que ocorre com a criança. Não se pretende, com essa colocação, que o indivíduo amadurecido prescinda do amor. O que ocorre é que, quando se está em paz consigo mesmo, quando o indivíduo gosta de si como de fato é, sem necessidade de máscaras, representações ou fingimento, ele é tomado por um espontâneo e natural impulso de doação e amor pelas outras pessoas e pela vida, que nada mais é, de fato, do que o extravasamento para o ambiente do amor que tem por si mesmo.

Os que atingem esse patamar de crescimento ou dele se aproximam passam a extrair genuíno prazer do amor que transmitem às outras pessoas e, sem ter premeditado, passam a vivenciar um doce ciclo vicioso onde, quanto mais se

*O que aqui se chama de amor*

amam e amam aos outros, mais amor recebem de volta e mais ainda ficam amando a si e aos outros...

Esse amor por si próprio é, essencialmente, reflexo de nossa autoestima, ou da imagem que construímos de nós mesmos. Um nível adequado e desejável de autoestima implica respeito e admiração por si próprio e não se pode confundir com o narcisismo. Este é primo-irmão do egoísmo e resulta da mesma causa básica: a fragilidade interior e o desapego a si mesmo são tão grandes que o indivíduo sente uma compulsiva necessidade do reconhecimento externo. Os narcisistas, tanto quanto os egoístas, não são pessoas livres e dificilmente serão felizes, dependentes que são, vitalmente, do conceito que os outros fazem deles.

Os estudiosos do comportamento humano identificaram algumas características comuns, em maior ou menor grau, às pessoas narcisistas. Além do próprio egoísmo, componente quase obrigatório do narcisismo, outras características costumam estar presentes:

- *Excessiva preocupação com as aparências,* tanto aquelas de ordem física quanto outros atributos que se possam exibir aos demais. Ou seja, os narcisistas são vaidosos, entendida a vaidade como a preocupação maior de exibir-se e despertar admiração em terceiros e pouca, ou nenhuma, preocupação quanto ao que a pessoa acha de si mesma. Há aqui uma clara diferença entre os sexos, visto que a vaidade feminina liga-se mais à aparência física, ao passo que a dos homens relaciona-se preferivelmente com a exibição dos sinais de poder, prestígio e riqueza. A evolução do padrão cultural nos últimos tempos tende, porém, a tornar menos rígida tal diferença, mas, no geral, ela é ainda essencialmente verdadeira.

  A vaidade é componente indefectível no comportamento humano, presente até nos que se envaidecem ao se proclamar despidos dela. É provável que isso ocorra por sua íntima ligação com o instinto sexual ou, talvez e simultaneamente, porque a nenhum de nós seja dado escapar, incólume e sem carências, das angústias e inseguranças dos primeiros anos de vida.

*Quem ama não adoece*

O nocivo, portanto, não é haver alguma vaidade, o que é normal e até desejável como expressão da autoestima, mas os exageros a que chegam os narcisistas.

- *Inveja*, talvez, o mais destrutivo de todos os subprodutos da insegurança interior e do desapego por si mesmo. Essa inveja nociva e destrutiva não é o natural desejo, que vez por outra assalta qualquer um de nós, de ter ou ser o que alguém, próximo ou distante, tem ou é.

A inveja a que me refiro é aquela amarga sensação de desconforto e sofrimento que invade o indivíduo quando confrontado com o sucesso alheio, ou com o que de bom possa estar ocorrendo com outra pessoa. Não importa o que o próprio indivíduo esteja obtendo, ele sempre sofrerá porque outros estão alcançando o que logrou alcançar, seja no campo material, no prestígio intelectual ou profissional, ou ainda em termos de notoriedade ou poder.

É fácil deduzir que dificilmente padecerá desse tipo de inveja alguém que esteja feliz e satisfeito com o que de fato é, mais do que com o que tem. Ninguém será verdadeiramente feliz enquanto não conseguir libertar-se dos grilhões da inveja.

No caso do narcisista — como, de resto, dos invejosos em geral —, há ainda uma inveja muito grande, e talvez fundamental, das pessoas que representam justamente o oposto: indivíduos seguros interiormente e, portanto, generosos com os outros e amados por eles. Tais indivíduos detêm o que o narcisista mais deseja e não consegue: gostar de si como é e, por extensão, granjear a admiração e o amor das pessoas. Não é por outra razão que o narcisista se liga com frequência a pessoas generosas e altruístas, tipos humanos que lhe despertam inveja e hostilidade, nascidos, porém, da admiração que lhes devotam. Por admirá-los, o narcisista se aproxima deles e a eles tenta unir-se, por casamento ou amizade. Esta é, no entanto, uma ligação ambivalente e desequilibrada e, por conseguinte, dificilmente feliz e duradoura.

### O que aqui se chama de amor

- *Baixa tolerância à frustração.* No Capítulo 10, chamei a atenção para o fato de que quem se ama pouco tolera mal as frustrações e a dor e, por conseguinte, adoece mais e é infeliz. Assemelha-se nesse caso novamente às crianças: reage com mau humor e é malcriado quando sua vontade é contrariada.

- *Manipulação*, principalmente com relação aos tipos mais altruístas, de quem em geral se aproximam. Tendem a se apresentar como vítimas e agir como se a sua vontade fosse sempre a mais justa, embora quem esteja de fora facilmente perceba que de justo seu comportamento não tem nada. Para tanto, é capaz de negar, ou distorcer, o que ele próprio antes afirmava, de tal maneira a inverter a seu favor uma situação que lhe pareça desfavorável.

O narcisista é, pois, alguém totalmente descompromissado de qualquer tipo de comportamento moral em seu relacionamento com as outras pessoas. Nada consegue ver além de seu próprio e direto interesse. Sua visão do mundo e da vida é fundamentalmente pragmática. Dessa forma, nega a possibilidade da existência de sentimentos e comportamentos mais nobres e elevados e resume a vida e a relação com as outras pessoas em uma permanente disputa por bens e/ou posições. Nessa concepção, cabe-lhe evidentemente se esforçar por vencer, não importando muito os meios nem o sentido dessa "vitória".

Como consequência direta dessa visão pragmática da vida e do mundo, o narcisista é também um pessimista. Quem raciocina com base no concreto e no real e pouco ou nada na imaginação e no abstrato não pode mesmo esperar nada de bom do mundo e das outras pessoas. Justifica-se, assim, a postura do "viver aqui e agora", usufruindo, o máximo possível, os benefícios palpáveis da vida: o consumo, a aparência física, o sexo "coisificado", as festas, as viagens.

Com relação ao último item, as viagens do narcisista não têm como objetivo conhecer novos povos, lugares e costumes, mas sim exibi-las como mais um símbolo de status e de "sucesso". A mesma finalidade, aliás, que confere a tudo a que na vida aspira.

*Quem ama não adoece*

Com todo o arrazoado acima, espero tê-lo convencido, caro leitor, de que gostar de si mesmo não é defeito: é qualidade e não tem nada a ver com o egoísmo, o narcisismo e o não gostar dos outros. Muito pelo contrário. É justamente a impossibilidade de amar a nós mesmos que nos torna incapazes, na mesma proporção, de amar os outros.

## AS RAZÕES DO DESAMOR A SI MESMO

Já dissemos, neste e no Capítulo 3, que o recém-nascido da espécie humana é, com certeza, o mais frágil rebento da natureza. Essa percepção, que possivelmente o recém-nato logo tem de sua fragilidade e dependência das outras pessoas, cria-lhe uma imperiosa necessidade de ser protegido, amado e de sentir-se seguro. Cria a necessidade vital de amor e aconchego que acompanha a todos nós por toda a vida.

Com base no que até hoje nos revelou a psicanálise — e o raciocínio lógico tende a aceitar como verdadeiro —, o simples ato do nascimento já seria por si só extremamente traumático e ameaçador. A expulsão do aconchego, do calor e da proteção do útero seria uma experiência extremamente desagradável e jamais de todo esquecida, ao menos no plano inconsciente.

Vivemos, pois, todos inconscientemente desejosos de retornar à paz e ao aconchego que antecederia a vida e isso explicaria, ao menos em parte, o desejo inconsciente de morte (tânatos), ao qual se oporia o instinto da vida (eros). A existência desse conflito fundamental, presente em todos nós, já evidencia de antemão a dificuldade que é viver em paz. E realço mais uma vez a importância do amor como reforço ao "time" que, dentro de nós, luta pela vida.

O nascimento, além de ser a primeira e talvez a mais importante "crise" que vivenciamos, não é infelizmente a única. Logo por volta do oitavo mês, sobrevém o que a psicanálise chama de "angústia de separação", a que já fizemos referência no Capítulo 3. Ao trauma gerado por essa nem sempre bem resolvida dissociação da figura materna, somar-se-á, nos anos imediatamente subsequentes, uma outra fonte de sofrimento, que Horney denominou "angústia básica"[14] e à qual também já nos referimos, embora superficialmente,

212

*O que aqui se chama de amor*

no Capítulo 3. Essa angústia decorre da inadequação do relacionamento que os adultos que cercam a criança mantêm com ela.

Há, como lembra Horney,[14] toda uma constelação de circunstâncias que provocam na criança uma grande sensação de insegurança e desamparo e uma percepção do mundo como um ambiente hostil, de que se encontra isolada e à parte e o qual deve enfrentar. As circunstâncias adversas geradoras dessa angústia podem assim se resumir: os adultos que convivem com a criança — em especial seus pais —, em decorrência de suas próprias neuroses e desvios de comportamento, são incapazes de amá-la de fato ou principalmente de respeitá-la como ser à parte que é. Em decorrência, assumem em relação à criança um ou mais dos seguintes comportamentos: ou são dominadores, excessivamente protetores, intimidadores, irritáveis, exigentes em excesso, ou então demasiadamente indulgentes, distraídos, propensos a manifestar preferências por outro(s) irmão(s), indiferentes ou, ainda, hipócritas. Seja em qual ou quais desses comportamentos nocivos incorram, a essência é a sua incapacidade de amar a criança. Não é o momento ainda de discutirmos a razão da incapacidade dos pais de amar seus filhos e a frequência com que isso ocorre. Abordaremos o assunto mais detalhadamente no Capítulo 17.

O que importa discutir agora é que, para fazer face a essa angústia e essa insegurança, e ainda em conjunção e como consequência também da angústia de separação, a criança reage idealizando um outro "eu" absolutamente perfeito a seus olhos e inteiramente diferente do que de fato é seu "eu" real. De forma simples, o raciocínio (inconsciente) é o seguinte: "Se como eu de fato sou não sou amado, é porque não presto e não mereço ser amado: então serei diferente para poder ser amado."

A partir desse instante, a vida psíquica desse indivíduo passará a ser uma luta constante entre seu "eu" real — o que de fato é — e seu "eu" idealizado — aquilo que pensa que é e gostaria de ser. Seu desenvolvimento deixará de seguir na direção sadia da cada vez maior aceitação e bem-querer por si mesmo (seu "eu" real) e passará a centrar-se na construção do "eu" fictício que idealizou: perfeito, grandioso, superior. Em comparação a esse ser tão perfeito, o "eu" real do indivíduo assemelha-se a algo feio, desagradável, mau e detestável.

*Quem ama não adoece*

Se, além dessa visão depreciativa de si mesmo, considerarmos que o "eu" real estará constantemente atrapalhando a construção do ser ideal de seus sonhos de grandeza, é compreensível que o indivíduo se veja como inimigo de si mesmo e, em consequência, tente se destruir, desprezando e odiando a si próprio.

## CONSEQUÊNCIAS DO ÓDIO E DO DESPREZO A SI MESMO

A angústia e a insegurança da criança diante de um mundo percebido como hostil e mau terão consequências variadas. Destacam-se, entre elas, a conturbação que gera em suas relações com outras pessoas, razão básica, aliás, de todo o conflito. A primeira dessas consequências é a impossibilidade, diante da qual o indivíduo se vê, de ser ele mesmo. Não podendo ser espontânea com as pessoas, busca a criança outros meios de lidar com elas. Os caminhos que escolherá dependerão tanto de sua estrutura psíquica (inclusive o componente genético) como das condições propiciadas pelo ambiente em que vive.

Três seriam os caminhos possíveis:[14] enfrentar os outros, aproximar-se deles ou fugir deles. Na criança com desenvolvimento normal, a situação também se apresenta dessa forma, mas tais alternativas não se excluem mutuamente e permitem à criança "sadia" o aprendizado de lutar e retrair-se, amar e ceder, essencial para o adequado convívio com os demais. Na criança que não se sente amada e segura, essas formas de reação não só se deformam como se desequilibram, com nítido, ou às vezes exclusivo, predomínio de uma delas.

Uma das principais consequências dessa distorção no desenvolvimento é a impossibilidade de a pessoa nutrir uma verdadeira confiança em si própria. Suas forças interiores enfraquecem-se pelo desgastante conflito da personalidade permanentemente dividida ("eu" real e "eu" idealizado) e por estar continuamente na defensiva. "Necessita desesperadamente de confiança em si própria ou de um substituto para ela."[11-13]

É fácil então compreender o brotar da compulsão de erguer-se acima dos outros e lutar contra eles. A exteriorização mais conspícua da escolha desse caminho (enfrentar os outros e obter sobre eles um "triunfo vingador") é a luta

*O que aqui se chama de amor*

que passa a desenvolver para a "conquista da glória". Entenda-se a busca da glória como a compulsão de obter vitórias no mundo exterior que ratifiquem a imagem idealizada do "eu". O subproduto, ou os subprodutos, desse contexto vêm a ser a ambição neurótica, a inveja, a vaidade e a competição desarrazoada, compondo a personalidade "narcisista" a que nos referimos anteriormente.

Por ser esse o caminho estimulado pelo padrão cultural reinante, é ele obviamente o escolhido pela maior parte das pessoas inseguras, frágeis e que, no íntimo, desprezam a si mesmas, e que são, é a triste realidade, a grande maioria dos mortais. Na busca desesperada pela glória — geralmente dinheiro, prestígio e poder —, a maior parte das pessoas dispõe-se a fazer qualquer tipo de sacrifício. Abrem mão do lazer e do convívio com a família, matam-se de trabalhar, sacrificam suas convicções, violam a ética, fraudam a lei — quando não descambam para a criminalidade pura e simples.

Apesar do tanto que se empenham, poucos são os que, de fato, conseguem alcançar o que buscam. A maioria, a imensa maioria, patina na vala comum da vida média e anônima, carregando penosamente ao longo da existência o peso da frustração e do fracasso. A agressividade oriunda desse sofrimento atinge os outros mas volta-se, sobretudo e inconscientemente, contra a própria pessoa.

Por uma triste ironia, sorte não muito melhor espera a minoria que de fato alcança a glória (em qualquer uma ou em todas as três modalidades citadas: riqueza, prestígio, poder). A busca pelo "sucesso", nessas pessoas, é compulsiva e incessante. O objetivo nunca é de fato alcançado, comportando-se como a miragem do oásis para o viajante do deserto: desfaz-se quando se pensa tê-la alcançado. O narcisista, já o dissemos, é emocionalmente uma criança e, como toda criança, está sempre à cata de um brinquedo novo, pois o que acaba de receber já não lhe serve, tão logo passe o sabor da novidade.

Aos olhos dos outros, os que lutam e conseguem alcançar a fortuna, o poder e a fama alcançaram o que todos querem e deveriam sentir-se felizes. Na grande maioria, senão provavelmente na totalidade dos casos, as coisas não são assim. Alcançado esse tipo de glória, mergulha o indivíduo no tédio, no vazio existencial, na hipocondria, na sensação de inutilidade, na infelicidade. Isto para não falar no mal adicional, externo e interno, que lhe possa advir dos meios de que lançou mão para chegar à glória.

*Quem ama não adoece*

É óbvio que a criança que escolhe esse caminho, tenha ou não êxito na busca da glória e do "triunfo vingador" quando adulta, não alcançará a paz e não conseguirá de fato amar as outras pessoas. Verá os outros sempre como rivais e competidores, inimigos reais ou potenciais, a quem deve vencer ou exibir os adereços de sua vitória.

Um outro caminho, menos comum porque menos incentivado em nossa cultura, de que pode lançar mão o indivíduo para fazer face à sua angústia básica, é o da aproximação/submissão às outras pessoas. Constitui-se no que Horney chama a "solução autoanuladora".[14] Embora idêntico seja o conflito básico, diametralmente oposto é o caminho escolhido em relação ao tipo anterior.

Enquanto aquele glorifica e cultiva em si mesmo tudo o que signifique domínio e superioridade sobre os outros, e abomine cabalmente qualquer sinal ou manifestação que possa ser indício de fraqueza e/ou inferioridade, o segundo não concebe, sob hipótese alguma, sentir-se superior às outras pessoas. Muito pelo contrário, sua compulsão é — por atos ou por palavras — subordinar-se aos outros, servi-los, pacificá-los. O que mais busca na vida é o amor e a proteção das outras pessoas. Não sabe dar ordens. Não consegue lutar por seus direitos. Sente-se, agora em nível consciente, desprezível e inferior, não merecedor do respeito e da consideração dos outros. Ao contrário do outro tipo, que em nível consciente sente-se superior (embora cultive inconscientemente o mesmo autodesprezo) e que busca desesperadamente a glória e triunfo, este outro, o da solução autoanuladora, foge do triunfo como o diabo da cruz.

Detesta o sucesso e a luz dos holofotes e, quando, mesmo sem desejar, os alcança, trata compulsivamente de diminuir os próprios méritos. Paradoxal e incompreensivelmente (para os que não conhecem a essência de seu conflito e a solução que adotou), sua angústia e sua insegurança tendem a crescer na mesma proporção em que crescem seus êxitos. Essas pessoas não conseguem defender e manter seus pontos de vista, mudando de opinião e posições ao sabor das de outras, da mesma forma que a biruta fica ao sabor do vento nos aeroportos.

A mesma dificuldade que tem de lidar com o triunfo estende-se também ao dinheiro. Tal indivíduo tem por norma satisfazer-se com pouco e não aceita ampliar seus limites. Não se acha merecedor da riqueza que porventura obtenha e sente-se culpado ao alcançá-la. Seu sentimento de culpa é ainda maior

*O que aqui se chama de amor*

se gastar dinheiro consigo mesmo, embora possa comportar-se de maneira bastante perdulária em relação às outras pessoas. Em suma: é alguém que não se acha merecedor de nada de bom para si e age de acordo com esse sentimento. Tem um medo pavoroso da hostilidade das outras pessoas e detesta a ideia de brigar ou até de discordar delas. Prefere, sempre, ceder e perdoar, por mais que, objetiva e claramente, a razão esteja consigo.

À primeira vista seria possível pensar que tal indivíduo assim autoanulado teria encontrado uma solução melhor do que o primeiro para seu conflito íntimo. Ledo engano, porém. Também aqui há um "eu" idealizado, diferente do "eu" real. No "eu" real do indivíduo há também, tanto quanto no outro, agressividade, orgulho e vaidade. Porém o "eu" que idealiza é o de um santo: altruísta, bom, humilde, nobre, generoso e pleno de amor e capacidade de doação pelas outras pessoas. Também aqui, pois, há uma personalidade dividida. Há o conflito mesmo. Na relação com as outras pessoas, esse tipo que se anula faz o papel do coitadinho: todos usam e abusam dele, ninguém talvez o hostilize, mas ninguém igualmente o ama de fato. Ele, na verdade, também não ama. Toda dedicação, docilidade, solicitude e humildade com relação às outras pessoas tem um único e central objetivo: granjear-lhes a afeição e o amor. E quem "ama" com o fito de receber amor em troca de fato não está amando.

O terceiro caminho possível é o do afastamento das outras pessoas. O indivíduo desiste da luta, retira-se do campo de batalha, age como se pouco se importasse com os outros e com o mundo. Vive, para usar novamente a expressão de Karen Horney, em um estado de "resignação" perante as mazelas do mundo e as suas próprias. Dos três caminhos inicialmente citados, este parece ser o menos nocivo e o que mais habilita o indivíduo a aproximar-se de uma simulação de paz interior. A paz, no entanto, já se disse, não é apenas a ausência de guerras. É bem mais do que isso.

A paz que o indivíduo alcança pelo caminho da resignação é tão somente o livrar-se do conflito. É útil, mas não é o bastante. O preço que paga por isso é, na verdade, o da renúncia à própria vida. Renúncia às emoções, renúncia ao crescimento e ao desenvolvimento interior, renúncia ao amor. Destaque-se que esse tipo de comportamento tem, dentro de certos limites, aspectos construtivos e desejáveis.

*Quem ama não adoece*

Como lembra Horney,[4] são vários os casos de pessoas que "reconheceram a futilidade intrínseca da ambição e do sucesso, que se amenizaram por esperar menos e que se tornaram mais sábias, justamente por renunciar à competição e ao supérfluo". Isto ocorre, com não pouca frequência, em idosos ou mesmo pessoas não tão idosas que, por doença grave ou acidente, viram ou veem a morte próxima. Ocorre também em pessoas que aderem de fato à vida religiosa e que renunciam à vontade própria, à vida sexual, aos bens materiais, a tudo que de transitório tem a vida, com vistas a aproximar-se de Deus, ganhar a vida eterna ou até para desenvolver a espiritualidade latente de todo ser humano.

Esse tipo de reavaliação dos valores da vida é, como já disse, até certo ponto construtivo e desejável. Mas só até certo ponto. É diferente a busca da elevação espiritual como fim em si próprio — por acreditar-se em sua importância — da fuga dos conflitos por falta de coragem e disposição para enfrentá-los.

A pessoa que, de forma neurótica, exagera no caminho do afastamento dos outros e do mundo encolhe-se, tolhe seu próprio desenvolvimento como ser humano. Nada realiza, nada cria, nada espera, nada sonha. Não vive: "transforma-se em um expectador de sua própria vida."[11] Uma vida sem lutas, sem grandes sofrimentos, sem grandes emoções, mas também insípida e sem interesse.

Não creio que esse seja um caminho desejável, por mais tranquilo que possa parecer. Também aqui não é o amor vivenciado, até porque, na realidade, esse tipo é uma mistura dos outros dois anteriores, ora predominando uma tendência, ora outra, mas sempre longe do amor genuíno e sempre também dividido. Esse indivíduo vive uma paz armada. Pode ser que sofra menos; mas tem também menos coisas boas para viver e não sei se, no limite, será menos infeliz do que os outros dois.

## A SOLUÇÃO DO AMOR

A essa "altura do campeonato", estará certamente pensando o leitor com os seus botões: "Então, não há saída; somos todos neuróticos e infelizes." A rigor, não está, infelizmente, muito longe da verdade. A felicidade, já o dissemos

*O que aqui se chama de amor*

citando Freud (Capítulo 3), não seria possível ao ser humano. Quem nos criou, ainda segundo Freud, não teve a intenção de ver-nos felizes. Ao menos aqui na Terra.

A meu ver, porém, por mais difícil que seja a sua conquista, a felicidade não é impossível, desde que não se pretenda entendê-la como total ausência de sofrimento. Isso, de fato, me parece impossível, e não creio que ninguém, em nenhuma época, tenha alcançado tal estado ou venha a alcançá-lo no futuro. Até porque acho que seria provavelmente muito sem graça esse permanente estado de paz absoluta.

O que se chama de felicidade — e que creio possível, embora talvez não muito fácil — é o estado de paz interior que nos permite "viver agradavelmente" e ter gosto pela vida. Somente quando alcançamos esse estado — ou dele nos aproximamos — é que nos tornamos capazes, de fato, de amar as outras pessoas. É um amor não programado, não intencional e, sobretudo, incondicional. O que quero dizer com isso é, em primeiro lugar, que a pessoa não decide amar os outros e passa a agir deliberadamente neste sentido.

Não. Não é por aí. O que ocorre é uma natural e espontânea empatia e tolerância para com as pessoas. Muito importante: essa empatia é difusa, isto é, atinge a todos indistintamente, e até aqueles que podem se afigurar, aos que olham de fora, como inimigos e adversários. Implica uma grande capacidade de perdoar e compreender a razão de ser e de agir das outras pessoas e uma não menor — ou total — incapacidade de guardar ódio ou rancor de quem quer que seja. Uma grande característica do verdadeiro amor é ser incondicional. Diferentemente do que ocorre com pessoas que optam pela solução autoanuladora, que dão "pseudoamor" na expectativa de receber em troca afeição, atenção e amor, os que amam de verdade nada esperam de volta. Recebem muito, mas sem que tenham, de início, essa atenção. Ficam felizes e se sentem bem simplesmente transmitindo amor às outras pessoas. E por isso são amados.

Alcançar tal estado depende basicamente de nosso desenvolvimento como ser humano e decorre da boa aceitação de nós mesmos. É, pois, diretamente proporcional à nossa integridade interior, entendida na acepção genuína da palavra, ou seja, no sentido de ser uma pessoa inteira (íntegra), não dividida

*Quem ama não adoece*

entre um "eu real" e outro idealizado. Como já deixei claro, a construção dessa integridade tem seus alicerces fincados já nos primeiros meses de vida, e sua estrutura certamente já estará completa por volta dos seis ou sete anos. A solidez da construção dependerá, como também já vimos, da qualidade da relação que, nessa fase da vida, mantivermos com nossos pais ou com quem lhes faça as vezes.

O reconhecimento da decisiva importância desses primeiros anos não significa que, estando ali traçada nossa capacidade de amar e ser feliz, nada mais possa ser feito. Muito pelo contrário. Acredito piamente que o crescimento e o autoconhecimento interior podem levar — e certamente levam — a um grau de autoaceitação e autoestima suficiente para restabelecer a perdida capacidade de amar aos outros, à vida e, fundamentalmente, a nós mesmos.

O tema é apaixonante, extenso e complexo, e a ele voltaremos nos capítulos seguintes e no epílogo do livro. Por enquanto, gostaria de encerrar o capítulo fazendo minhas as palavras de Dostoiévski:[Apud 18] "O maior inferno é a incapacidade de amar." Amar de verdade é, pois, a única saída.

# 16. O AMOR NAS RELAÇÕES HOMEM/MULHER: O PAPEL DO SEXO

> *O amor é apenas um verso na vida de um homem*
> *e todo um poema na vida de uma mulher.*
>
> Paul Valéry

O capítulo anterior delineou uma visão abrangente do amor, definido muito mais como um estado de espírito do que como um sentimento e intimamente relacionado à aceitação, à admiração e ao amor a si mesmo.

Neste capítulo vamos discutir a faceta mais explosiva e complicada entre todas as chamadas "modalidades" de amor. Isto se deve a que, nas relações romântico/eróticas entre homens e mulheres, há espaço, embora não muito frequente, para um amor generoso, do tipo genuíno "bem-querer", mas há muito maior participação, infelizmente, de agressividade, inveja e disputa — todos evidentemente polos opostos da conceituação de amor formulada no capítulo precedente.

A necessidade vital que todos temos de nos ligar de uma forma forte e especial a alguém do sexo oposto (ou do mesmo sexo, no caso dos homossexuais) advém, tudo leva a crer, da sensação de sermos incompletos e frágeis diante do mundo. Seria a expressão, mais uma vez, da tentativa inconsciente de retornar à placidez e à segurança do útero — e à união forte e quase total com outro ser: a mãe.

Para explicar esse tipo de impulso, a literatura mitológica da antiga Grécia nos diz que tudo adveio de um castigo dos céus. Teria existido, na Anti-

*Quem ama não adoece*

guidade, um animal formado por quatro pares de membros, duas cabeças, dois troncos etc., que, sentindo-se poderoso, entendeu de desafiar os deuses. Como castigo, Zeus o dividiu ao meio, resultando o ser humano que hoje somos: fracos, inseguros e necessitando terrivelmente de outra metade que nos complete e fortaleça.

A mim, afigura-se muito curiosa a semelhança entre essa história e a do pecado original. Ambas associam o início da aventura humana, e o sofrimento a ela iminente, a erro e castigo. Não me parece estranhável então que a sexualidade e a culpa tenham estado quase sempre juntas, ao menos em nossa civilização ocidental.

Ao longo de quase toda a história, com um possível intervalo breve na Grécia e na Roma antigas, o sexo tem sido, na cultura judeu-cristã, associado a pecado, a algo sujo e mau. Haveria uma única maneira de "limpá-lo" e, em certa medida, absolvê-lo: se praticado em nome do amor ou, como um dever, em nome da necessidade de procriação. Ainda assim, e mesmo em nossos dias, ele se reveste de uma pesada conotação de culpa e pecado.

Criaram-se, então, particularmente em nosso mundo ocidental, a aura e o mito do amor romântico, ou seja: aquele sentimento nobre e elevado que atrairia de forma intensa um homem e uma dada mulher, e somente ela, e vice-versa; que conteria uma fortíssima carga de desejo sexual porém seria mais do que isso.

O amor romântico, no entanto, não existe desde os primórdios. Na época das cavernas, e por muito tempo depois, o que ligava homens e mulheres era o desejo físico, indiscriminado e passageiro, como se observa hoje entre os animais. A tendência à formação de um casal mais ou menos estável adveio muito mais das necessidades práticas ligadas à criação dos filhos e à sobrevivência do que à existência do que hoje chamamos de amor.

Foi somente a partir da Idade Média, e em especial do século XVIII para cá, que poetas e trovadores passaram a cantar o amor e a paixão. É interessante observar que, ainda hoje, nas civilizações orientais, esse tipo de amor em grande parte inexista ou tenha muito menos importância. Os casamentos ainda são, como regra, "arrumados" entre as famílias, obedecendo muito mais a conveniências materiais e políticas do que a qualquer afinidade entre os cônjuges.

*O amor nas relações homem/mulher: O papel do sexo*

Não quero com isso negar a existência do amor romântico. Ele existe e, a meu ver, confunde-se com o que chamamos de paixão. Mas quero dizer, e a ideia não é originalmente minha, que é ele um fruto da cultura, e não filho da natureza. A associação que tendemos a estabelecer entre amor e sexo vem, como disse, da necessidade cultural de "purificar" o sexo. Mas não há como negar a evidência de que o amor romântico e o sexo estão inevitável e fortemente associados: este pode existir, e existe, sem aquele, mas é o impulso sexual, "purificado", que está na raiz do amor romântico ou da paixão. O amor "platônico" existe apenas quando não é possível aos amantes, de maneira alguma, concretizá-lo no plano físico. Mas a força e o impulso do desejo sexual serão sempre o motor de tudo e, para saciá-lo, expõem-se os amantes a todos os riscos: à morte, ao opróbrio, à ruína ou ao que mais seja necessário. Como disse Dante, "o amor é o que move o Sol e as outras estrelas". Mas o que move o amor, esse tipo de amor que se confunde com a paixão, é, não tenho dúvidas, o sexo.

## A IMPORTÂNCIA DA SEXUALIDADE

Para Freud, a importância e a força da sexualidade seriam tamanhas que ela estaria na base de todo tipo de sentimento amoroso, e não apenas naquele que atrai e une homens e mulheres. Segundo ele, todo tipo de amor que não o de natureza erótica seria, de fato, o "amor inibido em sua finalidade."[11] Assim, afeição, amizade e tudo o mais que ligasse as pessoas umas às outras resultariam da inibição do impulso sexual, em decorrência da cultura e da civilização.

Sem querer ir ao exagero a que chegou o mestre, não há como negar duas evidências: (i) a de que todas as outras modalidades de amor que não são eróticas são frutos da cultura; e (ii) a inegável importância da sexualidade. Para a natureza, a única coisa que de fato parece importar é a preservação da espécie. O indivíduo tem importância apenas como veículo dessa preservação. Tanto é assim que, ultrapassada a época da reprodução, a própria natureza encarrega-se de descartá-lo.

*Quem ama não adoece*

Observadas as coisas sob esse prisma e descartadas as conotações religiosas, não há outro impulso que confira um mínimo de lógica à vida: nossa passagem por aqui tem como principal finalidade a procriação, manter viva a vida. Aceita essa premissa, fica fácil entender a enorme força do impulso sexual e seu papel fundamental na existência humana. Fica fácil entender também o esforço de proporcional grandeza que a cultura impõe às pessoas na adequação (repressão) deste impulso aos ditames da civilização. Repressão, aliás, que, a rigor, praticamente já se inicia logo após o nascimento.

Compreendendo a grandeza e a profundidade desse conflito, compreender-se-ão também a dificuldade do exercício de uma sexualidade sadia e o relevante papel que desempenha na saúde das pessoas. A atividade sexual entre nós obedece a um forte impulso de natureza biológica, como, de resto, ocorre com todos os animais. Mas sua concretização e sua vivência imbricam-se de tal forma com os aspectos psicológicos, psicodinâmicos e culturais que a envolvem que estes passam, na verdade, a presidi-la.

## DIFERENÇAS ENTRE HOMENS E MULHERES

A natureza do impulso sexual e talvez até sua magnitude são biologicamente diferentes em homens e mulheres. A simples observação da natureza, particularmente dos outros mamíferos, deixa bem clara a diferença. Nunca vi cadelas perseguindo cachorros ou brigando com outras cadelas pelos "favores" de um cão. Somente vi o contrário: machos se matando, esquecendo até de comer, para conseguir a fêmea. Isto vale para cães, gatos, bois, cavalos etc. e também para os homens, esta é a verdade, por mais que queiram negá-la as feministas e militantes da "igualdade dos sexos".

E assim é por uma razão muito simples. Em seu afã de preservar a espécie, a natureza programou o macho para tentar fertilizar o maior número possível de fêmeas ao longo da vida, pouco se preocupando com a qualidade delas e com sua capacidade de gerar crias saudáveis. Tanto é assim que trilhões de espermatozoides são produzidos por cada macho ao longo da vida, não havendo uma época fértil para ele: ela é permanente. Já com a fêmea ocorre

## O amor nas relações homem/mulher: O papel do sexo

o contrário: sua "programação" é no sentido da seleção, de forma a assegurar o melhor reprodutor para a sua cria. Para isso, que disputem entre si os pretendentes, cabendo a fêmea ao vencedor. Ela é, pois, seletiva, e o "prêmio" deve ser concedido ao vencedor da disputa, pois a lógica manda que ele seja o mais forte, o melhor e, por conseguinte, o mais apto a gerar uma prole com melhores condições de sobrevivência.

Biologicamente, portanto, os papéis são distintos e exigem do macho uma clara associação entre sexo, agressividade e luta, o que, se ocorrer na fêmea, será com menor intensidade. A constatação dessa diferença e sua aceitação serão de capital importância para o que se discute adiante. Por enquanto, vale destacar o fato de que o que parece simples e funcional na natureza complica-se bastante quando entram em cena os já citados fatores ligados à cultura e à psicologia e, talvez sobretudo, à psicanálise.

Esses outros fatores, ao entrar em ação, ampliam, ao invés de diminuir, as diferenças entre homens e mulheres e a forma muito diferente pela qual cada sexo vê e sente a sexualidade, o amor, os valores da vida, o mundo.

Do ponto de vista psíquico — ou psicanalítico, se preferirem —, a grande diferença diz respeito à associação quase obrigatória que a mulher estabelece entre sexo, amor e intimidade e a pouca importância que os homens tendem a conferir aos dois últimos itens, quando relacionados com a atividade sexual. Não quero, com isso, dizer que as mulheres não consigam dissociar o sexo do amor, da intimidade e do compromisso. Mas as que o conseguem são a exceção que confirma a regra e, ainda assim, de forma episódica. O sexo descompromissado e casual costuma ser um acidente, raro, diga-se de passagem, na vida da esmagadora maioria das mulheres, excluídas evidentemente as profissionais do ramo.

Com relação ao homem, a história é outra. Os homens em geral não só separam muito bem o sexo do amor, como até fogem desse último, da mesma forma e pelas mesmas razões pelas quais fogem da intimidade e do compromisso. A maioria das pessoas, particularmente as feministas, tende a buscar exclusivamente na cultura as razões desse comportamento. A razão principal, porém, a meu ver, é outra. Sem ignorar a participação da cultura e da própria biologia, acredito — e não estou sozinho nessa crença — que o medo que os

*Quem ama não adoece*

homens têm do envolvimento e da intimidade vem literalmente do berço: da relação que mantiveram com suas mães e da forma mais ou menos traumática como foram obrigados a se separar delas.

## O ÓDIO DOS HOMENS PELAS MULHERES.
## A GUERRA DOS SEXOS E A FRAGILIDADE MASCULINA

Ao leitor ou leitora menos avisado(a) poderá parecer estranho este subtítulo. Que "papo" é esse de os homens odiarem as mulheres? E que fragilidade masculina é essa de que se fala? Não são os homens o tal sexo forte?

Aos observadores(as) mais atentos(as) do comportamento humano, porém, não passará despercebido que, por trás dos exaltados protestos e manifestações de amor, cuidados e proteção, a grande maioria dos homens (todos, talvez?) tenta esconder graus variáveis da hostilidade que votam às mulheres. Alguém já disse que os homens heterossexuais são sexualmente atraídos pelas mulheres, mas gostam e se dão bem de fato com os outros homens. É com eles, com os outros homens, que gostam de estar, de conversar, de divertir-se. É aos outros homens que respeitam.

Já com o homossexual masculino se passa exatamente o contrário: eles têm desejo sexual pelos homens mas gostam mesmo é das mulheres. São elas a sua companhia predileta para tudo o mais que não seja atividade sexual, e com elas se dão muitíssimo bem, como regra geral.

Essa é a realidade, por mais estranha que possa soar a nossos ouvidos. E por que é assim? Por que os homens, ou a maioria dos homens, odeiam as mulheres? Para o psicoterapeuta inglês Adam Juker, que escreveu um livro justamente com esse título, a explicação reside na relação da mãe com o filho varão e a necessidade com que este se defronta de afastar-se dela.

Para ele, os homens transferiram para as outras mulheres — as que vão encontrar ao longo da vida — a frustração e o ódio que devotam às mães, por terem sido obrigados a separar-se delas. A partir dessa frustração e da separação mal resolvida, passam a buscar nas outras mulheres o amor perfeito e intenso que experimentaram com as mães, antes de terem sido forçados a

## O amor nas relações homem/mulher: O papel do sexo

delas se separar. Só que essa é uma busca de antemão condenada ao fracasso. Mulher alguma conseguiria prover amor tão intenso e incondicional como aquele que, no início da vida, uniu a mãe a seu filho varão. E, sem ter plena consciência disso, os homens seguem pela vida tentando punir e ferir a fonte da renovada frustração. Ou seja, as outras mulheres.

A dinâmica do processo explica a profunda ligação que os homossexuais masculinos geralmente mantêm com suas mães. Por não odiá-las, não têm também por que odiar as mulheres. Por isso gostam delas, embora por elas não tenham desejo sexual.

A agressividade e a hostilidade dos homens em relação às mulheres se manifestam, no limite dos casos extremos, no estupro e na franca agressão física. No dia a dia, porém, traduzem-se no desrespeito e nas tentativas e manifestações abertas e/ou veladas de humilhação e desprezo. Importante subproduto desse quadro, e principalmente do conflito e da ambivalência que gera no inconsciente do garoto, é a dificuldade — quase incapacidade — que terá, quando adulto, de entregar-se de forma total e integral ao amor de uma mulher. A malograda experiência de amor com a mãe, a devastadora sensação de ter sido traído e abandonado ensinam-lhe (assim ele sente) que a dependência e a vulnerabilidade em relação às mulheres são perigosas. A mulher, simbolizando a figura da mãe, passa a meter medo e despertar-lhe o rancor. O homem decide então, inconscientemente, nunca mais permitir que mulher alguma tenha tal poder sobre ele. Para o terapeuta britânico mencionado, esse tipo de conflito e essa decisão são vivenciados por todos os homens. O que os diferencia seriam a forma e a intensidade com que cada homem os vivenciará na idade adulta.

Explica-se, assim, a separação bem clara que o homem faz entre amor e sexo e o medo terrível que tem do envolvimento da intimidade e da entrega.

As coisas são, entretanto, muito diferentes com relação à garota. Seus vínculos de amor com a mãe, no começo da vida, não são tão fortes quanto aqueles do garoto. Por isso, não precisam passar pela ruptura traumática, como ocorre com o filho varão, e não desenvolvem, por conseguinte, a frustração, o medo e a raiva que ele atravessa. A relação da garota com a mãe é ambivalente e conflituosa, mas origina-se da rivalidade e da competição, e não padece da

*Quem ama não adoece*

mesma repressão inconsciente que ocorre com o garoto. É uma hostilidade mais consciente e manifesta e, por isso, menos nociva.

Por outro lado, as relações da menina com o pai, que poderiam mimetizar a mesma problemática vivida pelo binômio menino/mãe, não têm a mesma intensidade. Primeiro porque, nessa fase inicial da vida, ao menos em nossa cultura, o pai tende a ser uma figura mais periférica, como regra geral. Segundo, porque os laços de amor pai/filha não são tão fortes como mãe/filho. Disse Freud, e é possível que esteja certo, inexistir no mundo um amor tão forte e incondicional quanto o que liga a mãe a seu filho varão.

A consequência disso tudo é que a masculinidade passa assim a se definir pela separação e é ameaçada pela intimidade.[64] A feminilidade, ao contrário, se define pelo apego e é ameaçada pela separação, já que a garota não vivenciou, ou o fez com intensidade muito menor, o trauma da separação da figura materna. E não aprendeu, portanto, a com ela conviver.

Neste ponto da discussão, permita-me o leitor rememorá-lo que já abordamos dois dos três fatores que determinam as diferenças entre homens e mulheres e condicionam as relações entre os sexos: o biológico e o psíquico. Resta discutir o terceiro e, a meu ver, o menos importante deles, mas, ainda assim, tremendamente relevante, que é aquele resultante da cultura e da civilização. Nos tempos das cavernas, é lícito supor, embora não possamos ter certeza disso, que a atividade sexual dos ancestrais não diferisse muito do que hoje nos é dado ver entre os animais. O amor certamente não existia, nem qualquer tipo de ligação ou preferência de um dado homem por uma mulher específica, ou vice-versa.

É possível que houvesse, já naquele tempo, uma diferença fundamental de nossos antepassados em relação aos animais. Tanto o touro quanto o cavalo e o cão, por exemplo, têm de respeitar o cio da fêmea, isto é, o período em que elas querem e permitem o sexo. Os machos citados assim procedem não por "educação" ou respeito à fêmea ou a alguma lei da natureza. O que os contém, provavelmente, é a impossibilidade física de obrigar a fêmea à cópula, se a tanto ela não estiver disposta.

Ora, na espécie humana, como observa Gikovate,[17] a desproporção da força física dos machos em relação às fêmeas é muito grande, ao contrário do que

*O amor nas relações homem/mulher: O papel do sexo*

se vê nos demais mamíferos, o que teria possibilitado ao macho humano a posse física da fêmea sempre que o desejasse e mesmo contra a vontade dela. A única barreira terá sido provavelmente a oposição de outro macho.

À medida que o processo de socialização foi se desenvolvendo — e não cabe discutir as razões pelas quais ocorreu —, começou a tendência a constituírem-se pares estáveis e constituíram-se as primeiras "famílias". É possível que tenham começado a surgir também os primeiros "brotos" do que hoje chamamos de amor. O fato é que, com a formação dos pares estáveis, a fêmea da espécie passou a ter um "dono" que a "protegia" e impedia a investida dos outros machos. Passou a ter o direito de dizer "não", ao menos aos outros machos que porventura a assediassem.

Ocorre que o desejo sexual, mais intenso nos indivíduos do sexo masculino, deixou-os na posição de inferioridade: a de desejar, pedir e lutar para conseguir a fêmea. A esta, cabia a posição superior de atender, ou não, a esse desejo. Transposta para a nossa cultura, nos dias de hoje, tal situação de inferioridade agravou-se: primeiro, por terem o sexo e a posse física da mulher, particularmente da mulher atraente, se transformado lamentavelmente em produto de consumo e símbolo de status. O homem, em nossa cultura, em geral deseja a mulher bonita e cobiçada, nem tanto para seu deleite, mas como demonstração de seu valor e seu sucesso em face dos demais.

Pois bem, inserido no contexto delineado por Gikovate,[17] e ainda pelas diferenças biológicas que já citamos, o menino se vê tomado de desejo sexual quando se aproxima da puberdade. Mas as meninas o esnobam. Excita-lhes ser tão intensamente desejadas, mas elas não desejam com a mesma intensidade. Além do mais, a cultura estimula o garoto a manifestar o desejo e tomar a iniciativa, correndo, pois, o risco de rejeição. Ora, quem se vê na situação de precisar pedir e corre o risco de receber um não como resposta sente-se, evidentemente, inferiorizado.

Para compensar essa assimetria do poder sexual — são as mulheres que afinal escolhem e decidem —, logo o garoto aprende que precisa ter "algo mais" que ele mesmo: poder, fama, dinheiro. Deve mostrar-se, aos olhos das mulheres, apto a vencer o meio; deve exibir desempenho, ser o vitorioso. Nada mais, em síntese, do que a reprodução por outros meios da velha e milenar

*Quem ama não adoece*

disputa pela fêmea. E que a mereça o vencedor. Como já salientamos, quem tanto necessita do reconhecimento e de vitórias no mundo exterior para sentir-se seguro são os que, na verdade, se sentem fracos. E é justamente o que acontece com os homens.

Há ainda outra razão para a insegurança e a fragilidade masculinas. É a própria fisiologia do sexo. A dependência crucial que tem o homem da ereção e sua absoluta falta de controle voluntário sobre ela representam, qualquer mulher o percebe e todo homem o sabe (embora possa não reconhecê-lo publicamente), um motivo de ansiedade e preocupação. Novamente o homem deve mostrar desempenho, exigência social de que, mais uma vez, é totalmente dispensada a mulher.

Essa situação de fragilidade e inferioridade do homem diante da mulher traz inúmeras consequências adversas para o bem-estar de todos, até mesmo, por incrível que possa parecer, para a paz da humanidade como um todo. A primeira delas é a necessidade, imposta ao homem, de mostrar desempenho: é o que chamo de "ditadura do sucesso", embora caiba discutir esse distorcido conceito de sucesso. A competição e a ambição desmedidas e irracionais são os subprodutos mais evidentes que daí decorrem.

A segunda é a tendência à "coisificação" da mulher. Não respeitar a mulher, tê-la na conta de mais um item de consumo e status é, não tenho dúvidas, mais um dos mecanismos de defesa de que os homens lançam mão para compensar a sensação de inferioridade e o medo da rejeição. Afinal, dói muito menos ser rejeitado por uma "coisa" do que por um ser humano completo.[24] A "coisificação" da mulher recebe um tremendo reforço de nossa cultura. Toda vez que alguém, algum comercial, reportagem, publicidade ou ficção, quer transmitir a imagem de um homem bem-sucedido, aparece a trinca, ora convertida em quarteto: dinheiro, poder, fama... e belas mulheres. O inverso não é verdadeiro. Ninguém associa o sucesso de uma mulher ao seu acesso a "belos homens", ou de homens no plural, sejam eles belos ou não. Nesse campo, a "vitória" feminina é associada à existência em sua vida de um *único* homem, que ela ame e por quem seja amada. A vivência do amor, enfim. A terceira consequência de inferioridade masculina é a agressividade. Já vimos que, biologicamente, a sexualidade do macho, ao menos entre os mamíferos, está

*O amor nas relações homem/mulher: O papel do sexo*

associada à agressividade, visto que em geral deve lutar pela posse da fêmea. Além disso, há a razão psicológica, ligada ao ódio da mãe, também já discutida e, por fim, o uso da agressividade como mecanismo de defesa, por parte dos emocionalmente fracos. Como já vimos, nas relações humanas o agressivo é o fraco, não o forte. Completa-se assim o painel que explica a enorme dificuldade no relacionamento homem/mulher. Explicam-se, assim, as razões da guerra e da disputa entre os sexos e o quanto essa "guerra" afasta homens e mulheres da vivência de uma sexualidade sadia e, portanto, benéfica à saúde.

## NA DIREÇÃO DE UMA SEXUALIDADE SADIA

O sexo tem, já vimos, importância vital na vida das pessoas e, por conseguinte, em sua saúde. No entanto, algo que deveria ser simples e natural — como parece sê-lo entre os animais — transforma-se, para nós, em fonte de muita complicação, sofrimento e angústia. A direção de uma sexualidade sadia passa em primeiro lugar pela ausência de culpa. Prazer que, direta ou indiretamente, consciente ou inconscientemente, se associa a sentimentos de culpa não é de fato prazer. Aparentemente, progredimos muito nesse campo. Todos nós, homens e mulheres de nossa época, passamos à ideia de nos termos libertado dos grilhões que, por séculos, ligaram sexualidade a pecado, aferrolhando nossa consciência e comprometendo nosso prazer. Mas tenho dúvidas se, no íntimo, estamos de fato libertos.

Há uma diferença muito grande entre o reconhecimento intelectual de que o sexo é bom, saudável, natural e não pecaminoso e a real vivência interior desse reconhecimento. Prova maior dessa dissociação entre o discurso e a prática é a enorme dificuldade que temos de conviver com a sexualidade infantil e de falar de sexo com as crianças. Ficamos "cheios de dedos", desconfortáveis e, como regra, fugimos o quanto podemos de uma conversa desse tipo; ou, ao contrário, nossa ansiedade é tanta que a forçamos de forma antinatural e não espontânea. A mensagem subliminar dos mistérios e dos medos que envolvem o sexo é, então, passada às crianças, que a introjetam e, assim, a vivenciarão quando adultos.

*Quem ama não adoece*

O segundo aspecto importante de uma sexualidade sadia é que atenda simultaneamente a dois componentes que, diferentemente dos animais, constituem sua essência entre nós: satisfação física e interação humana, isto é, contato humano íntimo. Não quero, com isso, dizer que sexo saudável seja necessariamente aquele em que os parceiros estejam envolvidos emocionalmente, embora, sem dúvida, este seja incomparavelmente mais gostoso e gratificante. A interação humana de que falo é a troca de emoções que extrapola o gozo físico e que expressa sensibilidade, transmitida tanto por gestos quanto por palavras.

Também aqui são as mulheres muito melhores do que os homens. Primeiro, porque é raro e episódico para a quase totalidade delas o sexo casual. Segundo, porque, mesmo quando ocorre e até com um recém-conhecido, elas conseguem em geral imprimir uma dimensão humana ao encontro. Os homens, infelizmente, têm como regra exatamente o comportamento inverso: exceções são os que conseguem algo mais que a pura e simples satisfação física, salvo quando estão, de fato, sentimentalmente envolvidos com a parceira. Espanta-me e entristece-me a frequência com que ouço, nas conversas masculinas sobre sexo e mulheres, o desagrado que a maioria dos homens revela pelo aconchego físico que as mulheres procuram após o orgasmo e a vontade que eles manifestam de, nesse momento, estar bem longe dali. As mesmas razões — "coisificação" da mulher e medo da intimidade — explicam o sucesso que, ainda nos dias de hoje, o sexo pago faz entre os homens.

A terceira "regra" para a obtenção de um relacionamento amoroso mais sadio é, na medida do possível, desvinculá-lo do sentimento de posse ou de qualquer laivo, por mais remoto que seja, de obrigatoriedade. Sei que é muito difícil, particularmente para quem está apaixonado, conseguir conter o impulso de sentir-se dono e de controlar a vida da pessoa amada. Mas há que combatê-lo, tendo sempre em mente que o amor tem laços, não grilhões. Da mesma forma, e correlacionada com o sentimento de posse, vem a questão da "obrigatoriedade". Nenhum prazer que não seja absolutamente espontâneo é, de fato, sentido e vivenciado como real prazer, por mais prazerosa que seja intrinsecamente a atividade.

*O amor nas relações homem/mulher: O papel do sexo*

Há, por fim, a questão da prática do sexo como um meio de autoafirmação. O exercício saudável da sexualidade fortalece, sem dúvida, a autoconfiança. É "normal" e até desejável que assim seja. Ele alivia não só as tensões sexuais, mas também inúmeras outras tensões e a angústia, o que também é bom. O problema é quando se exageram essas outras "finalidades" do sexo, principalmente no que tange à autoafirmação.

Para o narcisista, como lembra Horney,[14] a relação normal existente entre sexualidade e autoconfiança se transforma numa doentia relação entre sexualidade e vaidade. A atividade sexual, o fato de sentir-se atraente ou desejável, a quantidade e a variedade de experiências sexuais, "tudo se transforma mais numa questão de vaidade do que de desejos e gozo". O interessante, mas não surpreendente, é que, quanto mais diminui a interação pessoal à qual acima nos referimos e quanto mais aumenta o componente puramente físico da relação, tanto maior é essa participação da vaidade. Quanto maior a preocupação inconsciente da pessoa quanto à sua incapacidade de ser amada, maior será a preocupação consciente de ser física e sexualmente atraente.

## A PAIXÃO

Não poderia encerrar este capítulo sobre as relações amorosas sem discutir a paixão. Ela se confunde com o que, no início do capítulo, conceituamos como amor romântico. É quase por definição passageira. Parece-me altamente recomendável que todos experimentemos a paixão, nem que seja por uma vez na vida. Mas não recomendo a ninguém que viva permanentemente nesse estado. Até porque, acho, seria impossível, ao menos pela mesma pessoa. Os experimentos têm indicado que o tempo máximo de duração da paixão não vai além dos três ou quatro anos. A partir daí, duas coisas podem acontecer: ou a relação acaba ou se transforma em companheirismo. Fazem exceção os casos em que existam obstáculos intransponíveis para a concretização do amor, ou para que os amantes se vejam com a frequência desejada. Nessas circunstâncias, pode ser possível a sobrevivência da paixão por mais tempo ou até por todo o tempo.

## Quem ama não adoece

É curioso especular em torno da razão pela qual as pessoas se apaixonam por A e não por B. Como diz o francês Roland Barthes, citado pela revista *Veja* (09/06/93, p. 80): "Encontramos, pela vida, milhões de corpos; desses milhões, podemos desejar, talvez, algumas centenas, mas, dessas centenas, apaixonamo-nos apenas por um, ou pouco mais que isso." Existem provavelmente razões de ordem psicológica, cultural e biológica para que assim seja. A influência psicológica, ligada à imagem idealizada que desde cedo construímos inconscientemente, tem, acredito, muita relevância. No amor-paixão, parece, não nos apaixonamos pela pessoa de fato, de carne e osso, mas sim pela imagem que dentro de nós construímos dela. Tal imagem idealizada tem, como já disse, muito a ver com as nossas experiências infantis, particularmente aquelas ligadas ao pai e à mãe.

Além disso, é quase certo que haja também um forte componente biológico, ligado à liberação, no organismo dos apaixonados, da substância química do amor. Qual o tipo de afinidade química entre A e B que permite tal liberação apenas com eles e não com outros, eu desconheço. É a tal "questão de pele", a que tantas vezes já ouvimos as pessoas se referirem para explicar a forte atração que sentem uma pela outra.

O fato concreto é que a paixão é boa, gostosa e uma importante fonte de motivação e energia vital. Mas não é duradoura. Sendo assim, pode até ser a base do impulso maior para as pessoas casarem, mas dificilmente será o sustentáculo de um casamento. É o que veremos no próximo capítulo.

# 17. AMOR E CASAMENTO

> *A grande tragédia do casamento*
> *é que ele mata o amor.*
> SIMONE DE BEAUVOIR

Tenho repetido, ao longo deste livro, que tudo o que todos nos mais queremos na vida é amor e aconchego. E quem leu este livro até aqui com um mínimo de atenção terá percebido por certo o quanto valorizo a família como fonte maior desse amor e aconchego. Ora, se ao mesmo tempo tenho relacionado amor e saúde, fica óbvia a relação que há entre a saúde e a família.

O estabelecimento dessa relação não é fruto de minha cabeça, nem mera suposição. Se não bastassem os vários autores, médicos e psicólogos que há muito a proclamam, os fatos estão aí para comprová-la. Todos os que se ocupam de doentes graves sabem da importância de um meio familiar saudável como mola propulsora de sua recuperação. A existência de um vínculo afetivo familiar sólido com cônjuge e filhos desempenha um relevante papel terapêutico. A consciência por parte do doente de que há alguém por quem sobreviver ou alguém vivendo para ele confere-lhe forças para lutar.

A vinculação entre família e saúde não se resume apenas ao auxílio que presta na recuperação dos pacientes. Há também seu efeito profilático, isto é, o papel de evitar que as pessoas venham a adoecer. Estatísticas norte-americanas citadas por James Lynch[65] indicam que, nos Estados Unidos, a prevalência dos ataques cardíacos é muito maior entre os solteiros, divorciados e viúvos do que entre os casados, particularmente aqueles que vivenciam um casamento

*Quem ama não adoece*

satisfatório. O autor chega a afirmar textualmente que "em todas as idades, em ambos os sexos e para todas as raças, nos Estados Unidos, os não casados sempre apresentam índices mais elevados de mortalidade, às vezes até cinco vezes mais que os casados". Chamo a atenção para o fato de que essa tendência — a maior mortalidade entre os não casados — é válida de forma geral; isto é, para todas as causas de morte, e não apenas doenças do coração.

Do ponto de vista estritamente sexual um estudo comparando 100 mulheres, entre 40 e 60 anos, hospitalizadas por infarto do miocárdio, com outras 100 de características semelhantes porém que não sofreram infartos, mostrou frigidez e insatisfação sexual entre 65% das infartadas, contra apenas 24% das do outro grupo;[66] Pesquisa semelhante levada a efeito por Wahrer e Burchell, com 131 homens entre 31 e 86 anos, hospitalizados por ataques do coração, mostrou que 64% deles eram impotentes, 28% apresentavam diminuição da libido e da atividade sexual e 8% padeciam de ejaculação precoce.

A importância de um ambiente familiar saudável não se reflete apenas sobre a saúde dos cônjuges. Também os filhos — e talvez sobretudo eles — sofrem sua influência, como, aliás, venho tentando demonstrar ao longo deste livro. São o amor e a segurança que a criança recebe dos pais nos primeiros anos que lhe conferirão a segurança interior que resultará na capacidade de amar a si, aos outros e à vida e, portanto, constituir uma pessoa feliz e saudável.

O doutor Friedmann, a quem já nos referimos no Capítulo 12, conclui que uma das influências mais importantes na gênese da personalidade tipo A (a mais propensa a sofrer das doenças das artérias coronárias) é a impossibilidade que as pessoas desse tipo de personalidade tiveram, na infância e na meninice, de receber amor, afeto e encorajamento de um ou de ambos os pais.[Apud 66]

Parece fora de dúvida, portanto, a importância da família para a saúde das pessoas. Ocorre que, infelizmente, na grande maioria dos casos, ao menos em nossa época e nossa cultura, essa influência tem sido mais negativa do que positiva. Ou, em outras palavras: a intensidade, a frequência e a disseminação dos conflitos familiares têm transformado a família, lamentavelmente, em fonte de doença, e não de saúde.

Desde há alguns anos, tenho me tornado um observador atento da dinâmica familiar dos que me são próximos e, em especial, de meus pacientes. E

*Amor e casamento*

tenho observado, com as exceções suficientes apenas para confirmar a regra, que dificilmente deixam de existir sérios conflitos familiares como pano de fundo do processo de adoecimento das pessoas.

## A CRISE DO CASAMENTO

A frase de Simone de Beauvoir que abre este capitulo, por triste e niilista que seja, espelha bem, infelizmente, a dolorosa realidade de nossos dias: a dificuldade, quase impossibilidade, das pessoas de conseguir que o amor sobreviva ao casamento.

Para o psicanalista italiano Contardo Calligaris, o casamento feliz e duradouro simplesmente não existe "em lugar algum". Para ele, o que chamamos de um casamento "normal" é, em geral, uma catástrofe: "Corresponde a um cotidiano feito de sadismo e sadomasoquismo morais, muito mais que sexuais, cheios de pequenos atos no silêncio da sala de jantar e nos barulhos da cama."

Não há, de minha parte, a intenção de discutir aqui em profundidade as razões pelas quais é tão difícil, ou talvez impossível, haver um casamento duradouro que seja de fato feliz e enriquecedor para ambas as partes. Seria, na verdade, por si só tema de um outro livro. Não posso nem quero, no entanto, fugir à tentação de abordar, mesmo que superficialmente, os pontos em que, a meu ver, se assentam tais razões.

Em primeiro lugar, há as diferenças básicas — psicológicas e biológicas — entre homens e mulheres, já discutidas em capítulo anterior e que, sem dúvida, possivelmente mais separam do que unem.

Em segundo lugar, porém não menos importante, há as dificuldades psicológicas de cada um como pessoa. Ou, em outras palavras, cada um tem as suas próprias neuroses, as quais, se já dificultam ao indivíduo viver em paz consigo mesmo, mais dificuldades ainda trarão para a vida a dois. É comum ouvirmos dizer que o casamento é uma "complementação de neuroses", o que, em grande parte, é verdadeiro. Ocorre que, se por um lado esse "encaixe de neuroses" contribui para manter o casal unido de forma doentia, como se as neuroses de cada um fossem os dois lados de uma algema, por outro a inten-

*Quem ama não adoece*

sidade do sofrimento que provoca pode empurrar um ou, mais raramente, ambos os cônjuges para fora da relação.

O terceiro ponto diz respeito ao fim da paixão. Vimos no capítulo anterior que não nos apaixonamos por alguém real, de carne e osso, mas sim por alguém que idealizamos. Vimos também que a paixão não é duradoura, a menos que algum obstáculo se interponha à sua plena consecução. Como, em regra, o casamento significa justamente o fim de quaisquer obstáculos, implicará forçosamente a morte da paixão e, por conseguinte, da idealização. Os cônjuges deparam-se, então, com o outro tal como de fato é, e não como imaginavam que fosse. Explica-se, assim, a enorme frequência da queixa "Fulano (ou Fulana) mudou muito", que tanto tem servido para justificar o fim do casamento. Não há dúvida, certamente, de que as pessoas de fato mudam com o passar do tempo, e é salutar que assim seja. Mas, a despeito da mudança real, o que parece predominar na desilusão com o parceiro é mesmo a morte da idealização. Porém a questão da mudança real nos conduz ao quarto ponto fraco do casamento: a época em que se dá a escolha do parceiro.

Habitualmente, e para ambos os sexos, tal escolha se dá entre os 20 e os 30 anos de idade. Ora, esta é em geral uma fase da vida em que ainda não nos encontramos, isto é, não amadurecemos ao ponto de uma plena aceitação de nós próprios, de estabilização interior. Como consequência, tendemos a nos ligar a pessoas muito diferentes do que somos, com atributos que gostaríamos de ter e não temos. Com o amadurecimento e à medida que a pessoa tende a desenvolver-se e a evoluir na direção de uma maior aceitação de si mesma, a situação muda. Passamos a buscar alguém mais parecido conosco, mais próximo de nossos valores e de nossa maneira de ser. Não é de estranhar, portanto, que os casamentos realizados por volta e após os 35 anos tenham muito mais chances de ser casamentos melhores.

A última das razões que vejo para a crise que atravessa o casamento contemporâneo é, creio, a de maior importância e peso: a emancipação da mulher. Durante séculos e até há poucas décadas, a posição subalterna e dependente da mulher, seu conformismo, sua falta de expectativas e horizontes propiciaram um "arranjo" que aparentemente funcionava bem: o homem mandava, ela obedecia; o homem tinha amantes, ela as aceitava e, como regra, não pensava

*Amor e casamento*

em "devolver" a traição. O homem era, de fato, o "amo e senhor", o "chefe" da família. Ela, a "rainha do lar", não passava, na maioria das vezes, de uma criada de luxo, à qual o marido recorria para o sexo, pouco se importando se ela o desejava e/ou gostava.

Esse tipo de casamento de fato durava muito e raramente acabava. Mas era e é — pois ainda os há assim — extremamente pobre, e totalmente incompatível com os anseios mínimos de quem quer que tenha efetivamente crescido interiormente, sejam homens ou mulheres. A nova postura feminina, as expectativas que as mulheres passaram a acalentar de uma relação mais plena de cumplicidade, intimidade e respeito recíproco; sua ascensão profissional e independência financeira (cada vez mais há casais em que os rendimentos da mulher superam os do marido), as cobranças no campo da sexualidade, o desenvolvimento intelectual — tudo isso, em conjunto, se por um lado deixou as próprias mulheres confusas, confundiu muito mais a cabeça dos homens. E deixou a nu, mais do que nunca, a fragilidade masculina e a falácia de sua pretensa fortaleza.

A grande tragédia é que, como já se disse inúmeras vezes, destruiu-se o modelo antigo e não se encontrou ainda um novo. Como diz meu irmão, "perdemos, homens e mulheres, o caminho de casa", e até achar de novo um rumo vamos penar bastante.

## VALE A PENA TENTAR

Costuma-se dizer que a democracia é uma instituição falha e imperfeita, mas a humanidade ainda não encontrou outro regime melhor para viver. O mesmo se aplica ao casamento. Por mais falho, inadequado e pouco funcional que nos pareça, ainda é a melhor solução de que dispomos para a geração e a criação de nossos filhos e para preencher nossa necessidade de aconchego, amor e segurança. Sendo assim, deve-se empenhar todo esforço, me parece, na tentativa de fazê-lo funcionar e ser fonte de paz e tranquilidade, e não de sofrimento e angústia. O primeiro passo, nesse sentido, é uma adequação das expectativas. Não se pode pretender do casamento um mar de rosas e uma

*Quem ama não adoece*

perene sensação de bem-estar. La Rochefoucauld já dizia, no século passado, que pode até "haver bons casamentos, deliciosos não os há".

A primeira das expectativas a enquadrar na realidade diz respeito à perenidade do amor. O amor-paixão, romântico, é, já vimos, passageiro. A paixão, escreveu Diaferia, "cansa e pesa. O importante é, no peneirar dos sentimentos, não deixar cair da bateia os diamantes", de forma que o amor sobreviva ao crepúsculo da paixão. O amor sobrevivente será, contudo, necessariamente um amor diferente.

Com a atenuação do desejo físico, motor da paixão, o que se deve tentar preservar é o amor-companheiro, o bem-querer no sentido literal da expressão, a admiração e o respeito recíprocos, a gostosa sensação de ternura e aconchego, a vida sexual que, despida da urgência e da febre da paixão, traz consigo o tranquilo e gostoso prazer dos caminhos já conhecidos, da intimidade, da possibilidade de esquecer as representações e as defesas.

Ditas assim, as coisas parecem simples. Mas poucos, infelizmente, se é que os há, são os casais que conseguem de forma duradoura alcançar esse estado. Embora cada caso seja um caso, e não caiba, portanto, falar em regras, existem alguns pontos que, a meu ver, são fundamentais na tentativa de lograr um casamento prazeroso. São eles:

1. *Investir na relação* — Para que um casamento possa funcionar, necessário se faz que *ambos* os parceiros tenham o casamento e seu êxito como o aspecto mais importante de sua vida e merecedor, por conseguinte, de atenção e cuidados. É ilusão pensar que a relação prossegue sozinha, sem ser deliberada e cuidadosamente cultivada, ou ainda que possa ficar aos cuidados de um só dos parceiros. E a doce arte de cultivar o amor não é tarefa para de vez em quando, ou tão somente para as ocasiões especiais. É feita das pequenas atenções do dia a dia e, principalmente, de grande dose de respeito recíproco.

2. *Comunicação* — Especialistas no assunto costumam dizer, e com eles concordo, que o casamento começa a desabar quando a comunicação verbal entre os cônjuges começa a declinar. Barreiras nessa comunicação, ou a inexistência dela, representam um fator mais importante até que o próprio entrosamento sexual para o sucesso da relação.

*Amor e casamento*

Sob essa rubrica — comunicação entre os cônjuges —, inclui-se uma gama variada de situações. A primeira delas refere-se à necessidade da clara verbalização, por parte de cada um, do que quer e do que lhe aborrece na relação. O comum é que uma das partes se aborreça com algum fato, atitude ou maneira de ser do outro, ou anseie por algo que o outro faça e não o diz claramente. Espera que ele compreenda e entenda seu silêncio, ou entenda as mensagens subliminares que pensa estar enviando. Quando isso não acontece, o que é muito comum, aquilo que era apenas algo que incomodava se transforma em mágoa e ressentimento. O casal entra então em um jogo inconsequente e altamente destrutivo, uma conta-corrente de mágoas não comunicadas e de mútua retaliação. Dessa maneira, um deles diz a si mesmo: "Você me aprontou esta manhã; à noite, ou na próxima vez, você me paga." E o que paga, à noite, na cama ou fora dela, muitas vezes nem sabe o que está pagando. Esse progressivo acúmulo de ressentimentos envenena qualquer relacionamento, conjugal ou não, e acaba com qualquer casamento.

No contexto das dificuldades na comunicação, quase tão importante quanto um dos lados tentar comunicar o que sente é o esforço da parte contrária para, de fato, captar o que o outro quer dizer. Isto é crucial quando das inevitáveis discussões conjugais. Para exemplificar de maneira prática a dificuldade, nessas ocasiões, de ouvir o que o outro diz, Rogers[67] sugere a experiência de gravar uma discussão conjugal e, passada a crise, ambos ouvirem a fita. O casal verá, diz ele, que se travou um verdadeiro diálogo de surdos, no qual um parecia não ouvir, ou de fato não ouvia mesmo, o que o outro estava querendo dizer.

A importância da comunicação não se restringe apenas à exteriorização dos sentimentos negativos. Também os positivos devem ser expressos, da forma mais clara possível e também verbalmente. Isto inclui dizer ao outro, com todas as letras, o quanto o ama e a importância dele(a) em sua vida. Nesse particular, os homens são muito mais contidos do que as mulheres, raros sendo aqueles que, mesmo amando, têm coragem de verbalizar claramente esse sentimento junto à mulher amada.

Inclui-se também aqui a preocupação de elogiar o outro, preferencialmente na presença de terceiras pessoas. Ferguson[68] escreveu que o elogio é uma ver-

*Quem ama não adoece*

dadeira apólice de seguro para o casamento. Os casamentos bem-sucedidos, em seu entender, são "sociedades de admiração mútua". Todos, absolutamente todos nós, gostamos de um elogiozinho de vez em quando. A Bíblia nos diz "que as palavras amáveis são um favo de mel: doce na garganta e força para os ossos".[Apud 68]

Tanto com relação ao elogio quanto à exteriorização verbal do sentimento amoroso referida acima, é fundamental a observância de duas regras de ouro: sinceridade e oportunidade. Elogiar o que de fato não apreciamos, assim como dizer a alguém que o(a) amamos sem na realidade o sentir, além de ser uma maldade, é contraproducente e resultará certamente em agravos à relação. É melhor, nessas circunstâncias, ficar calado. Quanto à oportunidade, embora de muito menor relevância que a sinceridade, é também de grande valor. Novamente nos diz a Bíblia que "maçãs de ouro com enfeite de prata é a palavra falada em tempo oportuno".

Nesse sentido, o da oportunidade, o leitor pode talvez estranhar a observação acima de que o elogio é melhor ainda quando pronunciado na presença de terceiros. Isso não significa que não seja valoroso e bem-vindo na intimidade, mas será mais apreciado ainda se testemunhado. Ainda segundo Ferguson, citando uma conhecida jornalista americana, "é inteligente e bem pensado o marido deixar os outros perceberem que ele ama e aprecia a esposa", ou vice-versa. Observa-se nos casamentos que "deram certo" um claro desejo de ambos os cônjuges de testemunhar publicamente em favor do companheiro.

"Quando um casal se elogia em público, e de modo explícito, é muito provável que nada de ruim aconteça com esse casamento" — desde que evidentemente respeitada a regra de ouro da sinceridade.

3. *Respeito à individualidade* — O sentimento de posse, embutido no relacionamento amoroso, e a disputa pelo poder que a partir daí travam os cônjuges constituem também um sério entrave à felicidade conjugal.

Cometem um grave equívoco os que veem como uma relação bem-sucedida aquela na qual os cônjuges tudo fazem juntos, em que as expectativas, os prazeres, as amizades e o espaço de um sejam necessariamente os mesmos do outro. A relação ideal e adulta é, ao contrário, a que permite a cada um

*Amor e casamento*

o espaço para crescer e desenvolver-se na direção de suas potencialidades. É aquela na qual se concede, a cada parte, o direito de ter e viver a sua própria vida, sem prejuízo da vida em comum que tem com a outra.

Como diz Dyer,[42] "em qualquer relacionamento em que duas pessoas se tornam uma, o resultado final será duas meias pessoas". O nó da questão aqui é que, como regra, um dos cônjuges apenas se anula e passa a viver a vida do outro. Esse é um tipo de arranjo que, evidentemente, não será duradouro e, se for, certamente não será satisfatório. Costumo dizer que o amor tem laços, não grilhões, e que a ninguém cabe a pretensão, e muito menos o direito, de se arvorar em senhor e dono da vida de outra pessoa.

A guerra pelo poder que se instala na esfera conjugal — e dificilmente haverá casal que consiga libertar-se dela por inteiro — nada mais é que o reflexo da disputa pelo poder nas relações entre homens e mulheres, mesmo que não casados, e nas relações humanas em geral. Como salienta Lowen,[66] o poder "cria a ilusão de que se é alguém" e sua necessidade, embora comum a todos nós, conforme já destacamos no Capítulo 3, é tanto maior quanto mais fraca for internamente a pessoa.

E quanto mais fraco for internamente alguém, menor será sua capacidade de amar. A disputa pelo poder nas relações homem/mulher é, pois, uma contrafação do amor. O amor que, de fato, é amor, que é o transbordamento, para o ambiente e para a outra pessoa, do bem-estar de alguém que traz dentro de si, o amor de alguém que amadureceu e cresceu como gente, esse, o amor verdadeiro, não aprisiona o ser amado. Não aspira a submetê-lo. Não quer fazê-lo à sua imagem e semelhança. Realiza-se e regozija-se, na verdade, com a liberdade e o crescimento do ser amado.

O respeito pela individualidade de cada cônjuge encerra um aspecto eminentemente prático mas de grande significado simbólico: a questão do espaço físico na casa. O modelo de casamento com que convivemos na classe média, em que marido e mulher compartilham, obrigatoriamente e ao longo dos anos, o exíguo espaço de um mesmo quarto e um mesmo leito, compromete, e muito, o fundamental direito de cada um à privacidade. Ao desejo de adormecer absolutamente solitário com seus pensamentos, de ver televisão ou de ler, sem ser importunado ou sem importunar o outro.

*Quem ama não adoece*

As questões de ordem prática do espaço físico e os conflitos gerados encerram, como disse, um importante significado simbólico, relacionado à necessária defesa de nosso "espaço psicológico". À necessidade de ter "nosso lugar" e estabelecer o limite para a "invasão do outro em nosso interior". A percepção do desconforto que a excessiva e constante proximidade física gera tem levado inúmeros casais, particularmente entre os segmentos sociais e economicamente mais favorecidos, a promover algum grau de separação física, mantendo intactos, no entanto, os laços conjugais. Sua magnitude varia desde a simples separação das camas até o extremo de separar as casas, passando antes pelos quartos separados.

O que até há pouco tempo era tido como exemplo de um casamento falido — quartos separados — pode ser visto hoje, ao menos em alguns casos, como evidência de uma relação sadia, na qual se preserva a privacidade sem comprometer a intimidade e a força da relação. Como esse tipo de solução somente é possível a muito poucos — por razões de ordem econômica, principalmente, mas também psicológicas e emocionais —, todo esforço deve ser feito no sentido de respeitar o desejo de privacidade de cada um, mesmo em espaço físico restrito.

4. *Cumplicidade* — A sensação de cumplicidade entre marido e mulher diante dos outros e da vida me parece a pedra angular de uma relação viva e prazerosa. Essa sensação inclui a certeza de poder contar com o outro, haja o que houver. Inclui o partilhar de experiências, expectativas e anseios; inclui a tranquilizadora segurança de poder se mostrar ao outro tal como se é, sem máscaras, sem fingimento, sem defesas. Relação cúmplice e rica é aquela na qual se "descansa" e se relaxa, não a que tensiona e angustia.

## QUANDO A SEPARAÇÃO É INEVITÁVEL

Vivenciar um casamento e uma vida familiar feliz é, já o disse, de extrema relevância para a saúde e a felicidade das pessoas. Esforçar-se para que tal seja possível e ter esse objetivo como o mais importante na vida é perfeitamente

*Amor e casamento*

recomendável e desejável. Há ocasiões, porém, em que, baldados as tentativas e os esforços, é preciso reconhecer quando "não dá mais".

Vivenciar e conduzir ao longo da vida um casamento irremediavelmente falido, fonte permanente de tensão e angústia, é caminho certo para a doença. Lamentavelmente, é grande, muito grande mesmo, provavelmente a maioria, o número dos casais que vivenciam por toda uma vida um casamento desse tipo. São unidos como que pelo ódio, pelo "encaixe perfeito das neuroses". O que os mantém juntos não é o amor. Longe disso, o que os mantém juntos é o medo. A psicóloga americana Leticia Poplau aponta quatro componentes que sustentam a maioria dos casamentos: presença de um vínculo legal, filhos, dependência econômica e a pressão do grupo social no qual o casal está inserido. Para mim, no entanto, sem negar a influência desses fatores, o fundamental é o medo que as pessoas têm de enfrentar a mudança e o desconhecido. E por isso se acomodam.

Acomodam-se por medo de sofrer e condenam-se, paradoxalmente, a sofrer por toda uma vida. Convivem com um triste e amargo cotidiano, repleto de maldosas indiretas e observações, pleno de rancores nunca expressos ou expressos pela metade, cheio de silêncios e vazios. Verdadeiros celeiros de mesquinharias e maldade, tais casamentos poderiam muito bem servir de inspiração a Dante para a sua descrição do inferno.

Às vezes, a acomodação e o medo recorrem a um outro caminho para conviver menos traumaticamente com esse inferno: o casal finge que está tudo bem. Estabeleceram um pacto não escrito e não verbalizado, por força do qual ambos sabem que o casamento, de fato, está em crise ou até acabou, mas fazem de conta que está tudo bem. Tão morta está a relação que nem ânimo para brigar esse casal tem.

Talvez com menos clareza, essa solução é tão ou mais nociva que a outra. É preciso, pois, ter a coragem da mudança, de mudar o casamento, se ainda for possível. Ou de oficializar e reconhecer seu fim, se já está irremediavelmente destruído.

# 18. AS RELAÇÕES DE AMOR COM OS FILHOS

*Amigos meus, guardai isso: não há árvores más,
nem homens maus. Há maus cultivadores.*

VICTOR HUGO

Este é, talvez, o capítulo mais importante. E diversas são as razões que me fazem pensar assim. Em primeiro lugar, porque acredito firmemente que, da natureza da relação que se mantenha com os filhos, dependem em grande parte nossa felicidade e nosso bem-estar. Como diz Ziraldo, "é nas relações de amor com os filhos que se embutem as mais intensas sensações de plenitude da existência humana" e, por conseguinte, a felicidade que se pode extrair do convívio com eles "é das mais ricas que a vivência terrena nos proporciona".

A maioria das pessoas, infelizmente, não atinge a percepção dessa plenitude e nem alcança a vivência dessa felicidade. Para a grande maioria das pessoas, os filhos são um dever, não um prazer. São um estorvo ou, nos casos mais suaves, fontes de aborrecimento e preocupação, em vez de lenitivo e alívio. Espanta-me e entristece-me a extraordinária frequência com que ouço queixas, recriminações e amargor dos pais em relação aos filhos. Esquecem-se e, se lembrados, não aceitam que os filhos são, para o bem e para o mal, aquilo que deles os pais fizeram. Se deram errado é porque em algum ponto do caminho eles, os pais, erraram. E que, portanto, se culpas há a expiar, é a eles que cumpre fazê-lo.

A segunda razão pela qual atribuo tanta importância a este capítulo é a convicção que tenho de que a construção de um mundo melhor passa necessariamente pelo aprimoramento das relações de amor entre pais e filhos. A

*Quem ama não adoece*

psicanálise nos ensina que todas as formas de doença mental e comportamento antissocial se derivam, direta ou indiretamente, de dificuldades no relacionamento entre pais e filhos.

Meu próprio pai, que, além de psicólogo, dirigiu por muitos anos uma penitenciária, costumava repetir, de uma forma até poética, sua convicção de que "o primeiro passo que o homem dá para o crime — e para o cárcere — não é aquele com o qual se dirige para a arma assassina ou se dispõe a pular uma primeira janela... Esse primeiro passo, na verdade, quase que se confunde com aquele com o qual a criança, ainda insegura e hesitante, sai do colo da mãe para os braços do pai."[6]

E as dificuldades nas relações entre pais e filhos, múltiplas em suas facetas e formas de apresentação, têm, todavia, uma única e clara origem: a incapacidade daqueles de transmitir amor a estes.

## A IMPORTÂNCIA DO AMOR E A LAMENTÁVEL PREVALÊNCIA DO DESAMOR

Raros serão os pais, pai ou mãe, capazes de admitir, até para si mesmos, quanto mais para os outros, que não amam seus filhos. Multiplicam-se, no entanto — e o que vem a público é uma ínfima parte —, os casos de agressão física grave e até de assassinatos de filhos pelos pais.

Além desses casos extremos — autênticos casos de polícia —, qualquer observador atento poderá perceber, como aliás já salientamos, a hostilidade e a ambivalência que permeiam, aberta ou veladamente, as relações entre pais e filhos. Mais frequentemente ainda, o que existe talvez não seja sequer a falta de amor, mas sim a incapacidade de transmiti-lo. Do ponto de vista da formação da criança, não fará tanta diferença, excluídos os casos de franca agressão e hostilidade, se os pais não a amam de fato ou se, amando-a, não conseguem lhe transmitir a certeza desse amor.

E transmitir a nossos filhos a certeza do nosso amor é o que de mais importante por eles podemos fazer, não tenho disso dúvida alguma. Não é fácil, entretanto, obter êxito nessa tarefa. Não pelas dificuldades da criança de captar

## As relações de amor com os filhos

nosso amor, se ele de fato existir, mas por nossas dificuldades de transmiti-lo. Dificuldades advindas não apenas da visão equivocada que muitos temos da educação e do convívio com os filhos, mas principalmente de nossos próprios conflitos interiores, da ambivalência dos sentimentos e do grande desconforto que temos ao tratar com eles.

E, no entanto, os nossos filhos precisam desesperadamente da segurança desse amor, particularmente do amor da mãe e principalmente nos primeiros anos. Todos os sentimentos de segurança do bebê são investidos na mãe ou em quem lhe faça as vezes. Por isso, é fundamental que o bebê seja objeto de um longo e ininterrupto período de cuidados maternais. Se a mãe não estiver disponível, os cuidados devem preferivelmente ser dispensados por uma única pessoa. A substituição da mãe por alguém que lhe faça as vezes enfrenta um grande limite na questão da amamentação: esta, somente a mãe pode prover e ela é, sem dúvida, muito importante.

A importância que, ao longo de todo este livro, conferi às relações com a mãe como fator de saúde ou doença traz à baila o seguinte questionamento: como fazer nos dias de hoje, quando o trabalho externo da mãe conduz à matrícula do filho em creches ou a deixá-lo entregue aos cuidados de babás? Esta é uma questão cuja resposta suscita polêmica, mas tudo leva a crer que a qualidade poderá suprir a quantidade, desde que esta atenda a um mínimo e aquela se aproxime do máximo. Isto é, talvez o importante não seja a mãe ficar todo o dia com o filho, mas sim estar com ele o tempo que puder, todos ou quase todos os dias e, principalmente, conseguir nessas ocasiões lhe transmitir verdadeiramente amor, e não apenas cuidados.

É necessário ter em mente, e esta reputo como uma noção a destacar, que dedicação, zelo, cuidado, preocupação etc. podem até ser elementos do amor, mas não chegam, por si sós, a ser amor. Creio que a grande maioria das mães presta tais cuidados ao filho. Mas, a julgar pela agenda dos psicoterapeutas, pela superlotação dos cárceres e pela falta de vagas nos hospitais (psiquiátricos ou não), poucas têm de fato conseguido transmitir aos filhos a certeza de que são amados.

A necessidade do amor é tanta que se descreve até mesmo um "nanismo psicológico", isto é, o caso de crianças que não crescem fisicamente por falta de

*Quem ama não adoece*

uma dose mínima de amor. Daí se deduz, corretamente, que o amor e a afeição são tão importantes para o bebê e a criança pequena como o é a alimentação.

Uma questão de grande relevo diz respeito ao caráter incondicional do amor. Sou da opinião de que o amor — de todos os tipos, mas sobretudo aquele dos pais pelos filhos — somente tem sentido se for incondicional. Isto é, se independer de a criança "comportar-se bem", "estudar" etc. Não se deve tampouco exigir, e nem sequer esperar, que eles nos amem em retribuição.

É possível e quase certo que, se amados de forma incondicional e tiverem a certeza desse amor, os filhos também nos amem "de verdade", e não apenas pelo aspecto formal de que devem amar aos pais. Mas, verdadeiro e autêntico que seja, esse sentimento não alcançará, ultrapassada a infância, a mesma intensidade e o mesmo desprendimento de que são capazes os pais — alguns pais, ressalte-se.

A defesa que faço do amor incondicional não significa, porém, que, em nome dele, tudo à criança se permita. Devemos passar aos filhos, em minha opinião, a segurança de que os amamos independentemente de serem crianças boas ou más, de passarem ou não de ano na escola, mas é importante fazê-los ver que serão mais amados ainda — e admirados — se se conduzirem por determinados padrões mínimos de comportamento. Amar de forma incondicional não deve se confundir com ausência de disciplina e/ou autoridade. Mas a necessidade da disciplina e da autoridade não deve servir de biombo para a violência, o desamor e o desrespeito dos pais pelos filhos.

## A ARMADILHA DA AUTORIDADE E DA DISCIPLINA: BIOMBO PARA O DESAMOR?

A violência, física ou não, e o desrespeito dos pais pelos filhos são, na maioria das vezes, praticados em nome da necessidade de discipliná-los e do exercício da autoridade. Quase sempre, porém, tal necessidade é apenas o biombo atrás do qual os pais tentam esconder, de si próprios e das outras pessoas, a ambivalência e o ódio que devotam aos filhos. É chocante de ler, mas é a triste realidade, por dolorosa que seja.

250

## As relações de amor com os filhos

Não há dúvida de que temos o dever de transmitir aos filhos os princípios fundamentais que nos regem, a lei moral em que acreditamos e as regras básicas de higiene, de convívio social e — muito importante — de respeito às outras pessoas. Temos também o inalienável dever de incutir-lhes, gradativamente e na proporção de sua capacidade de compreensão, o senso de responsabilidade por seus atos e obrigações que lhes cabem, entre elas os deveres escolares e a participação nas tarefas caseiras.

Para obter tudo isso, contudo, não é necessário recorrer a violência, castigos, repreensões carregadas de ódio e irritação. Basta apenas que amemos nossos filhos. Se conseguirmos transmitir amor a eles, transmitiremos também, sem qualquer esforço, de forma natural e beirando o imperceptível, quase tudo o mais que quisermos, inclusive as normas de conduta e os princípios morais que comungamos. Assim como as pessoas aprendem espontaneamente a falar, aprendem também a comportar-se bem e ser corteses.

A transmissão desse amor e a crença e confiança que a criança tenha nele compreendem vários elementos, dentre os quais julgo essenciais; respeito e coerência.

Respeitar a criança significa fundamentalmente tratá-la como ser humano que é, com desejos, vontades e sentimentos próprios. A surrada frase de que "criança não tem querer", que os de minha geração e os que a antecederam tanto ouviram (espero, sinceramente, que hoje em dia seja mais rara), traduz um dos maiores equívocos dos pais e educadores que a adotam como lema. É lamentável que tantos pais ajam de acordo com esse modo de pensar e somente decidam tratar a criança "como gente" quando ela for "gente", querendo dizer com isso *quando adultos*, ou quase. Então, na maioria das vezes, será tarde demais. A ruptura já terá acontecido. Os laços de amor, legítimos e espontâneos, já estarão envenenados pela mágoa e pelo ressentimento.

As experiências indicam que são justamente aquelas crianças tratadas de igual para igual pelos pais que tendem a revelar desenvolvimento intelectual mais elevado, maior originalidade, maior segurança emotiva e maior domínio sobre si mesmas, quando comparadas àquelas oriundas de famílias autoritárias, adeptas do "criança não tem querer".

*Quem ama não adoece*

As ordens e as proibições que se fizerem necessárias devem desde cedo ser explicadas e justificadas. Responder ao questionamento infantil "por que não posso tal coisa?" com frases do tipo "porque não pode" ou "porque não quero" é rigorosamente uma violência e, sem dúvida, deseduca. O pai ou a mãe devem exercer a autoridade e a disciplina calcados em sua convicção de que seu ponto de vista, em face de uma dada situação, é o melhor para a criança. Devem *sempre* justificar e explicar suas razões ao filho(a), de forma adequada às circunstâncias e à sua idade.

Além disso, o ponto de vista da criança deve *sempre* receber dos pais a devida consideração. E os pais devem ter maturidade e equilíbrio para rever sua posição se a lógica, o bom senso e a argumentação da criança assim o indicarem. É preciso ter em mente que não há sentido em exercer a autoridade pela autoridade, quando o que se pretende é somente mostrar quem manda. Como lembra André Berge, e com ele concordo, "nenhum valor possui a autoridade senão na mesma medida em que for exercida no sentido da vida da criança, de suas necessidades, de seu desenvolvimento".

Assim, a rigor, somente cabem dois tipos de proibições: àquilo que comprovadamente prejudique a saúde da criança ou ao que implique desrespeito e/ou prejuízo a terceiros. Cabe aqui um alerta: tendo se optado por manter determinada proibição, há que se ter a firmeza de sustentá-la enquanto se acreditar em sua justeza. A verdade é que — e esta é a minha própria experiência com meus filhos — pais que de fato amam e conseguem transmitir esse amor praticamente não precisam proibir nem mandar: simplesmente conversam e trocam ideias, e os filhos agem de acordo.

O exercício sadio da autoridade e da disciplina deve, pois, basear-se no amor e no entendimento, de tal forma que seja livremente aceito e não imposto. Sem aceitação, o que há é o exercício da coação e da prepotência, baseadas na força e no medo. O respeito a tal disciplina desaparecerá tão logo desapareçam as condições dos pais de exercer a força e infundir medo. Ou ainda quando não estiverem por perto para exercê-la. Não são de estranhar, pois, a violência e a contestação dos filhos em relação aos pais, tão logo a força destes não mais possa se empregar e o temor desapareça.

*As relações de amor com os filhos*

Compreendo a angústia e a ansiedade dos pais com a "educação" e a "formação" de seus filhos, mas vejo com muita tristeza o quanto os deseducam e os deformam. Se simplesmente os amarem e respeitarem, as coisas fluirão naturalmente, tudo a seu tempo. A esse respeito, permito-me transcrever uma imagem que meu próprio pai utilizava[69] para descrever o processo de educar sem pressa, naturalmente, com respeito, amor e paciência. Comparou-o à montagem de um quebra-cabeças. "Suas partes parecem a princípio desconexas e até inconciliáveis; se, no afã de encaixá-las, empregarmos a força, de modo algum se obterá o ajustamento e, possivelmente, quebraremos ou deformaremos as peças. Mas, quando, com paciência, calma e inteligência, procurarmos os elementos que se ajustam, descobrimos com agradável surpresa que eles se casam, entrosam e encaixam de modo perfeito e nos admiramos de como é tão facilmente possível armá-los."

O respeito aos filhos inclui também o respeito às suas aspirações, suas aptidões e a seu projeto de vida. É muito comum e lamentável que os pais projetem, sobre os filhos e seu futuro, as próprias expectativas e venham a cobrar deles, direta ou indiretamente, o que não conseguiram realizar. São pais que pensam estar criando os filhos para si mesmos, e não para o mundo. Na maioria das vezes, por esse caminho, criam pessoas fracas e dependentes.

O segundo elemento importante no exercício da autoridade com amor é a coerência. Não adianta nada, por exemplo, ensinar os filhos a não mentir se mentimos para eles; tentar infundir-lhes respeito pelas outras pessoas se os desrespeitamos ou aos outros, em nosso comportamento do dia a dia. Nossas fraquezas e dificuldades de agir conforme o nosso discurso devem ser honestamente passadas a nossos filhos. Mas eles devem perceber nosso genuíno desejo de acertar, ainda que erremos muito — e tenhamos a coragem de reconhecê-lo.

## OUTRAS RECOMENDAÇÕES

Além de respeito e coerência, outros aspectos de nosso relacionamento com os filhos são também relevantes. São eles:

*Quem ama não adoece*

1. *Convivência* — Conviver o maior tempo, desde a mais tenra idade, e extrair desse convívio um genuíno prazer é um elemento importantíssimo do amor. Tal convivência inclui, sem dúvida, a conversa e a intimidade, o conhecimento da pessoa que é o filho. É necessário ter em mente que a dedicação ao trabalho e a necessidade de ganhar a vida não devem servir de pretexto para a ausência do lar nem para transformar o filho em um estranho.

É extremamente frequente, sempre que um delinquente juvenil é apanhado, ouvirmos dos pais algo como: "Esse menino sempre teve tudo, não posso entender como isso aconteceu." Por esse "teve tudo" entendam-se casa, comida, brinquedos, dinheiro, presentes, carro.

Ainda na década de 1960, um estudo levado a efeito nos Estados Unidos[Apud 69] concluiu que "pais fracassados, que usam os filhos como escape para suas dificuldades emocionais, jamais param, olham ou ouvem os filhos; nunca entenderam que paternidade é uma tarefa que exige tempo integral. Muitas pessoas que trabalham oitenta horas por semana deveriam tentar algo diferente: retornar às suas famílias. Ao retomar seu papel como pais, poderão reformular suas vidas. É importante ganhar o pão de cada dia, mas ganhar mais dinheiro não deve destruir o processo de educar os filhos."

A sabedoria popular nos ensina, e com ela concordo em gênero, número e grau, não haver sucesso na vida que compense o insucesso na família. E quem coloca a família no compartimento de bagagens na viagem da vida escolhe, não tenho dúvidas, o atalho mais curto para a infelicidade e a doença. Como disse Kerr,[Apud 69] preocupemo-nos em gastar tempo com nossos filhos, não dinheiro. E que esse tempo gasto com os filhos não seja entendido como tempo perdido, mas como um dos melhores usos que podemos fazer de nosso tempo.

2. *Evitar a superproteção* — Muitos pais, principalmente mães, pretendem criar seus filhos em uma redoma, protegidos dos perigos do mundo. Acham que assim o fazem por amor aos filhos. Ledo engano. A superproteção, já vimos em capítulo anterior, é também o biombo do desamor. É uma forma desses pais ou mães de compensar e conviver com o tremendo sentimento de culpa por não amar de fato os filhos. O crescimento e o amadurecimento do ser humano passam necessariamente pelo sofrimento e pela dor. Passam pela consciência de que a vida e o mundo estão plenos de asperezas e dificuldades.

## As relações de amor com os filhos

Tentar esconder ou superproteger as crianças dos riscos e das dores implícitos no viver é não prepará-las para a vida, é contribuir para formar pessoas fracas, dependentes, medrosas e, por conseguinte, infelizes. É preciso ter em mente que a vida começa de novo a cada geração. Que cada um terá de viver — e aprender — com suas próprias experiências. Que, por mais que nos esforcemos, não conseguiremos transmitir a nossos filhos efetivamente o que aprendemos em nossas próprias vidas. É, pois, necessário deixá-los amadurecer de forma livre e espontânea. É necessário conviver maduramente com a doce amargura de vê-los crescer e partir. É necessário estimular sua iniciativa de assunção de responsabilidades e riscos consentâneos com sua idade, e não tolher, desnecessária e arbitrariamente, seus movimentos.

3. *Contato físico* — Uma das mais frequentes queixas dos filhos, quando permitem aflorar as mágoas que guardam dos pais, diz respeito à ausência de carinho físico. De quantos filhos e filhas já não ouvi, quando adultos, lamentar a pouca frequência, ou às vezes até a frequência zero, com que seus pais os tocavam, abraçavam, beijavam. Não basta, meu caro leitor, apenas acharmos e sentirmos que amamos os filhos. É fundamental que digamos isso a eles com todas as letras e ainda que expressemos fisicamente este amor.

A esmagadora maioria dos pais tem uma tremenda dificuldade de manter contato físico com os filhos, tão logo eles vão deixando de ser criancinhas. Em parte, isso pode se dever à real ausência de amor. O mais provável, no entanto, é que o fator principal sejam as dificuldades do adulto de lidar com a própria sexualidade. Isso é particularmente verdadeiro na relação pai-filho. O tremendo receio — pavor, ousaria dizer — de que o filho homem venha a ser um homossexual leva a maioria dos pais a reprimir ao máximo a expressão física de seu amor.

Este é, no entanto, um triste engano. Em todos os casos de homossexualidade masculina que conheço, a figura do pai é autoritária e/ou distante, nunca meiga e terna. O relacionamento com o filho é, desde cedo, conflituoso, repressor e áspero, e não cúmplice e amigo. Uma criança que recebeu uma cota adequada de carinho físico de seus pais será certamente um adulto que gozará de uma prazerosa sexualidade e de grande capacidade de amar.

4. *A importância do bom humor e do otimismo* — Este é um item habitualmente não muito levado em conta, mas que também encerra muita impor-

*Quem ama não adoece*

tância. Um ambiente familiar descontraído, no qual se respirem confiança e otimismo, passa necessariamente pelo bom ânimo dos pais, por sua atitude otimista diante da vida.

Quando discutimos acima a respeito de não devermos esconder das crianças os riscos e dores inerentes à vida, pode ter ficado a impressão de que tal postura implicaria transmitir-lhes uma visão pessimista do mundo. Trata-se justamente de fazer o contrário. Temos de infundir-lhes o otimismo, e somente conseguiremos fazê-lo se formos, nós mesmos, otimistas.

Percebam que não há aí contradição alguma, visto que, como disse Havel, ser otimista não é achar que tudo dará certo e que a vida é um mar de rosas. Ser otimista é achar — e sentir — que a vida e a luta valem a pena, independentemente dos resultados.

## E O PAI, COMO É QUE FICA?

Ao longo deste livro, e em especial neste capítulo, grande importância demos à mãe e às suas relações com a criança, como fator de saúde ou doença, de felicidade ou infelicidade das pessoas. É possível que, "a essa altura do campeonato", tanto o leitor como a leitora estejam a perguntar-se: e o pai, como é que fica?

Do ponto de vista biológico, o pai é, não tenho dúvidas, uma figura periférica. As fêmeas dos mamíferos e também de algumas aves defendem e protegem suas crias com unhas e dentes, de forma instintiva e não ensinada. Os machos em regra nem sabem quem são seus filhos.

É lícito supor, portanto, que exista na mulher um "instinto de maternidade", mas que nada similar exista no homem. A paternidade, significando laços especiais e de amor entre pai e filhos, seria então fruto da cultura e da civilização, e não da biologia. Por mais cultural que seja, é inegável a grande importância psicológica da figura materna, principalmente a partir do oitavo mês de vida da criança, quando, conforme já vimos, vai o bebê tomando consciência de que ele e a mãe são seres distintos e de que, além dele e dela, existem outras pessoas no mundo, entre as quais o pai. Situar essa importância a partir do oitavo mês não significa que o pai não deva participar da vida e dos cuidados com o

*As relações de amor com os filhos*

bebê desde o início, já nos primeiros dias. Muito pelo contrário, é exatamente desejável que assim o faça. Só há uma coisa que a mãe pode fazer pela criança que o pai não pode: amamentá-la. Fora isso, e mesmo na inexistência de um instinto biológico de paternidade, o pai pode e deve cercar o recém-nato de tanto carinho e amor como o faz a mãe, além de compartilhar com ela os encargos e cuidados. Essa participação precoce do pai na vida da criança amenizará, e muito, certamente, a percepção dele pela criança — em particular, mas não exclusivamente, se do sexo masculino — como um estranho que entra em cena tardiamente para disputar o amor da mãe. E facilitará, por conseguinte, sua integração no mundo afetivo do filho. Embora, do ponto de vista psicológico, a figura paterna tenha grande importância para a menina, inclusive como fonte de valorização de sua feminilidade, a relação com o menino parece mais complicada e, portanto, fonte maior de distúrbios.

A problemática edipiana é, já o dissemos, mais acentuada, como regra, entre pai e filho do que entre mãe e filha, embora esta seja também "uma relação delicada". Como consequência, as relações de hostilidade e a competição entre pai e filho costumam ser não só mais frequentes, como também mais intensas e de mais difícil solução. Entra em cena aqui como agravante a questão cultural.

Sob o prisma cultural, três aspectos devem ser considerados. O primeiro diz respeito à falsa concepção de virilidade, que afasta o pai do contato físico e da intimidade com seu filho. Não conversam ou conversam assuntos de ordem prática; não se conhecem. Não se tocam. Ao contrário do que ocorre entre mãe e filha, aqui a cumplicidade é difícil de se estabelecer, o carinho físico é raro ou, mais frequentemente, inexiste de todo, a exteriorização dos afetos é canhestra, tímida, reprimida.

O segundo aspecto a considerar é o papel de autoridade e repressão que ainda cabe ao pai em nossa cultura. As relações de amor são, a meu ver, incompatíveis com o exercício do poder e do mando. Cria-se, assim, uma contradição incontornável, geradora de ambivalência, de sentimentos de culpa, de ressentimentos.

Além de fonte de autoridade e de poder, nosso padrão cultural confere ao pai também a função de provedor e exige dele o sucesso a qualquer preço.

*Quem ama não adoece*

Na ânsia de alcançar esse equivocado sucesso, distancia-se o homem de seus filhos e da família.

Há uma história bem ilustrativa desse afastamento em função da vida profissional e da distorção oriunda da exigência cultural pelo sucesso. A história que passo a relatar, baseada em exemplo semelhante contado por Farrel no livro *Por que os homens são como são*,[24] descreve o caso de um executivo — chamemos de Ricardo — que se dedicou ao longo de toda uma vida à construção de uma exemplar carreira profissional. Certo dia, promovido a presidente do comitê executivo da empresa, chega eufórico em casa e comunica a boa-nova à mulher. Esta responde com morna alegria e um olhar triste.

Ricardo não se conforma e questiona: "Puxa, desejei isso toda a vida, trabalhei por isso toda a vida, e, quando finalmente chego lá, é assim que você me recebe?" Responde, então, a esposa: "Estou contente, Ricardo, mas sempre que você é promovido acaba passando menos tempo comigo e com nossos filhos. Dê uma olhada em nossos filhos, Ricardo. Qual a proximidade, qual a intimidade que você tem com eles?" E, de repente, Ricardo se deu conta de que os filhos haviam crescido; de crianças, haviam passado a jovens adolescentes, e ele não vivenciara esse crescimento; não participara junto com eles; não crescera junto com eles. Lembrou-se, com triste e amargo sentimento de culpa, que, a cada um desses anos passados, havia prometido a si mesmo conhecê-los melhor. A cada ano, porém, o cumprimento da promessa era adiado para o seguinte.

E, de repente, Ricardo se deu conta de que havia trabalhado durante 40 anos para transformar-se, no final, em uma pessoa de que nem mesmo ele gostava, de que a esposa guardava queixas e os filhos, distância.

A história de Ricardo, ficção que seja, espelha a triste realidade de milhares de outros "Ricardos" pelo mundo afora: filhos e pais, convivendo sob o mesmo teto, mas estranhos e distantes um do outro.

A literatura, tanto quanto o cinema, tem enfocado de forma lírica e até comovente a distância entre pai e filho e a complexidade de seu relacionamento. Marcelo Coelho, em artigo no jornal *Folha de S. Paulo* (08/07/1993, pp. 4-8), salienta com maestria a beleza dessas obras e o quanto refletem da realidade.

A primeira delas é *A morte do pai*, de Roger Martin du Gard, traduzida no Brasil pela Editora Globo. Nesse livro, volume que integra a saga de *Os*

## As relações de amor com os filhos

*Thibault*, o patriarca da família acaba de morrer. O filho mais velho, Antoine, vai remexer nos papéis do pai. Abre um pacote e tem uma surpresa: encontra tímidas cartas de amor trocadas pelo pai com uma solteirona que se anunciara no jornal, "num impulso de afeto, desespero e solidão". Antoine fica perplexo. Aquele pai "rebarbativo, distante, rigoroso" ansiava também por amor e romance e era capaz de vivenciá-lo, "ainda que por meio do romantismo pobre de um anúncio de jornal".

Antoine fica então perplexo. "Que conheci eu dele? Uma função, a função paternal, um governo do direito divino, que exerceu sobre mim durante trinta anos... Mas ele, a pessoa que ele era quando se achava a sós consigo mesmo, como seria? Não sei absolutamente nada... E de mim, que sabia ele? Menos ainda!"

Outro é o filme escandinavo *Crianças de domingo*. Entre outras cenas tocantes, chamam a atenção as que mostram o encontro entre o filho, já maduro, e o pai moribundo. Este descobre, no fim da vida, que nunca fora amado, que ninguém lhe desculpara os erros cometidos. O filho faz acusações amargas; revela ter passado toda a infância mentindo com medo de ser castigado. Não há nada mais a fazer. "O passado deve ser esquecido" diz o filho; enquanto isso, o pai procura inutilmente convencer-se de que tinha razão, ou de que pelo menos fora humano em seus rompantes e violências.

Esse modelo de pai autoritário, severo, provedor do ponto de vista material mas distante emocionalmente, está evidentemente agonizando. Aqui e acolá ainda encontramos algum espécime, mas já é raro, ao menos nos centros urbanos mais desenvolvidos. Mas, se o modelo antigo está morrendo, o novo ainda não se achou. Repete-se aqui a mesma situação que desenhamos para o novo perfil da mulher, em suas relações com os homens.

Na busca desse novo modelo de pai, tanto quanto nas dificuldades de lidar com a nova mulher, os homens me parecem perdidos e atarantados. Podem até conformar-se em abrir mão do poder e da autoridade inconteste; aceitam, com maior ou menor relutância, compartilhar as tarefas caseiras. Com bem maior dificuldade, conseguem conviver com uma mulher que ganhe mais e/ ou tenha mais prestígio que eles. Mas, em sua maioria, não estão conseguindo estabelecer com seu filho homem os laços de cumplicidade e ternura (inclusive física), que são a essência do amor.

*Quem ama não adoece*

É interessante observar, como salienta Gikovate,[17] que o mesmo homem que se mostra assim incapaz com relação aos filhos não o será, em regra, com relação ao neto. A este, ele conseguirá amar e demonstrar amor, mesmo do ponto de vista de proximidade física, de uma forma incondicional, desprendida, leve, solta, genuína. E a única explicação plausível para o fenômeno é que este, o neto, nunca foi visto nem sentido como competidor e rival; nunca disputou com ele a mesma mulher; não precisou ser objeto do exercício de seu poder.

As tentativas desse novo e perdido pai de aproximar-se do filho homem, de acumpliciar-se com ele, de amá-lo de fato e expressar esse amor, têm esbarrado em suas barreiras interiores, no remorso da ambivalência, da rejeição e do afeto reprimido, em um equivocado conceito de virilidade. O mesmo Marcelo Coelho a que acima nos referimos descreve a cena que acontece muito nos restaurantes de São Paulo nos domingos à noite. "O pai, divorciado, leva o filho para jantar; ficou o fim de semana cuidando dele; pergunta sobre a escola, o futebol, o videogame, as meninas." A cumplicidade não se estabelece; pai e filho se paralisam, numa timidez viril. A hora é de embaraço e culpa, de recriminação contida, de orgulho e silencioso amor. Na sequência desse incômodo silêncio, esgotado o trivial, incapacitados de travar um diálogo pelo qual ambos anseiam, "o pai pede a conta, e os dois vão embora: o menino está aprendendo a ser adulto e o pai, a ser velho..." É uma pena que assim seja. Resta a esperança de que, em futuro não muito distante, deixe de sê-lo. Para o bem de todos nós.

## CONCLUSÃO

Ao final deste capítulo, espero ter deixado claro para o leitor a enorme importância do amor para nossos filhos e o quanto é difícil, em face de nossas próprias limitações, nossa maior ou menor (in)capacidade de amar de fato, transmitir a eles a certeza desse amor. Espero também ter conseguido, respeitados o ponto de vista e a situação individual de cada leitor, transmitir os aspectos que, a meu ver, são fundamentais para contornar tais dificuldades.

*As relações de amor com os filhos*

Espero sobretudo ter deixado claro que, da natureza das relações de amor que mantivermos com nossos filhos, dependerá em grande parte nossa saúde e, não menos importante, a "saúde" do mundo e da humanidade.

Espero ter deixado claro depender exclusivamente de nós, do amor que transmitirmos, o êxito ou o fracasso, o sucesso ou a derrota, na doce tarefa de fazer de nossos filhos pessoas felizes.

É preciso que nos convençamos de que não nos compete *formar* a personalidade dos filhos, mas sim criar condições favoráveis e ajudá-los a desenvolver sua própria personalidade e ser pessoas felizes, à sua maneira. É preciso ter bom senso e equilíbrio. Mas é preciso, sobretudo, "ter espírito largo, vista larga, coração largo, de modo a que infundamos, em nosso filhos, coragem para a vida, e não covardia. Devemos contribuir para que sejam alegres, e não azedos; confiantes, e não pessimistas; fortes, e não fracos; bons, porque acreditam na bondade, e não ressentidos contra todos, porque ressentidos consigo mesmos."[69]

Adler dizia, e com ele concordo, nunca ter sabido de uma pessoa feliz que tivesse se tornado um criminoso. Pensemos nisso!

# 19. SAÚDE, AMOR E TRABALHO

*Preservar a vida enquanto se luta para ganhar a*
*vida nem sempre é fácil.*
AVELINO LUIZ RODRIGUES

A importância que o trabalho tem para o bem-estar e a saúde das pessoas é algo de há muito pressentido mas somente comprovado — e reconhecido — há relativamente pouco tempo. Não estou me referindo aqui às ocupações insalubres, isto é, àquelas que, por sua própria natureza ou condições ambientais, constituem agravo potencial, de intensidade variável, à saúde do indivíduo. Refiro-me ao papel e ao significado que o trabalho, enquanto instituição e independentemente de qual seja, desempenha na vida das pessoas, particularmente do sexo masculino. Nesse sentido, discutiremos a influência do trabalho sobre a saúde, não apenas como fonte potencial de agravo, mas também de benefício, embora a segunda possibilidade seja infelizmente bem mais rara.

O potencial nocivo, que observaremos em primeiro lugar, encerra vários aspectos: a inatividade física e as posturas físicas inadequadas, os erros elementares, o fumo no ambiente de trabalho e, a meu ver o mais importante, o chamado "estresse ocupacional", ou as tensões oriundas ou associadas ao trabalho. É exclusivamente deste último aspecto que aqui trataremos, não só por julgá-lo mais importante, mas também por ser o que de fato interessa ao tema do livro.

*Quem ama não adoece*

## ESTRESSE OCUPACIONAL

O estresse ocupacional é dos mais emblemáticos de nossa época e nossa civilização ocidental.

Os agentes estressores ligados ao trabalho têm origens diversas. Podem residir em *condições externas*, resultantes, por exemplo, da conjuntura econômica, da ameaça de falência da empresa, do medo de perder o emprego e até da falta de condições materiais e ambientais para desenvolver adequadamente o trabalho. Podem, ainda, advir das *exigências culturais*, isto é, das cobranças do grupo social e familiar, com relação ao status socioeconômico e desempenho profissional. Inclui-se aqui a desmesurada importância que em nossa sociedade se confere ao dinheiro e ainda o equivocado conceito de sucesso que ela impõe ao indivíduo.

A mais importante fonte de tensão, no entanto, não tenho dúvida de que seja nossa *condição interior*. A incapacidade de estar em paz com nós mesmos não somente confere ressonância e amplifica os malefícios das duas outras condições citadas, como dá origem aos dois mais importantes aspectos do estresse ocupacional: a insatisfação profissional e as perturbações neuróticas no relacionamento com as outras pessoas, sejam elas clientes ou companheiros de trabalho (chefes, subordinados, colegas). Inclui-se aqui, e de forma relevante, a competição e seus correlatos, como a ambição neurótica, a vaidade e a inveja.

A insatisfação profissional comporta dois aspectos: o não gostar, pura e simplesmente do que se faz (ou de onde se faz), e também a não obtenção das recompensas de que o indivíduo se julga merecedor, seja em termos financeiros, seja em prestígio, seja em poder, ou nos três em conjunto. Lamentavelmente, a grande maioria das pessoas não gosta do que faz. O trabalho é para elas uma tortura na acepção etimológica do termo (dado que o termo provém do latim vulgar *tripalium*, ou "três paus", instrumento para castigar os escravos).

São pessoas que se tensionam e se angustiam permanentemente no trabalho; para elas, as segundas-feiras são um tormento e seu grande sonho é a aposentadoria — que, ironicamente, será, na maioria dos casos, mais angustiante que o próprio trabalho.

*Saúde, amor e trabalho*

A insatisfação profissional deve-se muito mais à condição interior da pessoa do que às próprias condições objetivas do trabalho. Tem muito a ver com a baixa tolerância à frustração e ao alto grau de exigências neuróticas. Ou, em outras palavras e mais uma vez: ao não gostar de si mesmo. Tais pessoas e são, talvez, a maioria — não conseguiriam ter prazer no trabalho, fosse ele qual fosse, ganhassem quanto ganhassem e por mais amigáveis que fossem as pessoas e agradável o ambiente. Sua insatisfação não deriva tanto do trabalho em si mas de sua incapacidade de aceitar aquilo que a vida oferece. E de aceitar a si mesmas.

Gostar do que se faz, conseguir transformar o trabalho em fonte de satisfação, sair de casa feliz para ir trabalhar são, não tenho dúvidas, condições indispensáveis para a felicidade e, portanto, para a saúde. Ninguém será feliz, diz Oliveira Jr., se não conseguir tornar interessante e gostar de seu cotidiano, onde se inclui o trabalho.

Mas há o reverso da medalha: os que, movidos pela mesma angústia e insatisfação interior, e/ou incapazes de resistir a exigências externas e/ou internas de glória, poder e dinheiro, fazem do trabalho a grande, ou única, razão de ser de sua vida.

## TRABALHAR DEMAIS TAMBÉM É DOENÇA

Essas pessoas colocam o trabalho como centro de tudo e fazem dessa exagerada dedicação ao trabalho uma verdadeira muleta para enfrentar a vida. Tornam-se, enfim, verdadeiros viciados em trabalho. Os americanos criaram a expressão *workaholics*, um híbrido das palavras *work* (trabalho) e *alcoholic* (alcoólatra), para designar aqueles para quem o trabalho é um vício. Viciam-se em trabalho como um outro se vicia em tóxico ou no álcool e, basicamente, pelas mesmas razões: fazer frente ao sofrimento interior, ao desassossego íntimo que os aflige. Os *workaholics* trabalham de forma compulsiva e, na maioria das vezes, desnecessária. Negligenciam a família e dificilmente conseguem extrair prazer de qualquer outra atividade que não seja ligada ao trabalho. O Quadro 15 expõe suas principais caraterísticas.

*Quem ama não adoece*

| **Quadro 15** |
| :---: |
| Características do *workaholic* (viciado em trabalho)* |
| • Trabalha compulsivamente e sem necessidade<br>• Trabalha o tempo todo e deixa de lado a família e o lazer<br>• Tem "síndrome de abstinência", fica ansioso e sem saber o que fazer longe do trabalho, como nas férias e nos finais de semana<br>• Faz várias coisas ao mesmo tempo: atende quatro telefonemas, marca três reuniões em dois lugares diferentes<br>• Não sabe falar de outra coisa<br>• Tem relacionamento difícil com os colegas: é chato, crítico e exigente; ninguém suporta seu ritmo de trabalho<br>• Frequentemente tem problemas de saúde; é forte candidato ao infarto e a outras doenças relacionadas ao estresse<br>• Quando consegue ter uma atividade de lazer, mantém com ela a mesma relação que tem com o trabalho. Por exemplo: joga oito horas de tênis por semana e só pensa em ganhar |

*Adaptado do jornal *Folha de S. Paulo* (10/8/92, pp. 3-5).

A diferença em relação aos outros vícios é que este é aceito, estimulado e valorizado pela sociedade, enquanto aqueles não o são. Além disso, trata-se possivelmente de um vício menos nocivo ao próprio indivíduo e aos que o cercam, mas nem por isso deixa de ser prejudicial.

Os japoneses, famosos por sua incrível dedicação ao trabalho, criaram e utilizam uma palavra que não tem tradução em nosso idioma e em nenhum outro, que eu saiba, mas que, da forma como as coisas vão por aqui, breve requererá tradução: eles chamam *karoshi* a morte que ocorre por excesso de trabalho. Calcula-se que, a cada ano, cerca de 10 mil japoneses literalmente se matam de trabalhar. Estarrece a completa falta de sentido e lógica de um número como esse.

No Japão, a lei admite o *karoshi* quando a pessoa morre após ter trabalhado continuamente nas 24 horas anteriores ao óbito, ou pelo menos por 16 horas diárias nos sete dias consecutivos anteriores à morte. Eu ouso, por minha

*Saúde, amor e trabalho*

conta e risco, ampliar um pouco mais esse conceito. Eu incluiria, entre os danos possíveis à saúde dessa equivocada relação com o trabalho, aspectos qualitativos dela, e não apenas os quantitativos.

Entre os qualitativos, há dois muito importantes a merecer comentários: a exagerada preocupação com o cumprimento de prazos e a busca irracional do perfeccionismo. A luta contra o relógio, a assunção de compromissos múltiplos e simultâneos e com prazos rígidos de cumprimento é, todos os especialistas concordam, um dos maiores fatores de tensão e estresse e, portanto, de agravo à saúde. Não quero com isso defender a irresponsabilidade no cumprimento de prazos estipulados, mas sim alertar para a importância de não assumir compromissos múltiplos, com prazos rígidos e, principalmente, de admitir certo grau de flexibilidade no cumprimento de cronogramas.

O excessivo rigor no cumprimento de prazos reflete, na verdade, a rigorosa cobrança que uma pessoa faz a si mesma quanto à qualidade do trabalho realizado. Todos devemos buscar a excelência no que fazemos. Mas excelência não pode ser confundida com perfeição. O que distingue os homens das máquinas, diz Kant, é que estas são heterônomas, fazem exatamente o que se lhes programa.

As pessoas, ao contrário, são autônomas. Não somente têm vontade própria, como sofrem também em seu comportamento e desempenho a influência de inúmeros fatores, externos e internos. Por isso, não somos, e provavelmente jamais seremos, perfeitos. A perfeição não é atributo humano e, por essa simples razão, não deve ser perseguida.

O que se deve buscar, isso sim, é a excelência, e esta não deve ser entendida em relação ao que os outros fazem em face do cumprimento de metas. Mas, ao contrário, deve representar *o que de melhor poderíamos fazer*, independentemente de quanto seja.

A aceitação dessa premissa nos conduz a uma outra noção de extrema importância para a felicidade e a satisfação profissional: a aceitação de nossas limitações e, por conseguinte, a admissão de expectativas realistas quanto à nossa vida e ao nosso trabalho.

*Quem ama não adoece*

## O PONTO DE EQUILÍBRIO: TRABALHO COMO FATOR DE SAÚDE — A HUMANIZAÇÃO DO TRABALHO

Na introdução do capítulo, dissemos que a influência — inegável e marcante — do trabalho sobre a saúde das pessoas encerra também um aspecto positivo: isto é, no sentido de promover a saúde, e não apenas de lhe ser potencialmente prejudicial. O trabalho é essencial à vida e à própria felicidade. Não creio que alguém possa ser feliz sem trabalhar.

É preciso, contudo, bom senso e equilíbrio, ter em mente a sabedoria popular que ensina que o trabalho é um meio de vida, não um meio de morte; deve-se trabalhar para viver e não viver para trabalhar. Férias são essenciais e, se possível, devem se fracionar em dois períodos anuais, mesmo que de menor duração. Além disso, é desejável que a carga de trabalho semanal não ultrapasse sessenta horas, devendo-se, sempre que possível, preservar o final de semana.

Além da quantidade de trabalho, é fundamental, como já vimos, que ele seja fonte de prazer, não de sofrimento. Para esse fim, conta muito, além das mudanças interiores que se fizerem necessárias, a humanização do ambiente de trabalho, a inserção aí das relações de amor entre as pessoas. Não do amor erótico, até porque este já existe e é frequente, mas do amor no sentido mais amplo, conforme discutimos no Capítulo 15.

A tendência atual é estimular a repressão das emoções no ambiente de trabalho. Manifestar sensibilidade, ternura e preocupação com os outros no exercício da profissão é visto como algo que "pega mal"; não tende a ser bem-visto pelas organizações. Felizmente, as grandes e modernas empresas, ao menos no Primeiro Mundo, mas também de uma forma ainda incipiente por aqui, já estão começando a mudar esse enfoque. Começam a enxergar e a se preocupar com o ser humano que há por trás do profissional.

Uma faceta importante dessa humanização do trabalho diz respeito à autovalorização do indivíduo por via da valorização do trabalho que executa. Quando se fala de estresse profissional, a maioria de nós é levada a pensar em um atarefado e afobado executivo, permanentemente sob tensão psicológica.

*Saúde, amor e trabalho*

Ocorre que a tensão psicológica é apenas um dos componentes do estresse ocupacional.

Segundo modelo proposto por Karasek em 1979,[Apud 70] a pressão, ou estresse, do trabalho resulta na conjugação de dois fatores: alta tensão psicológica e baixo poder de decisão. Dessa forma, respeitados o bom senso e as condições interiores de cada um, a carga psicológica do trabalho em si não seria prejudicial se combinada com "amplas possibilidades e alternativas para enfrentá-la"[70] — isto é, poder de decisão.

Nessa linha de raciocínio, seriam os trabalhadores mais humildes, com pouco ou nenhum poder de decisão, mas submetidos a uma elevada carga de tensão psicológica, e não os executivos, os mais expostos ao estresse do trabalho. O estresse do executivo — e aí o ponto de vista é meu — parece se dever mais às características de sua personalidade, seu desassossego íntimo, do que à própria atividade.

Entre as ocupações com elevado grau de estresse, nas quais se combinam elevada carga psicológica e baixo poder de decisão, situam-se: motoristas de ônibus urbanos, trabalhadores das linhas de montagem e caixas de supermercados e bancos. Em pesquisa levada a efeito entre bancários, o psicólogo Wanderley Codo[71] verificou o que denominou o "mal-estar do trabalho vazio", característica justamente dos que executam tarefas rotineiras, repetitivas e que dão aos que as executam a impressão de não ser importantes e nem valorizadas pela organização.

A esse respeito, a consultora Lúcia Feu lembra "que todos que fazem um trabalho têm, como meta, obter um resultado, um produto que vai trazer uma realização: a compensação do esforço empreendido. Quando isto não acontece, a sensação de vazio é inevitável", diz. As empresas mais ágeis e modernas já se aperceberam desses aspectos e implementaram programas de valorização do funcionário — mesmo dos mais humildes — e de sua participação em algum tipo de processo decisório relacionado ao trabalho.

Outro ponto importante na "humanização" do trabalho, e um subproduto da já referida necessidade de introduzir amor nas relações profissionais, é a administração dos ressentimentos. Múltiplas são as razões pelas quais as

*Quem ama não adoece*

pessoas se atritam, se magoam e se aborrecem umas com as outras, em especial mas não exclusivamente, no ambiente de trabalho. No próximo capítulo, discutiremos as mais relevantes dessas razões.

O que importa agora é o tremendo prejuízo que o ressentimento gerado por tais aborrecimentos traz às pessoas, infelicitando-as, envenenando o ambiente de trabalho e comprometendo o prazer e os benefícios que do trabalho podem e devem advir.

O ressentimento, já o disse antes, é fruto de raiva ou mágoa não exteriorizada. A única maneira de erradicá-lo consiste em propiciar condições para que tais sentimentos sejam expressos da forma mais clara e completa possível. Por acreditar nisso, tenho proposto, nas palestras que ministro em empresas, que periodicamente se programem reuniões de grupos de funcionários nas quais, preferível mas não obrigatoriamente sob a coordenação de um profissional tecnicamente capacitado, possam todos, chefes e subordinados, expressar, com ampla liberdade porém em clima racional e não emocional, toda a mágoa, queixas e aborrecimentos que trazem consigo. Não conheço ainda os resultados de alguma experiência desse tipo, mas tenho a plena convicção de que serão bons, a médio e longo prazos.

## A DITADURA DO SUCESSO E A PRAGA DA COMPETIÇÃO: MALES DE NOSSA ÉPOCA

Na vida de antigamente, subsistir já bastava. Um pouco mais adiante, além da subsistência, o homem passou a aspirar também a algum conforto pessoal e ao bem-querer e afeto dos que lhe eram caros — além, naturalmente, da preocupação com a sobrevivência própria, da família e da comunidade.

Nos tempos em que hoje vivemos, a vida virou um jogo desarrazoado em que a busca desesperada por dinheiro, prestígio e poder transformou a todos em rivais e potenciais inimigos. Os valores cultivados nesta nossa civilização ocidental geraram uma sociedade altamente competitiva, na qual o objetivo maior passou a ser não a consecução das aspirações próprias e genuínas de

*Saúde, amor e trabalho*

cada um, mas sim o desejo e, principalmente, a necessidade, de ser melhor que o outro; de mostrar que se chegou lá, aonde a maioria não chegou.

O grande absurdo desse jogo, sua maior insensatez, é que as pessoas competem, desgastam-se e sacrificam-se, não para atender a suas reais necessidades, àquilo que de fato precisam, mas para satisfazer às exigências e expectativas do grupo social onde estão inseridas. Vivem angustiadas com a necessidade doentia de mostrar aos outros que "venceram na vida" e de poder exibir os símbolos de tal vitória. Vivem em função do conceito e da opinião dos outros, e não para si mesmas.

Essa preocupação doentia em mostrar aos outros que se "venceu na vida" tem como nocivo subproduto o que chamo de "a ditadura do sucesso". Ter sucesso na vida, ganhar dinheiro, passou a ser a pedra de toque de nossa época, em particular mas não exclusivamente, entre a população masculina. Estamos todos correndo em busca de glória, fama ou poder; o modelo de sonho poderá variar na dependência do temperamento, das aptidões e do gosto de cada um, mas a essência de todos os sonhos é a grandeza e o destaque em relação à média das pessoas.[17]

Toda a pressão do grupo social e familiar conspira, desde cedo, para que as coisas se passem assim. Quando chega a época de escolher a profissão, não pesa, na decisão do jovem, aquilo que gosta de fazer, a natureza enfim de sua aptidão, mas sim a maior ou menor possibilidade de adquirir dinheiro e status.

Recentemente, vivi uma experiência muito ilustrativa dessa distorcida concepção de sucesso. Minha turma de faculdade reuniu-se para comemorar os vinte anos de conclusão do curso médico; como sempre acontece nessas ocasiões, eram comuns perguntas do tipo: "E Fulano, você tem visto ele?" E o outro quase sempre respondia: "Está bem, já comprou uma fazenda, vai todo ano à Europa." Ou então: "Está bem, tem uma bela casa, montou uma clínica etc." Ou seja, ao dizer que determinada pessoa está bem, o que se leva em conta, como regra, é exclusivamente o aspecto do ter, da aquisição de bens. Ninguém parece preocupar-se em saber se a pessoa é feliz, se é honesta com as outras pessoas, se é — neste exemplo de minha turma — um médico dedicado a seus pacientes, se ama e é amado pela família etc. Nada disso parece relevante; a única coisa que importa aparentemente é o dinheiro, o status, o prestígio.

*Quem ama não adoece*

Chegamos assim a um ponto crucial de nossa argumentação, que é o conceito de sucesso. Será que podemos dizer ter sido bem-sucedido na vida alguém que, mesmo tendo acumulado dinheiro e poder, não tenha logrado alcançar o que todos mais almejamos, que é ser amado pelas outras pessoas? Será que podemos dizer que teve sucesso na vida o presidente de uma empresa que nunca soube investir em sua vida pessoal, que tem um relacionamento distante e/ou conflituoso com os filhos e com a mulher? Que não é capaz de estabelecer laços genuínos de afeto com as outras pessoas?

Será que podemos dizer ter tido sucesso na vida, por exemplo, o político que é invejado e temido, mas não é amado? Será que são felizes estas pessoas? Não creio que possamos responder afirmativamente a tais perguntas. Não creio que possamos qualificar como bem-sucedidos na vida os que, na vida, não são felizes. Ter sucesso na vida, para mim, é ser feliz. E não creio que se possa ser feliz sem amar e ser amado.

O psiquiatra Anibal Mezher, da Faculdade de Medicina da Universidade de São Paulo, relata o caso de um paciente seu, André, que ilustra bem o que estamos tentando dizer. O resumo de seu relato, publicado na revista *Playboy* de abril de 1991 (p. 17), é o seguinte, com pequenas modificações:

"André tem tudo para ser feliz. Aos 37 anos, corpo bronzeado, praticante regular de *squash* e adepto dos esportes aquáticos, veste-se em todas as ocasiões com apuro e elegância; a colônia (francesa) no ponto certo. Empresário de sucesso, mora nos charmosos Jardins, em São Paulo, e tem também uma bela casa de praia que desfruta com a mulher e os filhos, bonitos e saudáveis. Viaja para o exterior todo ano e suas férias em geral são nos badalados lugares da moda."

Em resumo, é um homem "de bem com a vida".

"Comparece à consulta queixando-se, em tom irritado, de que não sabe o que lhe acontece. Percebe-se, com frequência, que ora ele está inquieto, insatisfeito, agressivo; ora desanimado, com sintomas físicos vagos, muitas vezes sem causa aparente. O rosto tenso, sem espaço para um sorriso.

Mantém atritos diários com a mulher, os sócios e os funcionários da empresa, a quem considera frouxos e incompetentes. A relação com os filhos é distante, e justifica isso pelo cansaço e pelo empenho no trabalho. As festas,

*Saúde, amor e trabalho*

restaurantes e outras atividades de lazer causam-lhe hoje mais tédio que prazer. Está tendo um novo caso, em que evita envolver-se emocionalmente, apesar de a mulher ser um 'avião' e de estar francamente apaixonado por ela.

Revela que somente se sente excitado e estimulado em situações de desafio, até alcançar o objetivo. Depois do prazer da vitória, segue-se inexplicável sensação de vazio. A vida volta a perder a graça. 'Comigo é vencer ou vencer', costuma repetir, com indisfarçado orgulho mas também com uma ponta de tristeza.

No decorrer da conversa, comenta o quanto está frustrado, distante e solitário. Vai-se recolhendo, pensativo; parece me escutar, quando falo da inveja que sente das pessoas que fruem de paz, alegria e relaxamento de um modo que, para ele, é medíocre e, como tal, inaceitável. Digo-lhe ainda que ele nem participa desta festa nem 'curte' sua festa particular; resta-lhe, como companheira habitual, a sensação de amarga solidão.

Comove-se. Freia o choro incipiente com evidente esforço. Com curiosidade talvez cruel, mas necessária, pergunto:

— Há quanto tempo não chora?

É o bastante para começar a soluçar e logo chorar convulsivamente. Pelo menos nesse momento o super-homem virou gente. Ele, que se exige sucessos consecutivos, como um guerreiro do século XX, pode agora tirar a armadura, sem, por isso, sentir-se sub-homem."

Com pequenas variações, todos nós conhecemos "Andrés e Ricardos". E, refletindo sobre cada uma dessas duas histórias, parece-me claro que esse tipo de "sucesso" não deve ser almejado por ninguém.

# 20. O AMOR NAS RELAÇÕES COM AS OUTRAS PESSOAS

> *O inferno são os outros.*
>
> J. P. SARTRE

Ao longo da leitura deste livro, o leitor atento já terá percebido que nosso bem-estar, saúde, felicidade e, como somatório disso tudo, nossa qualidade de vida dependerão, e muito, da qualidade de relação que mantivermos com as outras pessoas. O inverso, logicamente, não é menos verdadeiro: da má qualidade dessas relações se derivarão, sem dúvida, os maiores agravos à nossa felicidade e saúde.

Como em geral, e por razões que logo discutiremos, as relações com os outros são muito mais fonte de sofrimento e aborrecimento do que de satisfação, explica-se que tantos, tais como Sartre, pensem e ajam como se o inferno, de fato, fossem os outros.

Na verdade, o inferno está dentro de nós mesmos. Ou, em outras palavras, o que dificulta nosso relacionamento com os outros são nossos próprios conflitos interiores e, principalmente, nossa insegurança interior — mais, muito mais, que as dificuldades que os outros possam interpor ao êxito do relacionamento, embora esse componente externo tenha também seu papel.

Nosso inferno particular deriva de pequenos demônios que nos habitam: os conflitos entre os impulsos instintivos de vida e morte, já discutidos no primeiro capítulo, e ainda aqueles resultantes do processo de socialização, de

*Quem ama não adoece*

nossa vida civilizada e, portanto, adquiridos e não instintivos, como a inveja, a competição e a ambição neuróticas, abordadas em parte no Capítulo 15.

## A AGRESSIVIDADE

Embutido no impulso ou pulsão da morte, está um dos maiores empecilhos às relações humanas: a agressividade inerente a todos nós, homens e mulheres. Agressividade que vem dos tempos primitivos, quando foi essencial para a nossa sobrevivência e que, em algum grau, nos é essencial até hoje. A questão é o componente de destruição e agressão às outras pessoas que, ao lado do componente útil, positivo e necessário, se embute na agressividade. É a esse aspecto negativo da agressividade, melhor entendido como uma violência instintiva, ao que doravante estaremos nos referindo. Por mais que, como lembra Freud,[11] tentemos não aceitá-la, a verdade, triste verdade, é que os homens não são naturalmente criaturas gentis que "no máximo podem defender-se quando atacadas. Pelo contrário, são criaturas entre cujos dotes instintivos há poderosa carga de agressividade." Maior, talvez diria eu, que entre os próprios animais.

O que contém nossa agressividade, o que impede de darmos vazão a nossos impulsos de destruição e morte do semelhante, é justamente a civilização (incluída aí a religião), com suas regras, proibições e seu poder de coerção. É o processo de socialização, pois, que nos leva a reprimir, tanto quanto podemos, a materialização de nossa agressividade e tendência destrutiva.

A prova maior disso é que, quando livres da repressão externa e inseridos em um meio social que aplaude e estimula o comportamento violento, o desejo de infligir sofrimento ao semelhante se mostra com toda a sua força e "revela o homem como uma besta selvagem, para quem a consideração com sua própria espécie é algo estranho". Nessas circunstâncias, o indivíduo é capaz das maiores atrocidades e de obter do sofrimento alheio um prazer que, com certeza, não se vê em absolutamente nenhuma espécie animal. É o caso das atrocidades da guerra (vide o nazismo), dos torturadores das forças policiais, dos linchadores, dos espectadores das execuções públicas na China e no Oriente Médio.

*O amor nas relações com as outras pessoas*

O impulso agressivo é, como disse, contido pela religião e pela civilização, incluídos aí, além dos externos, os controles que interiorizamos. É por conta desse controle interno que nem todos daríamos vazão a impulsos agressivos, mesmo com a certeza de que não seríamos descobertos ou punidos pela sociedade. Ocorre que a repressão a um instinto, seja ela interna ou externa, não se dá de graça, isto é, sem custos ou consequências para a pessoa.

A agressividade reprimida não desaparece: é preciso dar vazão a ela de alguma maneira, pois, como já observamos no Capítulo 1, aplica-se também aqui o princípio físico da conservação da energia. Vários são os caminhos a que pode recorrer o psiquismo do indivíduo para escoar a agressividade reprimida.

Antes de discuti-los, porém, gostaria de fazer referência a um componente "adquirido" da agressividade, traduzido na verdade por uma incapacidade de amar os outros e consequente, por sua vez, com a cota insuficiente de amor que se recebeu quando criança ou, nos casos mais graves, da violência de que se foi vítima.

É o caso das crianças que, além de não terem sido amadas, foram de fato odiadas por seus pais. Vítima de um ódio e violência cuja causa não compreende, a criança só terá para esse ódio uma explicação: a culpada é ela mesma; é ela que é ruim e não merece amor. A consequência é a formação de um indivíduo interiormente fraco e inseguro, a alimentar fantasias de onipotência em relação às outras pessoas, e a perseguir desesperadamente a glória de um "triunfo vingador". São pessoas que tentam camuflar sua fraqueza fingindo-se de fortes; agridem por não serem capazes de amar; rejeitam o amor dos outros — de que tanto necessitam — por não se julgarem dele merecedoras.

O que preocupa nisso tudo é que pessoas assim tendem a ser os líderes, os governantes, os comandantes e os chefes; constituem boa parte dos *workaholics* e dos indivíduos de personalidade tipo A, embora, como já salientamos, na gênese destes últimos entrem também outros fatores de similar significado, como é caso da angústia da separação.

Uma outra parte das vítimas do ódio dos pais descamba para a violência pura e simples: violência explosiva, compulsiva e gratuita. Tal caminho prevalece, embora não seja exclusivo, entre os que integram as camadas socialmente

*Quem ama não adoece*

desfavorecidas, dado que, nesse grupo social, a cultura do meio não reprime, mas, ao contrário, até estimula a agressividade e a violência. Explicam-se assim as verdadeiras barbaridades que, com crescente e inquietante frequência, temos visto grassar nos grandes centros urbanos.

Mas, como dizia antes dessa digressão, a maioria de nós reprime os impulsos instintivos de violência. Mas eles não desaparecem, e é preciso dar-lhes algum destino. Vários são os caminhos possíveis, não mutuamente excludentes. Um deles é refinar e camuflar as manifestações de agressividade, de forma a pô-las a salvo das garras da lei e da censura social. Todos conhecemos muito bem esse processo; todos, uns mais, outros menos, dele já fomos vítimas ou, por meio dele, os algozes.

Um outro meio, dos mais utilizados e que interessa muito ao tema deste livro, é voltá-la contra nós mesmos. No limite, nos suicidamos. No meio-termo, adotamos comportamento ou práticas claramente autodestrutivos ou então adoecemos.

Outro caminho possível, mais salutar e desejável, é sublimar a agressividade, investindo-a no trabalho, na criação e na prática de esportes. É o que, no limite, fazem os *workaholics* em relação ao trabalho. É o que, com equilíbrio, fazem aqueles que trabalham com prazer mas sem fazer do trabalho a razão de ser de sua vida. Os que se dedicam a atividades que implicam criação — escritores, poetas, pintores, escultores, artesãos, compositores etc. — constituem clássico exemplo de alta carga de agressividade, sublimada em algo socialmente meritório.

A prática de esportes e exercícios físicos em geral é também prática salutar, não somente pelos inúmeros benefícios que traz à saúde, como também por constituir um escoadouro natural para a tensão e o impulso de agressão.

Há, por fim, outra válvula de escape para a agressividade, esta também salutar e desejável: seu investimento na libido. Isto é, transformar a energia do impulso de morte em energia alimentadora da pulsão pela vida. Ou, falando mais simplesmente: transformar o ódio em amor, a agressividade em generosidade. Por mais paradoxal que possa parecer, é este um caminho possível e, no entender de Dejours,[31] o mais eficaz para conjurar a violência. E o melhor, também, para a nossa saúde e felicidade.

*O amor nas relações com as outras pessoas*

## INVEJA, AMBIÇÃO, VAIDADE

Antes de abordar mais a fundo a questão da generosidade e sua importância para a saúde, vamos discutir alguns outros fatores, de certa forma ligados à agressividade, que também dificultam as relações entre as pessoas. São os pequenos demônios adquiridos pelo processo de socialização, ao menos em nossa cultura ocidental.

A *inveja*, já o dissemos, é, talvez junto com o ódio, o mais destrutivo dos sentimentos. Mas é, também, por mais que relutemos em reconhecê-lo, o mais prevalente em todos nós.

Solidarizar-se e entristecer-se sinceramente com o sofrimento de alguém não é difícil. É até frequente e possível, embora se deva ter em mente que as manifestações *exageradas* de dor pela dor alheia encobrem, muitas vezes, íntima e inconfessável satisfação. O difícil e raro é nos regozijarmos, sincera e intimamente, com o que de bom possa estar acontecendo a outra pessoa.

Embora as reações de inveja sejam mais frequentes no campo profissional, não se limitam tão somente a essa área. Estendem-se também às relações familiares e sociais. E abrangem não apenas aspectos materiais, mas todo tipo de atributos que o outro tenha e não tenhamos, inclusive e talvez sobretudo, sua felicidade e o amor e admiração que seja capaz de inspirar.

Uma característica mais nociva da inveja e de seus correlatos, a vaidade e a competição, é que não basta ao invejoso/vaidoso alcançar determinado fim. Para que se sinta bem, faz-se necessário que o outro não o consiga. O que satisfaz não é só chegar lá, mas impedir que o outro chegue; o importante não é ser feliz, mas não deixar que outros o sejam; não basta apenas ser rico, necessário se faz ser mais rico que o vizinho.

Uma das coisas que mais dão prazer ao ser humano, lembra Gikovate, é "sentir-se importante, destacar-se dos demais. Ser tido como especial é essencial para a autoestima das pessoas." Para atingir esse objetivo, para alcançar importância e saciar a vaidade, a maior parte das pessoas se dispõe a fazer qualquer tipo de sacrifício. Abrem mão do lazer e do convívio com a família, matam-se de trabalhar, sacrificam até mesmo as convicções, violam a ética e fraudam a lei, e isso quando não descambam para a criminalidade pura e simples.

*Quem ama não adoece*

## A GENEROSIDADE É A SAÍDA

Espero, embora sob o risco de ter sido chato e repetitivo, ter-lhe convencido, caro leitor, de que o que mais dificulta nossa relação com as outras pessoas é nossa fraqueza interior.

É esta sensação interior de fragilidade — fruto, repito, de desamor para com nós mesmos — que cria a tremenda necessidade de nos defendermos das outras pessoas e delas nos afastar. Para esconder nosso medo, erguemos preventivamente nossas defesas. Criamos nossas barreiras. Armamo-nos de uma fachada e de uma couraça que dificultam a visão e o alcance dos outros a nosso interior. Sentimo-nos falsamente protegidos.

Tendo já exaustivamente identificado a razão básica de todo o nosso sofrimento — e do sofrimento que infligimos aos outros —, qual seria a solução? A mais óbvia: amar a nós mesmos; fortalecermo-nos interiormente e, por essa via, amarmos as outras pessoas, cessando de vê-las como inimigos em potencial.

Simples no enunciado, esta proposição é, todos o sabemos, extremamente difícil na execução. As razões do desamor a nós mesmos, nossa fragilidade, são complexas, vêm de longe, do início da vida e até de antes dela. Se as respostas e explicações dadas pela psicanálise forem procedentes, a resolução por inteiro da questão, a obtenção da paz interior e, em consequência, da paz com os outros, somente seria possível mediante terapia analítica. Assim, nada mais haveria a acrescentar a este texto e se remeteria o leitor à sessão de análise. Não é esta, no entanto, minha opinião.

Acredito que a percepção por parte do indivíduo de seu conflito interior e das razões que dificultam seu relacionamento com as outras pessoas possa sinalizar a senda para um esforço consciente e racional de mudança. Não se pretende, com isso, afirmar que, por um simples ato de vontade, as pessoas se livram da inveja, da vaidade, da intolerância para com os outros. Mas não tenho dúvidas de que o reconhecimento da causa básica da existência daqueles sentimentos, aliado a um desejo genuíno de dar-lhes combate, seja por si só um importante fator de mudança. Ou, em outras palavras, o simples fato de tentar já será altamente positivo.

## O amor nas relações com as outras pessoas

Quando se fala em generosidade, as pessoas em geral são tentadas a confundi-la com caridade. Embora possam ser, em parte e apenas em parte, superpostas, as duas virtudes não são exatamente a mesma coisa. Caridade, nos ensina o *Aurélio*, é benevolência, complacência, é benefício, é dar esmola. Já a generosidade implica gostar de dar em sentido mais amplo que o puramente material. Implica saber perdoar; implica nobreza e lealdade.

Dessa forma, muitas pessoas são caridosas mas não são, de fato, generosas. Exemplo claro dessa distinção é o da pessoa que dá esmola nos faróis, promove Natal dos pobres, distribui comida na porta de casa, ajuda entidades beneficentes, chega até a adotar uma criança. Mas em seu dia a dia é intolerante com as pessoas, humilha e/ou explora seus empregados e/ou subordinados, trapaceia nos negócios e nas relações pessoais, é rancorosa e vingativa.

Quem faz caridade pode até ser uma pessoa boa e generosa; nem sempre, no entanto, isso ocorre e a caridade serve apenas de lenitivo para o sentimento de culpa ou para, preventivamente, melhorar a coluna de crédito na conta-corrente que tais pessoas mantêm com o deus em que acreditam.

A generosidade, pois, tem muito pouco a ver com dar coisas e muito a ver com dar emoções; tem tudo a ver com a postura diante das outras pessoas — principalmente com a capacidade de tolerar suas fraquezas e defeitos, de procurar entender as razões de suas atitudes e seu comportamento, mesmo quando nos atingem e agridem, de não guardar ódio nem alimentar desejos de vingança, de ser leal e honesto, e até mostrando-se como de fato se é.

Um componente importante da generosidade é, pois, tentar entender o que o outro sente e por que o sente. É tentar entender suas motivações; é colocar-se em seu lugar; é tentar sentir-se como a outra pessoa se sente. Nem sempre vamos conseguir, mas o simples fato de honestamente tentar já é, não tenho dúvidas, salutar, útil e benéfico, como aliás já foi dito.

Alguém já disse não haver limites para a maldade humana. Pois bem, apesar de tudo que temos visto acontecer neste nosso mundo, permito-me ter ainda a convicção — mais do que a esperança — de que nenhum de nós é totalmente mau e que um potencial de bondade e generosidade existe em cada ser humano, por mais monstruoso que seu comportamento faça parecer.

*Quem ama não adoece*

Reconheço, para que não me tomem por um ingênuo otimista com relação à natureza humana, que todos, sem exceção, trazemos, dentro de nós fragilidade, temores, pequenos demônios, enfim, de graus e natureza variáveis. Para fazer face a tais temores e demônios, criamos as mais variadas defesas. Reconheço ainda, tal como Rogers,[67] que, como parte desse esforço de defesa, as pessoas podem vir a comportar-se de maneira incrivelmente vil, feroz, animal, destrutiva, imatura, antissocial e nociva.

Mas, ao lado desse reconhecimento e dessa constatação, tenho também a convicção, forjada em todos esses anos de vivência profissional e humana, quer como médico, quer como diretor de hospital, que, quanto mais um indivíduo é compreendido e aceito, maior será sua tendência a "abandonar as falsas defesas" às quais recorreu, para enfrentar sua fragilidade diante da vida.[67]

Acredito que, quanto mais uma pessoa for tratada com respeito, sensibilidade e como ser humano, tanto mais tenderá a responder de forma similar, isto é, com respeito, sensibilidade e como ser humano. Por mais árduo e difícil que possa parecer tal esforço de compreender as outras pessoas, ele jamais será infrutífero e, forçoso é dizê-lo, será muito mais benéfico a nós mesmos, independentemente do benefício que traga aos outros.

As dificuldades com que nos deparamos na tentativa de compreender a maneira de ser e a motivação das outras pessoas residem, por incrível que pareça, muito mais em nós mesmos que naquilo que os outros possam dificultar a própria compreensão. No mundo e no ambiente social em que vivemos, tentar sinceramente compreender as outras pessoas é uma atitude que encerra riscos e, portanto, nos assusta.

Se me permito compreender de fato a outra pessoa (e estou agora citando Rogers),[67] é quase certo que isso trará uma mudança em minha forma de lidar com ela e, provavelmente, no próprio ambiente em que com ela convivo, seja no trabalho, em casa ou no clube. Tal mudança implicará quase certamente que mudem igualmente as relações de poder que sempre se estabelecem entre as pessoas, bilateralmente, e no ambiente onde convivem.

A perspectiva de mudança assusta porque todos receamos mudar. Acredito, embora essa seja uma interpretação muito pessoal, que o medo universal do ser humano às mudanças decorra justamente dessa sensação interior de

*O amor nas relações com as outras pessoas*

fragilidade e insegurança que, em graus variáveis, todos trazemos. Temos medo das mudanças porque tememos o desconhecido. Temos medo do que não podemos controlar. Já houve quem, a esse respeito, fizesse uma observação curiosa quanto à razão pela qual voar causa muito mais medo às pessoas que o automóvel, embora seja provado e comprovado ser o avião um meio de transporte muito mais seguro. A razão é uma só: no carro, temos a falsa sensação de que detemos o controle; no avião, a sensação é inversa, embora neste caso verdadeira: não controlamos absolutamente nada e por isso temos medo.

O medo e a resistência que, consciente ou inconscientemente, oferecemos às mudanças serão tanto maiores e intensos quanto maiores forem a fragilidade interior e a insegurança da pessoa. É um medo, sem dúvida, compreensível, porém, a rigor, irracional e ilógico, como o é o medo de voar de avião. Como todo medo irracional, somente será vencido se enfrentado, isto é, se nos expusermos a ele.

O medo do que possa mudar não é, no entanto, a única dificuldade com que nos deparamos na tarefa de tentar compreender os outros, em particular embora não exclusivamente, no trabalho. Um outro grande fator de entrave é a competição.

Compreender ou tentar compreender aqueles com os quais convivemos significa tentar ajudá-los; e quem, nesta nossa civilização ocidental, se propõe honestamente a ajudar alguém percebido como rival e com quem disputa poder e/ou afeto, seja no trabalho, em casa ou na vida social? Haverá quem o faça mas são ainda muito poucos, dado que a competição e a inveja são a marca das relações pessoais de nossa época.

Ao concluir o capítulo, espinha dorsal deste livro, algum tipo de conclusão me parece importante lhe transmitir, caro leitor. Tenho a plena convicção de que o segredo e a essência da felicidade, e portanto da saúde, residem em nos aproximarmos, de forma honesta e desarmada, das pessoas. Em permitir que se abatam nossas defesas; em deixar que caia a armadura atrás da qual nos escondemos e pensamos que nos protegemos.

É necessário que não tenhamos medo de nos mostrar às outras pessoas, tal como de fato somos. Com nossos momentos de angústia e aflição, com nossos rompantes de irritação, com nossa insegurança e fragilidade. Com os

*Quem ama não adoece*

impulsos de mesquinharia, de inveja, de ciúme e até de mentira e hipocrisia, que a todos nos assaltam, variando apenas a intensidade e a frequência.

Essa mudança de comportamento vale para todas as áreas de nosso relacionamento: familiares (próximos e distantes), companheiros de trabalho, amigos, vizinhos, clientes etc. É um processo difícil, lento, arriscado, mas que, uma vez iniciado, terá um potencial de benefícios bem maior que o de riscos.

À citação de Sartre, que iniciou este capítulo, prefiro uma de Dostoiévski. Pois, como disse, o inferno está dentro de nós mesmos, e o maior inferno, escreveu o autor russo, "é a incapacidade de amar", e somente poderemos amar as pessoas quando pararmos de nos defender delas.

# 21. O AMOR COMO TERAPÊUTICA: O PAPEL DO MÉDICO

> *Os que aceitam ser cuidados*
> *se curam mais rapidamente.*
>
> WILSON VIEIRA

Ao longo de todo este livro, vimos tentando demonstrar com argumentos lógicos, alguns até solidamente lastreados do ponto de vista científico, que as pessoas adoecem por não se amar o suficiente e, por conseguinte, não ser capazes tampouco de amar os outros.

A doença surge então como um meio do indivíduo de fazer frente a seu conflito interior, que poderia receber outras tentativas de solução. Não é à toa que, em alguns idiomas, as palavras "vazio" e "doença" são muito parecidas; ou seja, a doença viria para preencher algum "vazio" na vida do indivíduo. Seria a forma que teria escolhido para contar ao mundo seu sofrimento.

Se for verdadeira — e logicamente acredito que seja — a crença de que o amor, significando basicamente generosidade, é a melhor forma de que dispomos para preencher esse vazio, seu papel como "vacina", isto é, como um preventivo contra as doenças, fica automaticamente demonstrado.

A questão que se coloca é se, uma vez tendo alguém adoecido, pode o amor de alguma forma contribuir para a sua recuperação? Ou seja, além de "vacina", pode o amor também funcionar como "remédio"? A resposta também aqui é afirmativa.

*Quem ama não adoece*

Acumulam-se as evidências, clínicas e até experimentais, de que o sistema de defesa do indivíduo, inclusive dos animais, guarda estreita vinculação com seu estado afetivo, conforme, aliás, já verificamos no Capítulo 5. Ora, o adoecer, por si só e independentemente das razões que o produziram, constitui um forte agravo adicional à autoestima do indivíduo.

No caso das doenças graves, a percepção por parte do enfermo de sua incapacitação e da perspectiva de não mais poder concretizar seus projetos, e nem mesmo acalentar sonhos e esperanças, constitui também fonte de muito sofrimento.

Tudo isso junto, acrescido ainda da perspectiva da morte próxima, da dependência dos outros, do medo da perda do controle sobre o próprio corpo e até da liberdade, acentua o desamparo afetivo e o ressentimento de que o doente se vê presa e ressalta, por essa via, sua tendência a desvincular-se da vida e das outras pessoas.[72] Pode assim propiciar o "estado de desistência", que conduz eventualmente à morte.

Ora, se isso é verdadeiro, ou seja, se o doente grave padece de desamparo afetivo e se a sensação lhe agrava o curso da doença, podendo levá-lo à morte, parece lógica a ideia de que, fornecendo-lhe de forma adequada o afeto (amor) de que necessita, estaremos sem dúvida contribuindo para a sua recuperação e até, quem sabe, salvar-lhe a vida.

## "RECEITA" DE AMOR

A questão que se coloca agora, portanto, não é mais a de saber se o amor ajuda na recuperação e na cura do enfermo. A questão é: como fazê-lo. É óbvio que cada caso será único, com suas nuances próprias e envolvendo pessoas únicas. Sendo assim, os pontos que a seguir discutiremos devem ser vistos como componentes de uma "regra geral", cuja aplicabilidade deverá se adequar a cada situação; deve-se ter em mente também a possibilidade de que, em determinadas situações, tais pontos sejam de todo inaplicáveis.

O primeiro ponto remonta a um aspecto que, discutido de passagem no Capítulo 6, merece agora maior atenção: "A pessoa, afirma Granel, adoece

## O amor como terapêutica: O papel do médico

com alguém, por alguém e para alguém."[7] Na mesma linha, Dejours acrescenta que a doença — ele utiliza a palavra "descompensação" — "tem, em regra, um destinatário". Descobrir, portanto, qual o propósito do enfermo com o adoecer, a quem se dirige ou procura atingir, ou seja, "a quem interessa o crime", poderá ser de grande valia em sua recuperação, dado que tal pessoa, se existir e for identificada, poderá desempenhar papel importante na superação do conflito que levou à doença.

Mesmo que a própria pessoa não colabore, ou até não participe ou de nada saiba, a pura e simples identificação do conflito, sua discussão com o doente, sem dúvida lhe será útil. É óbvio que, muitas vezes, o concurso de um profissional da área, psicólogo ou psiquiatra, poderá ser necessário, mas acredito que familiares e amigos que se disponham a ouvir e conversar com o doente sejam capazes de ajudá-lo. Mesmo que os "destinatários" da doença não sejam identificados, mesmo que não se localize a fonte dos conflitos (o que é mais frequente) ou o paciente não queira discuti-la, conversar com o enfermo sobre sua vida será, acredito, sempre útil.

Ouvir o doente, seja o que for que ele tenha a dizer, é o segundo ponto, portanto, nesta, digamos assim, "receita de amor". Poucas coisas me parecem tão úteis às pessoas em geral mas particularmente a quem sofre do que uma boa conversa. Principalmente, um bom ouvido. Se ser ouvido nos faz bem a todos, melhor ainda fará, sem dúvida, a quem está doente.

O terceiro ponto diz respeito ao carinho físico. Estou entre aqueles para quem o contato físico, já o disse antes, é fundamental para todos nós e um veículo imprescindível nas trocas afetivas que de fato enriquecem as relações interpessoais. As pessoas que sofrem, mas os doentes graves em especial, costumam padecer do que Siegel chama "anemia dermatológica",[18] isto é, sentem falta de contato pele a pele; haveria para tais doentes uma sensação de "separação literal da vida", quando não mais recebessem carícias físicas.

Há aqui até um componente sexual. O cônjuge ou namorado(a) do(a) enfermo(a) deve procurar manter algum tipo de atividade sexual com ele(a), mesmo que isso não signifique relações sexuais completas. Sei que a colocação pode chocar — até, e talvez sobretudo, os que trabalham em hospitais

*Quem ama não adoece*

— porém não tenho dúvidas de seu valor para a autoestima e para "religar" o paciente à vida.

Independentemente do componente erótico, no entanto, o contato físico é, como já disse, fundamental, mesmo quando parte da própria equipe hospitalar. Sempre que tenho oportunidade de falar a jovens médicos e a estudantes de medicina, tenho-os alertado para não subestimar nunca o extraordinário bem que um estreitar de mãos, um abraço ou um afago na fronte podem fazer aos enfermos. Pessoalmente, em minha própria atividade profissional, tenho tentado, na medida do possível, pôr em prática o que prego e transmitir, sob a forma de contato físico, a "força" que julgo necessária ao paciente. A esse respeito, aliás, os veterinários levam grande vantagem sobre os médicos, visto que podem e costumam afagar seus pacientes.

A "receita do amor" pode ainda se complementar com algumas "dicas" práticas, como propõe Simmonton:[Apud 18]

1. Estimule o paciente a ser ativo e, nos limites de sua condição, respeitadas as restrições médicas, fazer as coisas por si mesmo.
2. Comente os sinais de melhora; estímulos positivos são importantes.
3. Sempre que possível, despenda tempo com o paciente em atividades não relacionadas à doença.

Há, por fim, um último mas fundamental item da receita: a esperança. Não se pode, jamais, permitir que morra a esperança a um enfermo. E nesse particular, bem como de modo geral nesta "receita do amor", o papel principal é antes do médico que das outras pessoas que zelam e cercam o doente.

## O PAPEL DO MÉDICO E AS DIFICULDADES DE SUA RELAÇÃO COM OS PACIENTES

Não sendo este livro dirigido a médicos, embora acalente a esperança de que muitos deles o leiam, hesitei bastante se conviria discutir o papel que vejo caber ao médico, como principal veículo e fonte desta receita de amor. Optei, porém, por discuti-lo, a despeito de não ser o médico o público-alvo,

# O amor como terapêutica: O papel do médico

por julgar importante esclarecer ao público leigo — usuário dos serviços médicos — a razão de ser do comportamento da maioria dos médicos. Espero, dessa forma, contribuir para que possam entendê-la e assim minorar o cada vez maior empobrecimento da relação médico-paciente, tal como a testemunhamos atualmente. Múltiplas são as razões que perturbam tão importante relação.

Há, em primeiro lugar, a total inadequação — e falência — de nosso sistema de saúde. Os pacientes, em sua maioria, são hoje clientes de uma instituição, não de um médico. Este, por sua vez, vive em geral em constante luta contra o relógio, correndo de um subemprego para outro, de um plantão para outro. Raros, raríssimos, são os médicos que hoje, nos grandes centros urbanos, não têm quatro empregos ou não se esfalfam em um, dois ou às vezes até mais plantões semanais.

Insatisfeito com a baixa remuneração, frustrado em suas expectativas, infeliz com o que faz, como pode esse profissional estabelecer uma relação adequada e pessoal com seu paciente, que na maioria das vezes nem seu é, e sim do convênio ou da instituição? E em relação a quem, ele, o médico, se sente muito pouco responsável e nada ou quase nada ligado?

Independentemente das péssimas condições de trabalho, há outras razões, ligadas à formação do médico e ao próprio meio onde vivemos, que perturbam e até inviabilizam o estabelecimento de uma salutar e necessária interação humana entre o médico e seu paciente. Vejo na formação dos médicos, ao menos neste nosso mundo ocidental, as seguintes e significativas distorções: Em primeiro lugar, ensinam-nos na faculdade — ao menos a mim foi ensinado — a não nos envolvermos emocionalmente com a dor e o sofrimento de nossos pacientes. Como lembra muito bem Zaidhaft,[1] a formação do médico não se dá apenas por meio dos compêndios. O que ensinam os livros talvez contribua com a menor parcela. O aluno de medicina aprende a ser médico "incorporando a ideologia médica nas conversas de corredores, nos contatos com os colegas, vendo, observando, imitando o que fazem os professores e os colegas mais experientes". E tal ideologia é a do não envolvimento, é a de que se deve ser frio, a de que, "se você ficar sofrendo a cada morte de um paciente, você não aguenta e larga a medicina".

*Quem ama não adoece*

Charles Dickens, citado pelo mesmo Zaidhaft, diz, a propósito de um de seus personagens: "Ele era ainda novo na profissão e não assistira, por enquanto, a muitas das misérias com que diariamente se defrontam os médicos e que acabam por torná-los indiferentes ao sofrimento humano." Como é possível, pergunto eu, ajudar de fato alguém que sofre ficando "indiferente ao sofrimento humano"? Se não se sofre também seu sofrimento? Parece-me evidente não ser possível. O envolvimento, significando sentir também a dor do paciente, é fundamental e deve existir. O que não se pode é permitir que a sensibilidade atrapalhe a conduta e o raciocínio. Ou, em outras palavras, o envolvimento deve ser tanto quanto necessário para revestir a relação de solidariedade e afetividade; mas não deve, por maior que seja, comprometer a objetividade.

Uma outra lição, na mesma linha, que aprendemos na formação de médico é cercear o discurso do paciente quando da anamnese, isto é, quando estivermos colhendo a história que tem para contar. Qualquer médico ou estudante de medicina que já atendeu a alguém em consultório ou ambulatório é testemunha da imensa necessidade que, em sua maioria, eles sentem de falar. Dizer coisas que, para o médico, para seu raciocínio clínico, no mais das vezes pouco interessam e até irritam. Somos treinados então a, com a sutileza de um elefante, trazer a conversa "para o que interessa", isto é, para o que, a nosso juízo, se relaciona objetivamente com o propósito de nossa investigação. Ou seja: achamo-nos no direito de fazer os pacientes esperarem, às vezes até por várias horas, para ser atendidos e, quando finalmente lhes concedemos a "graça" desse atendimento, "não lhes permitimos sequer cinco minutos de diálogo".[8]

Um terceiro aspecto diz respeito à sensação de onipotência da qual quase todos (ou todos?) os médicos se acham investidos, quando no exercício da profissão. Agem, ou agimos, já que desse defeito também padeço, como se tivéssemos o monopólio de saber o que convém ou não ao paciente, competindo a ele exclusivamente cumprir, *ipsis litteris* e sem maiores questionamentos, o que lhe ordenamos. Se ele ousa questionar, sentimo-nos desafiados e nos irritamos, assim como mal conseguimos disfarçar a irritação que nos causam, como regra, a aflição e a preocupação dos familiares e sua avidez de querer

*O amor como terapêutica: O papel do médico*

saber detalhes, de cobrar explicações sobre o que está sendo feito, sobre o que está acontecendo com a pessoa que está sob nossos cuidados

Agimos, lembra mais uma vez Zaidhaft, como se, a partir do momento em que adoecesse, a pessoa perdesse sua identidade, sua inteligência e seu poder de decisão e "passasse a pertencer à medicina".

Essa sensação de onipotência causa grave dano à relação médico/paciente. Esta é uma relação altamente ambivalente, como, aliás, costumam ser as relações entre as pessoas. Assim, se por um lado o componente de regressão que acompanha todo adoecer faz o paciente procurar essa relação de sujeição a seu médico — reconhecendo e até buscando nele a autoridade e o poder —, por outro, inconscientemente, também o faz rejeitá-lo, por representar, ou poder representar, o veículo de seu sofrimento, a evidência de que não está bem. Ou, às vezes, o caminho de uma cura que, no fundo, não deseja.

Isso explica por que são tantas as pessoas que vão ao médico, pagam por isso, até o respeitam, admiram e gostam dele, mas não fazem o que ele manda fazer. Esse comportamento é em geral visto pelo médico como um desafio à sua onipotência. Explica-se assim a irritação com a qual habitualmente reagimos quando tomamos conhecimento de alguma "desobediência".

Pela mesma razão, desafio à nossa sensação de onipotência, tendemos a rejeitar, mesmo que apenas intimamente, os doentes que não melhoram. Com sua "teimosia" em não responder a nosso saber de cura, são um constante lembrete de nossas limitações e impotência e uma ferida em nosso ego.

Uma quarta distorção na formação do médico — esta de aparecimento bem mais recente — é a especialização. Por conta dela, embora não somente por causa dela, os estudantes de medicina e os jovens médicos passam a entender, às vezes até muito bem, o funcionamento de um determinado órgão e suas doenças mas perdem a capacidade de ver o doente como um todo. Preocupam-se com a doença e esquecem o doente, até porque, na ideologia médica que lhes vem sendo passada, aparece como mais importante saber conhecer a doença que determinada pessoa tem do que conhecer a pessoa que está com determinada doença. O contrário, justamente, do que nos ensinou Hipócrates.

A especialização gera uma outra distorção: o envio do paciente a outro profissional, sob a alegação de que tal queixa "não é da especialidade" do mé-

*Quem ama não adoece*

dico. Isso é muito comum nos atendimentos institucionalizados e convênios, embora ocorra em menor escala também em clínicas privadas. De qualquer forma, é uma maneira, consciente ou não, de diluir a responsabilidade e, em muitos casos, diminuir ou até romper o vínculo com o paciente, fragmentando a relação.

Além das distorções ligadas à formação do profissional, a relação médico/paciente sofre também um reflexo dos valores cultivados na sociedade em que vivemos. Vivemos a era do individualismo, do egoísmo, do narcisismo. Em uma época assim, o que conta é o dinheiro, o prestígio, o ter e o poder. Nesta época e nesta sociedade, as ligações pessoais são desestimuladas e a solidariedade genuína é vista com reservas. Alguém que seja capaz de pensar e preocupar-se de verdade com os outros e, nesse sentido, agir em seu favor, até mesmo em detrimento de seus próprios interesses, é visto como um trouxa e, pior, objeto de desconfiança: "O que será que esse cara está querendo?", é o que tendem a pensar os outros, principalmente os companheiros de trabalho.

Ora, inserido em tal contexto, é compreensível que o jovem médico, imitando o exemplo dos mais velhos, se afaste cada vez mais do caráter compassivo e humanitário, que é a essência da profissão. O doente, principalmente o não pagante, é visto como um estorvo e alguém a enfrentar, e não ajudar. Isto é particularmente verdadeiro nos casos em que o paciente não apresente alterações objetivas que justifiquem suas queixas — a maioria, aliás, dos que procuram atendimento médico. Volta-se contra estes, como regra, uma mal contida irritação, quando não aberta hostilidade.

Há, ainda, um último fator de perturbação nas relações médico/paciente que é, ao mesmo tempo, um híbrido da distorção na formação do médico e da distorção dos valores cultivados na sociedade de consumo: a pobreza da formação humanística do médico. Os médicos de antigamente traziam em geral uma base da cultura clássica e humanística superior, bem superior, à média das pessoas de seu meio socioeconômico e intelectual. Hoje, ocorre justamente o inverso; é ao médico que mais falta essa formação.

Zaidhaft[1] cita o caso de um professor de medicina que ensinava a seus alunos que "não deveriam confiar nos médicos que gostam de cinema ou literatura, porque esses afazeres prejudicariam o estudo adequado da medicina

*O amor como terapêutica: O papel do médico*

e que, para se tornar um bom médico, o aluno deve dedicar-se inteiramente à carreira, não devendo perder tempo com outras atividades." É inacreditável, mas assim tão explícita ou então implicitamente, não são poucos os futuros e jovens médicos que recebem essa mensagem subliminar de alienação. E alienar-se "de si e do mundo", afastar-se e desprezar as artes como manifestação mais palpável que são do sentimento humano, é o caminho mais curto para afastar o médico da sensibilidade ao sofrimento e às misérias humanas. Como resultado de todos esses fatores em conjunto, passou-se a ver o médico como mero conhecedor de doenças e "receitador" de remédios ou "consertador" de órgãos quebrados e/ou doentes. E o pior é que os próprios médicos passaram, em sua maioria, a se ver e agir dessa forma. Passamos, então, a viver uma dupla situação de anomia: o paciente é anônimo, não tem nome, transformou-se no leito número tal ou aquele da "estenose mitral", ou em uma "úlcera perfurada" ou aquele "tumor no cérebro", e assim por diante. Por outro lado, também o médico tornou-se anônimo: o paciente não é mais paciente do doutor Fulano, mas sim de uma "equipe" ou de um hospital e, por conseguinte, pode ser tratado por qualquer médico. Não poucas vezes desconhece o nome de quem o atende ou examina.

## O MÉDICO É O MELHOR REMÉDIO

As coisas, no entanto, não são assim, e todos sabemos que não são. Quem quer que seja que já tenha adoecido de uma doença grave, ou que julgue grave, sabe o extraordinário valor de ter "seu médico". E qualquer médico que haja exercido a profissão com um mínimo de sensibilidade terá percebido que, muitas vezes, importa menos o remédio que receita ou a técnica que utiliza e mais o amor, a estima e o interesse que transmite a seu paciente e que revestem a terapêutica que prescreve, seja ela qual for.

O remédio mais usado em medicina é o próprio médico, nos disse Balint, já lá se vão mais de quatro décadas.[14] Não há, pois, como despersonalizar a relação médico/paciente. Não é possível transformar um hospital, um ambulatório, em um sistema de produção em série de "correias despersonalizantes", tal

*Quem ama não adoece*

qual uma garrafa em uma fábrica de refrigerantes, como comparou o finado Otto Lara Resende. Despersonalizada, tal como é hoje na maioria dos casos, a relação médico/paciente se esvazia e enfraquece, comprometendo, em muito, o potencial de sucesso de qualquer tratamento.

Todos trazemos dentro de nós forças interiores com extraordinário poder curativo, e a mobilização de tais forças dependerá muito da crença que tenhamos no tratamento que nos está sendo ministrado e de nosso desejo interior de viver. As coisas se passam como se a mente tivesse — e acredito que tenha — poderes de mandar mensagens do tipo "viva" ou "morra" a nosso corpo. Acredito, pois, que, salvo os casos de mortes traumáticas, provocadas por agentes externos, nós morremos, de fato, quando decidimos morrer.

Ora, nesse contexto, o médico que consiga estabelecer com seu paciente uma relação positiva, de afeto, confiança e amor terá, sem dúvida, muito maiores chances de mobilizar o potencial curativo interior do enfermo. Dará mais força, e portanto eficácia, à terapêutica que prescrever.

A comprovação do valor da crença interior do paciente em relação à eficácia da terapêutica evidencia-se de várias maneiras. A primeira delas é o chamado efeito placebo, isto é, ministra-se ao paciente um comprimido de "água com açúcar", dizendo-lhe que é remédio, e por acreditar nisso muitos são os que de fato melhoram.

Não é outra a razão — perdoem-me os religiosos — do sucesso dos curandeiros em geral, das rezas e das poções milagrosas. É a fé que o enfermo deposita no método ou em quem o aplica que responde pela cura. Tem sido muito frequente, em minha vivência profissional e, acredito, na de muitos colegas cardiologistas, pacientes que referem haver "melhorado" depois de se submeter a cateterismo cardíaco. Supõem que o exame contribui para "desentupir" alguma coisa, quando de fato o cateterismo comum não tem ação terapêutica alguma. (Existem técnicas de desobstrução de vasos e válvulas mediante cateterismo, mas não é disso que estamos tratando.) Penso que o mesmo mecanismo pode explicar, ao menos em parte, as "curas" obtidas por meio das "operações espirituais": a pessoa acredita que algo de mau foi, de fato, removido ou consertado e, por isso, melhora.

## O amor como terapêutica: O papel do médico

A importância do médico, não de qualquer médico, mas do *médico do paciente*, é, sem dúvida, inegável. Poucas sensações me parecem tão prazerosas no exercício da profissão como testemunhar a felicidade e o conforto estampados no rosto de um paciente, ao adentrar uma enfermaria para visitá-lo. Esse tipo de reação não é qualquer médico que provoca; deve ser aquele único, de quem o doente gosta e recebe estima e atenção e em quem confia.

Por isso, não posso concordar com a ideia de que o enfermo possa ser tratado por qualquer médico, com a despersonalização da relação médico/paciente.

A esse respeito, vivi há algum tempo uma amarga experiência pessoal. Era final de ano, e eu havia, já com vários meses de antecedência, planejado viajar com a família e adotado todos os preparativos pertinentes. Ocorre que um de meus pacientes, portador de doença grave, com quem mantinha forte ligação afetiva e que depositava em mim enorme confiança, internou-se no hospital com um quadro grave e, à época de minha partida, ainda se encontrava em situação delicada.

Hesitei muito quanto a manter a viagem programada, justamente por acreditar ser muito importante minha presença ao seu lado. A pressão de minha família, no entanto, e a própria opinião dos colegas falaram mais alto e findei por viajar, com a concordância da família e do próprio paciente, deixando-o a cargo de uma colega capaz, dedicada, responsável e que, eu tinha certeza, faria o melhor que pudesse. Não aproveitei as férias. Durante todo o período, atormentou-me o sentimento de culpa e não consegui me desligar do caso.

O paciente veio a falecer justamente no dia em que voltei e, passado já tanto tempo, não me absolvo por ter viajado. Nas várias conversas que, a respeito, tive com os colegas que acompanharam o caso, todos foram unânimes em dizer tratar-se de um caso grave e perdido e em questionar o que eu poderia fazer que não tivesse sido feito pela colega responsável pelo paciente, e até a própria equipe. Do ponto de vista técnico, absolutamente nada, eu concordo. Porém, do ponto de vista emocional e psíquico, tenho certeza de que minha presença, embora certamente não evitasse a morte, teria tornado menos doloroso o final.

*Quem ama não adoece*

## O MÉDICO DIANTE DO DOENTE GRAVE E DA MORTE

A importância do médico — crucial, em meu modo de ver, em todas as circunstâncias — torna-se ainda mais relevante em face de doentes graves e dos ditos terminais, isto é, aqueles para os quais, aparentemente, nada resta a fazer que não seja esperar a morte.

E assim é porque são justamente estes os pacientes que mais precisam que se lhes infundam esperança e desejo de viver. E o médico pode ser, não tenho dúvidas, importante agente promotor das forças interiores do paciente. Por força de minha especialidade, tenho lidado, com uma frequência maior do que desejaria, com doentes graves, terminais e com a morte. A experiência vivida ao longo de mais de vinte anos ensinou-me a não subestimar a força da esperança e do desejo interior de viver. A esperança, diz Haynal,[2] "é um estimulante potente, que ajuda a aguentar a situação e que permite que a vontade de sobreviver supere o desejo de morrer". Recusar a esperança, complementa Siegel, equivale à decisão de morrer.[18]

Incluo-me, pois, entre aqueles para quem não é dado, a nós médicos nem a ninguém, matar as esperanças de quem ainda vive. A sabedoria popular nos ensina que enquanto há vida há esperança, e nós temos de acreditar que assim seja. Não quero, com isso, dizer ou sugerir que se deva mentir ao paciente ou esconder dele a gravidade de sua situação, ou mesmo alimentar-lhe o que se convencionou chamar de falsas esperanças. Não, eu não penso assim; e acho que a verdade, de fato, não pode nem deve ser escondida, até para que o enfermo se prepare, do ponto de vista prático e espiritual, para a morte possível e próxima.

Mas o que é a verdade nesses casos? É dizer ao doente que com *certeza* ele vai morrer em breve? Será isso a verdade? Poderá ter alguém essa certeza? Não está, por acaso, a história da medicina repleta de "casos irremediavelmente perdidos" que se recuperaram? Terão as estatísticas médicas a força de dogma, de lei imutável do universo, de tal sorte que, se dizem que alguém na situação X não tem salvação, *todos necessariamente* nessas condições terão de morrer? A esperança, meus amigos, "não é estatística, é fisiológica".[18]

## O amor como terapêutica: O papel do médico

O biólogo Stephen Gould, professor da Universidade de Harvard, escreveu a esse respeito um candente testemunho pessoal que me permito reproduzir de forma resumida:[75]

"Há pouco minha vida ilustrou (...) dois dos famosos ditos espirituais de Mark Twain (...). Um deles identifica três espécies de falsidade, cada uma delas pior que a anterior: mentiras, mentiras abomináveis e estatísticas. Em julho de 1982, descobri que estava sofrendo de mesotelioma abdominal, um tipo raro e grave de câncer, tendo sido operado (...). Quando recobrei a consciência, após a cirurgia, a primeira pergunta que fiz à minha médica e quimioterapeuta foi: qual é a melhor literatura técnica sobre mesotelioma? (...) Ela respondeu que a literatura médica não continha nada que valesse a pena (...). Assim que pude andar, fui direto à biblioteca médica de Harvard e digitei 'mesotelioma' no programa de pesquisa bibliográfica do computador. Uma hora depois, circundado pelos artigos mais recentes sobre o mesotelioma abdominal, percebi, com um nó na garganta, por que a minha médica havia me dado aquele conselho humanitário.

Os textos não poderiam ser mais brutais em sua clareza: o mesotelioma é incurável, com uma mortalidade mediana de apenas oito meses após a sua detecção. Fiquei sentado em estado de choque durante cerca de 15 minutos, então sorri e disse a mim mesmo: 'Então é por isso que eles não queriam que eu lesse a matéria.' Em seguida, graças a Deus, minha mente começou a funcionar de novo (...).

Atentei para o fato de que, na luta contra o câncer, um dos fatores mais importantes é a atitude do paciente (...). Dentre as pessoas com o mesmo tipo de câncer, mesma idade, classe social, condições de saúde e posição econômica, em geral tendem a viver mais aquelas que têm atitudes positivas, enorme força de vontade e objetivos na vida; aquelas que assumem o compromisso de lutar e reagir ativamente durante o tratamento, e não apenas aceitar de modo passivo o que dizem os médicos."

Até onde sei, Stephen Gould continua vivo e produtivo, lição viva da validade do belo texto que escreveu. Discordo, parcialmente, apenas do final: o "que dizem os médicos" pode ser positivo, e não negativo; pode e deve servir

*Quem ama não adoece*

de estímulo à esperança, e não ao desânimo e à entrega. Sem que, nem por isso, tenham de mentir ou falsear. Como dizem os Simmonton, "em face da incerteza, não há nada de errado na esperança".[Apud 18]

Normam Cousins, médico e professor da Universidade da Califórnia, autor, entre outros livros, de *Biologia da esperança* (Omni, 1989), nos lembra que "não é necessário acreditar que todas as doenças são reversíveis, mas é necessário procurar pelo melhor que a medicina tem a oferecer e o melhor que cada um tem dentro de si. As previsões dos especialistas sobre a evolução das doenças têm se mostrado erradas com tanta frequência que se justifica colocar a esperança — a força da vida — para trabalhar (...). Deve-se estimular o aumento dos conhecimentos individuais, das forças interiores que podem ser mobilizadas pelos pacientes, no combate às doenças. Só o aprofundamento do entendimento dos papéis separados porém integrados que o médico e o paciente devem desempenhar é que fará com que isso seja alcançado."[Apud 39]

Não há como negar a existência de "um fator de cura que a fé permite e que está acima da compreensão estatística."[Apud 39] Nesse contexto, são fundamentais a confiança e a fé do paciente em seu médico. Tal como o já citado Siegel, penso que "os médicos devem alimentar esperança *em todos os casos,* mesmo nas horas aparentemente finais. Quem está doente não espera os resultados de uma pesquisa médica, e sim um relacionamento voltado para o êxito." Desde meus tempos de residente, sempre acreditei nisso e sempre procurei agir de acordo, em que pese o ceticismo da maioria dos integrantes da equipe de saúde.

A postura amiga, encorajadora e solidária do médico diante de um doente grave, se não conseguir impedir a sua morte, contribuirá, não tenho dúvidas, para ajudá-lo a morrer. A finalidade primordial da medicina não é, acredito, tão somente impedir a morte, mas sim aliviar o sofrimento humano.

Da aceitação dessa premissa se extrai a noção de que cabe aos médicos o papel terapêutico não só de tentar evitar que seus pacientes morram, mas também de ajudá-los a morrer com o máximo de dignidade e o mínimo de sofrimento. Como já se disse, se a terapia, entendida agora no sentido psicológico, ajuda os vivos a viver, pode perfeitamente ajudar os que estão morrendo a morrer.

O nó da questão é que os médicos e a própria equipe de saúde, em sua maioria, não estão preparados para lidar com os pacientes ditos terminais,

## O amor como terapêutica: O papel do médico

isto é, aqueles que, segundo estão convencidos, vão inevitavelmente morrer. E assim é por duas razões: em primeiro lugar, por não estar preparados e intimamente não aceitar a própria morte. E, em segundo lugar, e talvez mais importante, por não conseguir conviver com a sensação de fracasso e o desafio à sua onipotência que a perspectiva da perda do paciente lhes inspira.

Por considerar-se de antemão derrotado naquilo que julga sua única missão, salvar a vida, tende o médico a não querer despender tempo, energia e, principalmente, dedicação e afeto com um caso julgado "perdido". As visitas médicas tornam-se então pura formalidade: rápidas e com pouca conversa. É como se o incômodo causado ao médico pelo doente moribundo fosse tanto que lhe fizesse desejar "sumir" dali o mais rápido possível.

E, no entanto, o tempo que o médico despende em suas visitas é de suma importância para o doente, se conseguir estabelecer laços afetivos com ele. Siegel[18] sugere que, se o médico fica por um minuto à beira da cama e conversa, para o paciente é como se fossem cinco ou dez minutos; se o médico se limita a falar da soleira da porta, é como se a mesma visita tivesse durado apenas quinze segundos.

A presença física do médico, útil e desejada pelo paciente em qualquer circunstância, torna-se crucial para quem está morrendo. Nesta era da tecnologia, em que se privilegiam o emprego de métodos sofisticados de diagnóstico e terapêutica, os equipamentos complicados e de ponta, e na qual a equipe é estimulada a se comportar nas unidades de terapia intensiva como se fossem máquinas, valeria a pena repetir o que uma vez disse Kanner:[Apud 76] "Nós os procuraremos (os computadores), em busca da maioria das espécies de diagnósticos médicos, talvez até mesmo em busca de cirurgia. Mas, ao lado de nossa cama, quando estivermos morrendo, queremos alguém que saiba que, um dia, também morrerá."

# EPÍLOGO

## QUEM AMA NÃO ADOECE: O SER HUMANO SAUDÁVEL

*Há tempo de nascer e tempo de morrer.*
ECLESIASTES

Em face dos indecifráveis mistérios do existir e do morrer, da falta de um sentido lógico para a vida, da tremenda sensação de desamparo e fragilidade com que ela, a vida, e seu contraponto, a morte, nos envolvem, somos, todos nós, presas de uma verdadeira "angústia existencial".

Esta consiste em um estado de espírito que mistura, ao mesmo tempo ou sequencialmente, sensação de vazio, inutilidade, insegurança e medo. Comum a todos nós com frequência e intensidade variáveis, é, compreensivelmente, mais evidente e intensa naquelas fases em que as vicissitudes da vida nos impõem maiores perdas, sejam elas de que natureza forem.

Sintomática da universalidade dessa angústia é a observação de que, mesmo estando "tudo em ordem", não conseguimos ficar alguns minutos "pensando na vida" sem ser invadidos por indefinível sensação de tristeza. Para fazer face a essa angústia, vários são os caminhos de que as pessoas lançam mão, e não é obrigatório que sejam mutuamente excludentes.

Incluem-se entre tais caminhos os diversos mecanismos de defesa discutidos no Capítulo 4, a adesão a drogas, a dedicação fanática e extrema a uma causa, missão e/ou ao trabalho, o fazer do acúmulo de bens e poder a razão de ser da

*Quem ama não adoece*

vida, a criação intelectual e/ou artística e também o recurso à religião. Incluem-se ainda outras possibilidades mais claramente patológicas, como a ruptura com a realidade, ou seja, o recurso à loucura (psicose), o adoecer do ponto de vista físico e neurótico e a adoção de comportamento antissocial e violento.

Nenhuma dessas soluções é, todavia, totalmente satisfatória. Nenhuma nos proporciona algo sequer próximo ao que chamamos de felicidade e algumas são, mesmo, claramente nocivas, quer ao indivíduo, quer à comunidade ou a ambos. Uma possível exceção talvez caiba fazer no caso, não da religião, mas de um tipo de religiosidade ou espiritualidade caracterizada pelo que Freud,[11] citando Romain Rolland, designou como "sentimento oceânico".

Tal sensação consistiria em um "sentimento peculiar de eternidade, sem fronteiras e ilimitado". Nada teria a ver com um sistema de crenças, artigos de fé ou qualquer garantia de "outra vida" ou imortalidade pessoal. Dessa maneira, e ainda segundo Rolland, uma pessoa provida desse sentimento poderia se considerar religiosa, embora descrendo de tudo o que, tradicional e ilusoriamente, nos ensinam as religiões.

Ao analisar esse "sentimento oceânico", Freud observa a dificuldade que teve para captar o que de fato viria a ser e sua total incapacidade de percebê-lo em si mesmo. Admitiu tratar-se da sensação de um vínculo indissolúvel, de um ser uno com o mundo externo como um todo.

Pessoalmente, ouso interpretar o "sentimento oceânico" como amor ou generosidade, na forma ampla como o conceituamos no Capítulo 15. A capacidade de amar a todos indistintamente, tanto as pessoas quanto a natureza e o mundo, de forma igualmente abrangente e "oceânica", seria, a meu ver, o melhor caminho de que dispomos. A saída para o "buraco" existencial, diz Oliveira Jr., estaria pois na generosidade, e com ele concordo por inteiro.

O próprio Freud, no mesmo ensaio em que discute o tal "sentimento oceânico",[11] admite que o recurso ao amor, isto é, a modalidade de viver que coloca o amor como centro de tudo, seja potencialmente uma das mais eficazes "técnicas de viver" para fugir do estado de infelicidade inerente à condição humana. A pergunta que ele mesmo se faz é: Se tal técnica é assim tão eficaz, por que são tão poucos os que, de fato, conseguem adotá-la como caminho para a felicidade?

*Quem ama não adoece: O ser humano saudável*

A razão, responde, é que "nunca nos achamos tão indefesos contra o sofrimento como quando amamos; nunca tão desamparadamente infelizes como quando perdemos o objeto amado ou seu amor". As pessoas, então, por medo de amar, não amam; e sofrem pelo medo que têm do sofrimento, por paradoxal que possa parecer. Aliás, o próprio Profeta de Kahlil Gibran já chamara a atenção para esse paradoxo ao nos perguntar se não seria o medo da sede, com o pote ainda cheio, uma angústia maior que a própria sede.

Apesar desse medo e dessa dificuldade, Freud admite que algumas pessoas, infelizmente uma minoria, acham-se capacitadas a encontrar a felicidade no caminho do amor. Para que tal seja possível, contudo, são necessárias modificações no interior da pessoa, de sorte a torná-la independente da necessidade de retribuição do amor que dá. As pessoas que atingem tal estágio de desenvolvimento interior amam o amor em si e, ainda segundo o mestre, voltam seu amor para todos os homens, e não apenas para determinadas pessoas. Aproximam-se assim, em minha interpretação, daquele "sentimento oceânico" de que nos falou Romain Rolland.

Convém salientar, mais uma vez, que esse tipo de amor, embora derivado originalmente do mesmo impulso de vida do amor erótico, não tem a intensidade nem o caráter tempestuoso deste último. Ao contrário, os que assim amam, de forma que eu ousaria dizer ampla e irrestrita, parecem viver constantemente em um estado afetuoso e de "bem com a vida", sem as agitações, excitações e incertezas que caracterizam o amor sexual.

A ideia que defendo, portanto — e, parcialmente ao menos, em muito boa companhia —, é a de que o amor universal e incondicional é a melhor saída para a nossa angústia existencial. Alcançado esse patamar, todas as outras saídas citadas são dispensáveis, entre elas o adoecer orgânico e os distúrbios neuróticos de peso.

Aceita a premissa, a questão que novamente se coloca e que de fato deve estar interessando ao leitor é: como alcançar tal capacidade de amar? Ou, dizendo melhor, como atingir o estágio de crescimento interior que nos permita amar de forma assim tão ampla?

Não creio que, nesse campo, possam se traçar regras aplicáveis a todos. Cada um deve buscar seu próprio caminho, não obstante o objetivo ser comum

*Quem ama não adoece*

a todos. Há, porém, alguns pontos que se me afiguram fundamentais e sem os quais me parece difícil alcançar a tão desejada paz interior.

## "RECEITA" DE FELICIDADE

O primeiro deles, tanto em ordem de citação quanto de importância, base mesmo de todos os outros, é a aceitação de si mesmo. A psicanálise nos ensina, e ao tema já nos referimos no Capítulo 15, que há, dentro de todos nós, dois "eus": o real — o que de fato somos — e o ideal, aquele que gostaríamos de ser e fingimos ser. Para as outras pessoas, estamos todo o tempo tentando passar a imagem de ser alguém diferente da pessoa que na verdade somos. Estamos, pois, tenhamos ou não consciência disso, permanentemente representando.

Dizer que representamos não significa, necessariamente, dizer que estamos, *deliberada e conscientemente*, enganando os outros. Não, não se trata disso. O personagem que criamos para nós, e que, desesperadamente, queremos que seja verdadeiro, de certa forma faz parte de nós em cada papel que representamos. Ocorre que, como qualquer ator poderá testemunhar, o ato de representar é um esforço, e esforço desgastante. Nesse caso, do papel que tentamos assumir perante os outros, o desgaste é maior, visto que, no fundo, ele não nos agrada, até pelo preço que pagamos em incoerência.

A incoerência se dá entre nosso discurso e nossa prática, e também entre nossas convicções e emoções. Estas últimas costumam mostrar muito de nosso eu verdadeiro e, por essa e outras razões, fazemos o máximo para disfarçá-las e encobri-las. Mas o desgaste gerado por esse esforço resulta nocivo, tanto para a nossa paz interior como para a saúde. É como se, permanentemente, se travasse uma guerra em nosso interior, entre o eu real e o ideal. Como lembra o personagem de Boris Pasternak, "a saúde tende a ser afetada se, dia após dia, dizemos o contrário do que sentimos, rastejamos diante daquilo que detestamos e nos rejubilamos ante o que nada nos traz senão infortúnio". Quanto mais conseguirmos aproximar o eu real do ideal, mais próximos estaremos da paz interior (amor a si mesmo) e, por conseguinte, da felicidade e da saúde.

*Quem ama não adoece: O ser humano saudável*

A aceitação de nós mesmos implica necessariamente o reconhecimento e a aceitação de nossas limitações e fragilidades. Tendemos, todos nós, mas principalmente os do sexo masculino, a esconder dos outros as fraquezas e a "posar" de fortes. Mas essa não é a nossa realidade. Cada um de nós cria, para uso externo, uma aparência de segurança e fortaleza, mostrando-se aos outros tanto mais arrogantes e superiores quanto mais fracos somos. O curioso é que cada um sabe que sua própria segurança é falsa, mas crê que a do outro seja verdadeira; sentindo o outro mais forte, sente-se ainda mais fraco e aguça com redobrado vigor suas defesas.

A plena aceitação de nossa fragilidade está vinculada à aceitação também dos reveses e das vicissitudes que a vida forçosamente nos impõe. Há que ter resignação e conformação em face dos aspectos imponderáveis do viver e sobre os quais nosso esforço, vontade ou comportamento não podem influir.

O gostar de nós como somos e o reconhecimento de nossas limitações trazem consigo vários e úteis subprodutos. O primeiro deles é livrar-se da inveja. Tenho dúvidas se alguém terá conseguido, ao menos em nossa época, livrar-se por inteiro da inveja. Mas estou certo de que, quanto mais nos aproximarmos da aceitação plena de nós mesmos, menos invejosos seremos.

Outro subproduto é libertar-se da opinião dos outros como referencial de nosso próprio valor. É de todo ilógico medir nosso valor com base no que as outras pessoas pensam de nós. Não nos tornaremos piores nem melhores do que realmente somos pelo fato de A ou B falarem bem ou mal de nós. Mas, apesar da irrecusável lógica desse argumento, sabemos o quanto é difícil conseguir pô-lo em prática e não nos guiarmos pelo referencial alheio. O homem verdadeiramente livre, o espírito livre que caracteriza um Jean-Christophe, personagem do romance homônimo de Romain Rolland, é justamente aquele que consegue, de fato, libertar-se do referencial externo. É óbvio que, vivendo em sociedade, não podemos fugir a um mínimo de satisfação que a ela temos de dar. Mas a liberdade consiste nem tanto em não pautarmos nossas atitudes pelas exigências do padrão, mas sobretudo em não nos deixar atingir interiormente pelo julgamento social, privilegiando nossos próprios valores, e não aqueles que nos querem impor.

*Quem ama não adoece*

Outro ponto importante e também vinculado à inveja e à vaidade é a importância que, nesta vida, atribuímos ao poder, ao dinheiro e ao consumo. Grande parte de nosso sofrimento, já nos ensinou Buda, advém justamente do desejo de poder, prazer e riquezas materiais. Para parar de sofrer, reza o budismo, teríamos de parar de desejar.

Não é esta, no entanto, minha opinião. O nó da questão não está, para mim, em desejar e buscar o prazer e nem mesmo em alimentar sonhos de consumo. O prazer é, a meu ver, fundamental para a felicidade e a saúde das pessoas. Alguém já escreveu que não basta apenas dizer não ao que nos faz mal ou nos prejudica; é igualmente necessário que, com espírito leve e sem sentimentos de culpa, sejamos capazes de dizer sim ao que nos gratifica — o que pode incluir também o consumo.

A questão está, como quase tudo na vida, no equilíbrio com que desejamos, na natureza de nossos desejos e fontes de prazer e na capacidade de conviver sem angústia e sofrimento com a não consecução dos desejos, sejam eles quais forem. A própria doutrina budista nos permite propor, segundo Capra,[77] a existência de um "modelo budista de economia", baseado em um modo de vida reto, o "caminho do meio", no qual o objetivo a perseguir consiste em atingir o máximo de bem-estar humano, junto com o melhor modelo possível de consumo.

O prazer saudável, benéfico à pessoa e essencial para sua saúde, não tem nada a ver com os estereótipos de prazer criados pela sociedade de consumo. É um prazer vinculado às satisfações obtidas com o dia a dia e, em geral, não se afigura nem um pouquinho prazeroso aos outros. Como regra, não depende do acúmulo de bens ou da disponibilidade de dinheiro. Depende apenas do interior da pessoa, da visão que tem da vida e do mundo.

Ora, é esta uma visão do prazer altamente subjetiva, pouco tendo a ver com os aspectos concretos e objetivos do dia a dia. Relaciona-se mais com a capacidade de abstração da pessoa de elaborar mentalmente jogando com o imaginário, e não apenas com os dados da realidade. A capacidade de sonhar, enfim, parece também essencial para a saúde. Quem consegue verdadeiramente sonhar, abstrair-se do puramente objetivo, tende a crer naquilo que

*Quem ama não adoece: O ser humano saudável*

não existe como algo palpável mas apenas no imaginário humano: o amor, a justiça, a generosidade, a honestidade, a dignidade.[63]

Ao que tudo indica, há um amplo espectro de relações inversas entre a capacidade de sonhar — isto é, de raciocinar fora da realidade objetiva — e a ocorrência de doenças. De um lado, estariam os indivíduos extremamente objetivos, portadores do chamado "pensamento operatório" (ver Capítulo 7), que nada veem no mundo que não o concreto, e que adoeceriam com facilidade e gravidade. No outro extremo, estariam os loucos (psicóticos), aqueles que romperam com a realidade e que, já o dissemos, dificilmente adoecem de alguma doença orgânica grave. Na faixa saudável de espectro se situariam as pessoas com uma rica vida mental, idealistas e sonhadoras, mas que sonham sem perder o vínculo com a realidade. Como disse Kipling, "sonham sem fazer dos sonhos seus senhores".

Essa capacidade de sonhar tem muito a ver com o otimismo, o qual encerra, da forma como o entendemos, um sentido um pouquinho diferente daquele que habitualmente lhe emprestamos. As pessoas verdadeiramente otimistas são possuídas de um sentimento de gratidão e gosto pela vida que lhes permite tranquilidade frente ao futuro; não têm a certeza de que resolverão as dificuldades, mas sim a convicção de que se portarão bem diante delas.

Há, por fim, um último aspecto que gostaria de discutir nesta "receita" de felicidade: não levar a vida demasiado a sério. Sempre que colocados em face de um evento grave ou fatal, inesperado, ocorrendo pessoalmente ou com alguém próximo, o comentário de quase todos é um só, com pequenas variações: "Esta vida não vale nada; vivemos todos por um fio; brigamos, preocupamos-nos e nos angustiamos por e com bobagens e, de repente, a morte vem e zapt! leva tudo." É isso o que dizemos mas não é assim que agimos. Continuamos, na prática, a nos angustiar e preocupar e sofrer com as mesmas e insignificantes bobagens de sempre.

Na vida, meu caro leitor, o que importa é o amor e o bem-querer das pessoas, o viver as emoções e, atreladas a elas e entre si, a saúde e a felicidade. O resto é o resto, creiam nisso. Não vale a pena sofrer por nada mais além disso. É preciso tentar viver com humor e somente se deixar atingir pelo que de fato importa.

## Quem ama não adoece

O italiano cunhou uma expressão *"me nefrego"*, cuja melhor tradução seria "dou de ombros". A esse respeito, chegou-me às mãos, por acaso, um texto assinado por Gustavo Pinto, do qual vale a pena transcrever alguns trechos, dado que ilustra bem o que estou querendo transmitir. Aparentemente dirigindo-se a um amigo em fase não muito boa na vida, o autor diz o seguinte:

"Menefregue, meu amigo: menefregue e tudo se ajeita. Inclusive o que não tem jeito. Filhos? Ih, às vezes dão um trabalho. Pais? Conseguem ser, em certos momentos, tão difíceis quanto os filhos. Negócios? Adoram nos chatear. Para tudo isso e mais ainda, só há uma solução: dar de ombros e menefregar. É preciso não levar muito a sério os problemas; principalmente os graves.

Mas *menefregar* é uma arte sutil. Para quem vê de fora, parece ambígua e contraditória. É preciso *menefregar* sem deixar transparecer que se o faz. Quando é o caso, fecha-se a cara, bate-se na mesa, chama-se às falas. Por dentro é que se *menefrega*. Nada importa, mas é preciso fingir que algumas coisas importam. A seriedade é uma necessidade social; o 'menefreguismo' é uma questão de foro íntimo. Afinal, não podemos deixar a felicidade à mercê das circunstâncias. Sempre nos hão de tentar aporrinhar, tanto os que nos detestam (porque nos detestam) quanto igualmente os que nos amam (apesar de nos amarem).

Problemas, sempre todos os teremos. O que é preciso é não nos importarmos com eles. Afinal, se o planeta consegue continuar girando apesar de toda a maluquice que sobre ele impera, por que não podemos continuar a sorrir olimpicamente, apesar de tudo e de todos?

Nada importa, é a bandeira do *menefreguista*. Para ele, tudo o que importa é não esquecer que nada importa, do quanto nos possa aporrinhar. Tudo passa e acaba por se arranjar, independentemente de nos preocuparmos. Aliás, em geral passa e se arranja mais fácil e rapidamente quando menos nos preocupamos. O *menefreguista* é um vivedor contumaz. Cultiva o riso por profissão de fé. Sabe que a vida é curta e só vale com alegria. Cuida muito e bem das amizades e do amor. Ao resto, dá de ombros."

Não se pretende, com a transcrição desse texto e com a afirmação inicial de não levar a vida muito a sério, fazer a apologia da irresponsabilidade.

*Quem ama não adoece: O ser humano saudável*

O que se propõe é a criação de uma espécie de redoma interior que nos proteja e às nossas emoções das insignificantes importâncias deste mundo que criamos.

É possível, e assim espero, que a discussão de todos esses aspectos tenha dado ao leitor a apreensão de um padrão de comportamento, de atitudes e, digamos, de filosofia de vida consentâneos com a felicidade e a saúde. Mas a questão original pode parecer não respondida: na prática, qual é o caminho? E ainda, adicionalmente, o que tem tudo isso a ver com o amor?

A segunda parte da questão é de resposta mais fácil: nossa capacidade de amar relaciona-se, perdoem-me a insistência, com nosso crescimento interior, nossa maturidade. Maturidade aqui não se deve confundir com envelhecimento, com o peso e o simples passar dos anos. A maturidade a que aqui nos referimos é psicológica, não cronológica. Um adulto jovem pode ser muito mais maduro que um de meia-idade ou um velho.

Para os psiquiatras, a maturidade psicológica pressupõe um crescimento interior tal que o indivíduo esteja apto a ter um adequado controle de suas tendências egoístas, de sorte a lograr satisfazer às necessidades das outras pessoas e às do meio social em que se insere. Uma pessoa madura deve estar apta a dar, tanto quanto recebe, e deve extrair genuína e íntima satisfação do amor que dá. Para atingir esse estado de equilíbrio, não é fácil o caminho a trilhar. Para aqueles, muito poucos infelizmente, que tiveram a suprema ventura de receber no início da vida a cota de amor e segurança de que necessitam, a tarefa é menos árdua, embora longe de ser fácil. Para a grande, muito grande, maioria, vítimas em graus variáveis do ódio, do desamor ou do "amor inadequado" de seus pais, o trabalho é duro e o desafio se apresenta quase como invencível. Por difícil que seja, porém, não é, felizmente, impossível.

Esqueçamos, por fugir ao escopo deste livro, o recurso à terapia analítica, em qualquer de suas modalidades. Centremos a discussão naquilo que cada um pode fazer por si mesmo.

O primeiro passo, obviamente, é reconhecer-se infeliz; ou seja, reconhecer, por duro que seja esse reconhecimento e por mais que dele tentemos fugir, nossa inadequação ao viver. Podemos traçar aqui um paralelo interessante com o alcoolismo: por difícil que seja a cura, o primeiro passo em direção a

*Quem ama não adoece*

ela é reconhecer-se alcoólatra. E os que lidam com alcoólatras sabem como é difícil dar esse primeiro passo, aparentemente tão simples.

Reconhecida a existência do problema, o segundo passo, não menos óbvio, é querer de fato resolvê-lo. Também não é tão fácil quanto parece. Vimos ao longo deste livro o quanto as pessoas podem precisar da dor, do sofrimento e da doença e o quanto podem temer a própria felicidade. Alcançado esse estágio, isto é, dados os dois passos iniciais, cessam as obviedades e começa de fato a luta interior pelo crescimento.

Essa luta tem início, muitos já o disseram, pelo mergulho dentro de nós mesmos, pela tentativa de conhecer a pessoa que realmente mora dentro de nós. Em psicanálise se utiliza a expressão *insight* precisamente para designar essa visão interior e, mais especificamente, a percepção, em meio à viagem ao nosso íntimo, de algo relevante para a existência — algo que influencie nossa maneira de ser e desempenhe um papel determinante no comportamento e na forma de nos relacionarmos com as outras pessoas e de lidar com a vida.

Como regra geral, já o disse à exaustão, a raiz de nossos problemas se situa em nossos primeiros anos: na qualidade das relações que mantivemos com os pais e adultos que nos cercaram, a qual depende da capacidade que eles tiveram de nos transmitir amor e segurança, sem, contudo, cercear nosso desenvolvimento como pessoas. Ditas as coisas dessa maneira, fica a impressão de que estamos irremediavelmente presos ao passado. Não é bem assim.

O passado é, de fato, importante, importantíssimo, aliás, mas não podemos ficar amarrados a ele. Atingida a idade adulta, o anseio e o esforço para granjear o amor dos pais acabaram; isso não faz mais sentido e, em nível consciente, nem sequer é mais o que desejamos. Deve ser substituído pelo amor das outras pessoas, e é isso que no fundo buscamos resgatar em nossos relacionamentos amorosos, particularmente no amor erótico.

Libertar-se das amarras e do sofrimento desse passado e da influência que exerce no presente é tarefa dificílima que poucos, se tanto, lograrão por inteiro. Mas há que pôr a razão em jogo e, obtida a percepção (*insight*) daquilo que é a fonte do desamor para com nós mesmos, temos de lutar por nossa evolução e nosso crescimento. Como já disse antes, quase todas as pessoas, diante da morte próxima, tendem a fazer um balanço de sua vida e a repensá-la. Se es-

*Quem ama não adoece: O ser humano saudável*

capam, a maioria consegue, de fato, mudar para melhor sua vida interior. O que estou sugerindo, caro leitor, é não esperar o infarto, o câncer ou o desejo do suicídio para repensar a vida, mas sim repensá-la antes: tentar a mudança e concentrar na tarefa todo o seu esforço. Pode parecer impossível, e de fato é muito difícil, obter êxito total nessa empreitada. Mas, como disse Weber, "o homem não teria obtido o possível, se não tivesse lutado, uma vez ou outra, para alcançar o impossível". E o possível de alcançar com esse esforço de mudança nos será muito útil, por menor que seja em termos absolutos.

Se a obtenção do *insight* a que nos referimos não for possível — e sem o auxílio da terapia analítica realmente é difícil —, resta o caminho, dependente única e exclusivamente de nossa vontade, de tentar pôr em prática o padrão de comportamento que delineei em nossa "receita de felicidade". Vejam que falo em tentativa, não em efetiva consecução. Em primeiro lugar, porque sei que são padrões de comportamento difíceis de atingir por intermédio de um simples ato de vontade: tenho bem presente quanto esforço e tempo se exigem para avançar alguns milímetros em direção ao crescimento interior e à libertação do eu. Em segundo lugar, e talvez mais importante, acredito firmemente que o simples fato de tentar pôr em prática a receita já nos fará muito bem, a nós e a todos que nos cercam.

## O SER HUMANO SAUDÁVEL

O ser humano saudável e livre, em princípio, de doenças é aquele que se aproxima o máximo possível do estado de crescimento, aceitação e desenvolvimento íntimo que lhe permita adotar, de fato e não apenas para consumo externo, um padrão de comportamento semelhante ao que descrevi. Não creio que alguém assim de fato exista; mas há os que conseguem chegar bem perto, e a estes, creio, podemos chamar saudáveis.

Os psiquiatras relacionam algumas características que, em conjunto, configuram o perfil do que denominamos um ser humano saudável. Muitas repetem, na essência, o que vimos na "receita de felicidade", mas vale a pena discuti-las. São elas: [17, 21, 42, 60, 67]

*Quem ama não adoece*

1. *Conquista da independência e confiança em si mesmo.* Os que lograram êxito nesta tarefa têm escassa necessidade de aprovação exterior. São tão seguros de si (de fato, e não na aparência) que demonstram, nas atitudes e no dia a dia, quase completa despreocupação pela busca de aprovação. Eu digo quase porque também a eles agradam o aplauso e a aprovação; a grande diferença é que, ao contrário da maioria das pessoas, não necessitam deles para viver felizes e produzir. Seus valores e razões interiores são o que, de fato, guiam seu comportamento. Daí por que não buscam deliberadamente atitudes e comportamentos que visem chocar ou agredir as pessoas, mas sim o que de fato lhes agrada.

2. *Controle adequado das reações emocionais e desvio dos impulsos instintivos nocivos para saídas socialmente aceitas.* Esse tipo de controle, que não se deve confundir com a repressão pura e simples, permite à pessoa hipotética manter seus desejos e interesses razoavelmente controlados, a fim de satisfazer também as necessidades das outras pessoas. Consegue obter prazer tanto ao dar quanto ao receber, e este é o sinal maior da maturidade. À medida que vai se aceitando a si mesma e a seus impulsos instintivos, sua capacidade de dar e receber amor suplantará os impulsos de agressão. Dessa forma, tal pessoa será capaz de ser agressiva e hostil quando se fizer necessário, mas não sentirá necessidade gratuita de agredir, mesmo que reprimida.

3. *Abertura nas relações com as outras pessoas.* Uma das marcas deste ser humano saudável que estamos descrevendo é o grau de honestidade que cultiva em suas relações pessoais. Não finge ser o que não é. Seu comportamento tende a guardar coerência e previsibilidade: não age diferentemente do que pensa, não pensa diferentemente do que fala. Expressa de forma tão livre e espontânea o que pensa e sente que, às vezes, pode parecer ríspido, rude e ser mal interpretado em sua espontaneidade.

Não usa as pessoas nem tripudia sobre elas. Sabe ser tolerante com os defeitos e falhas alheios; pode ser gentil, delicado e desarmado, porque se sente forte e seguro. Seu coração não abriga ódio ou rancor, nem alimenta sentimentos de vingança. Sabe sinceramente perdoar por mais grave que tenha sido a desfeita que lhe fizeram. Coopera com as outras pessoas e não procura

*Quem ama não adoece: O ser humano saudável*

ter controle ou domínio sobre elas. Vive e deixa-as viver. É generoso e justo, sem, por isso, se deixar usar pelos outros.

4. *Vivência das próprias emoções.* Sejam elas boas ou más, o indivíduo que estamos descrevendo sabe vivenciá-las em sua plenitude. São pessoas que, no dizer de Rogers, "vivem de um modo mais íntimo com seus sentimentos dolorosos, mas vivem também mais intensamente os sentimentos de felicidade. A raiva (não o ódio) é mais claramente sentida, mas o amor também; o medo é uma experiência mais profunda, mas também o é a coragem. E a razão pela qual podem viver de uma maneira tão plena, num campo tão vasto, é que têm em si mesmos uma confiança subjacente de ser instrumentos dignos para enfrentar a vida. São pessoas que têm coragem de ser e, portanto, mergulham em cheio na corrente da vida."

Como consequência desse mergulho no viver, as pessoas que atingem tal grau de maturidade e plenitude trazem em si uma extraordinária capacidade de extrair prazer das coisas simples da vida. Amam o viver, e isso lhes basta.

5. *Amor à natureza.* Embutido no amor pela vida, o ser humano saudável ama a natureza e as suas manifestações. Tem especial capacidade de se encantar com fenômenos corriqueiros do dia a dia, como o alvorecer e o pôr do sol, o nascer da lua cheia, a imensidade do oceano, o vaivém incessante das ondas do mar, o desabrochar de uma flor e até mesmo — pasme, caro leitor — o trabalho incansável das formigas, por exemplo. Aliás, outra característica do ser humano saudável é o grande respeito que tem pela vida, em quaisquer de suas formas. Dificilmente, alguém assim encontrará na caça e/ou na pesca uma diversão.

6. *Respeito às crianças.* A qualidade das relações que nosso modelo de gente consegue manter com as crianças é altamente enriquecedora para ele e benéfica para elas. É possível extrair um genuíno prazer desse convívio, nunca as vendo como estorvo ou sentindo-se importunado pelo comportamento infantil. Interessa-se pelas crianças, penetra em seu mundo, consegue amá-las de forma imensa e incondicional, ao mesmo tempo em que respeita como seres humanos que são e estimula seu crescimento e autoconfiança.

7. *Aceitação e compreensão da realidade.* O indivíduo, para ser saudável, deve ser dotado de uma larga cota de sonho — de sonhar acordado —, de

*Quem ama não adoece*

grande dose de ideal, mas deve, também e ao mesmo tempo, aceitar a realidade e compreendê-la, sem fantasiá-la, e sem amaldiçoá-la. Inserida na compreensão e aceitação da realidade, está uma razoável compreensão/aceitação de suas limitações, potencialidades e deficiências. Em consequência, suas metas e seus objetivos na vida devem ser consentâneos com a visão da realidade que tem de si próprio e das circunstâncias que o cercam.

Deve saber conviver com seus fracassos sem se deixar abater por eles. Não tem receio de enfrentar situações novas e de ousar, não porque tenha certeza do sucesso, mas por ter a convicção de que, se fracassar, será forte suficiente para conviver com o fracasso e dar a volta por cima. Indivíduos assim são, portanto, otimistas, na concepção ampla de otimismo que já anunciamos. "A medida de sua saúde mental não está em saber se escorregam, mas naquilo que fazem quando escorregam."

8. *Tranquilidade de consciência*. Embora o sentimento de culpa seja considerado pelos psicanalistas uma manifestação neurótica, é algo de que, em maior ou menor grau, todos padecemos. Apenas os psicopatas dele estão isentos. Mas o ser humano que estamos descrevendo vive em relativa harmonia com sua consciência e não carrega a difusa e indefinida sensação de culpa que costuma aguilhoar a maioria das pessoas. Seus momentos de arrependimento — e esse tipo de pessoa também os tem — são efêmeros e servem de aprendizado e crescimento: não envenenam seu presente e, muito menos, seu futuro.

## CONCLUSÃO

Este é o modelo que, acredito, todos devemos buscar, mesmo conscientes da dificuldade, e talvez da impossibilidade, de alcançá-lo por inteiro. Quem dele se aproximar viverá certamente uma vida plena, rica para si e enriquecedora para os que o cercam e, muito provavelmente, jamais adoecerá de doença grave. Envelhecerá com serenidade e dignidade e dificilmente parará de produzir ou deixará de participar da vida. Com o passar do tempo, aprimorará cada vez mais a capacidade de observar o comportamento humano e, em vez de um velho rabugento, será visto como um sábio conselheiro. Aceitará sem

*Quem ama não adoece: O ser humano saudável*

azedume as limitações próprias da idade e manterá, até o fim, quase intacta sua capacidade intelectual.

A essa altura da vida, terá se libertado dos últimos e já frágeis grilhões que porventura o tenham feito presa da vaidade e da inveja (que, em seu caso, sempre foram mais fracos que na maioria das pessoas). Se estiver só, conviverá bem com a solidão; com certeza, a ideia da morte não o angustiará tanto quanto aflige a maioria dos idosos. A vida plena e rica que viveu será a garantia de sua serenidade. Morrerá, é claro, mas é quase certo que morrerá sem doença e de repente, no uso pleno de suas faculdades mentais e engajado em alguma atividade.

A aceitação das ideias que aqui expusemos e a implementação da tentativa de pôr em prática o modelo de vida que descrevemos e de encontrar o caminho do conhecimento e do crescimento interior poderão não alcançar êxito capaz de trazer felicidade ao próprio indivíduo. Mas, tenho certeza, se tentado sinceramente, esse caminho trará benefícios aos que o cercam. Se a pessoa tiver filhos, serão eles os grandes beneficiados. Daí por que, se assim agirmos, estaremos, por essa via, contribuindo para formar homens mais felizes e melhores; e só por meio da construção de homens melhores, lograremos o sonho de construir um mundo melhor para todos os homens.

# REFERÊNCIAS BIBLIOGRÁFICAS

1. Zaidhaft, S. *Morte e formação médica*. Rio de Janeiro: Francisco Alves, 1990.
2. Haynal, A. e Pasini, W. *Manual de medicina psicossomática*. São Paulo: Masson, 1983.
3. Gaiarsa, J. A. *O que é corpo*. São Paulo: Brasiliense, 4ª ed., 1991.
4. Uchoa, D. *Os pensadores* (Freud), "Introdução". São Paulo: Abril Cultural, 1978.
5. Menninger, W. C. e Leaf, M. *ABC da psiquiatria*. São Paulo: Ibrasa, 1973.
6. Dias da Silva, J. M. *Amanhã poderá ser tarde* (col. Educação sem Preconceito). Recife: Ed. Líder, 1970.
7. Melo Filho, J. *Concepção Psicossomática. Visão Atual*. Rio de Janeiro: Tempo Brasileiro, 1988.
8. Pontes, J. F. e cols. "Curso de Medicina Psicossomática do Instituto Brasileiro de Estudos e Pesquisas de Gastroenterologia", IBEPEGE.
9. Lipp, M. N. e cols. *Como Enfrentar o Stress*. São Paulo: Ícone, 3ª ed., 1990.
10. Rodrigues, A, L. e Rodrigues, D. M. "Introdução à História da Medicina Psicossomática". In: *Temas de Medicina Psicossomática* (Lab. Roche). Fascículo 1.
11. Freud, S. *O mal-estar na civilização*. In: Obras Completas de Sigmund Freud. Rio de Janeiro: Editorial Delta.
12. Dias da Silva, J. M. *A arte de educar e temas particulares* (col. Educação sem Preconceito). Recife: Líder, 1970.
13. Sampaio, A. P. "Medicina integral: integração somatopsíquica". Curso ministrado durante o X Congresso Brasileiro de Psiquiatria, Vitória/ES, 1988.

# Quem ama não adoece

14. Horney, K. *Neurose e desenvolvimento humano*. Rio de Janeiro: Civilização Brasileira, 2ª ed., 1966.

15. Freud, S. *Interpretação dos sonhos*. In: Obras Completas de Sigmund Freud. Rio de Janeiro: Editorial Delta.

16. Paes, F. D. *Nos campos da medicina e do amor*. Belo Horizonte: Lutador.

17. Gikovate, F. *Homem sexo frágil*. São Paulo: MG Editores, 1989.

18. Siegel, B. S. *Amor, medicina e milagres*. Rio de Janeiro: Best*Seller*, 32ª ed., 2012.

19. Marías, J. *Felicidade Humana*, São Paulo: Duas Cidades, 1990.

20. Jablonski, B. *Até que a vida nos separe. A crise do casamento contemporâneo*. Rio de Janeiro: Agir, 1991.

21. Rees, W. L. *Compêndio de psiquiatria*. Rio de Janeiro: Zahar, 1976.

22. Freud, S. "Mais além do princípio do prazer". In: *Uma Teoria Sexual*. Rio de Janeiro: Editorial Delta.

23. Dias da Silva, J. M. *Religião e sexo* (col. Educação sem Preconceito). Recife: Líder, 1970.

24. Farrel, W. *Por que os homens são como são*. Rio de Janeiro: Rosa dos Tempos, 1991.

25. Gaudêncio, P. "Divã do Analista". São Paulo: Nova Abril, agosto, 1992.

26. Melo Filho, J. "Abordagem psicossomática em gastroenterologia: realidade ou ficção?" In Fortes, J. R. A.; Miguel Filho, E. C; Ramadan, Z. B. A.; e Arruda, P. V. *Psiquiatria e medicina interna*. São Paulo: Astúrias, 1988.

27. Ramadan, Z. B. A. "Conceito, análise clínica e classificação dos quadros históricos". In Fortes, J. R. A.; Miguel Filho, E. C; Ramadan, Z. B. A. e Arruda, R V. *Psiquiatria e medicina interna*. São Paulo: Astúrias, 1988.

28. Cockerhan, W. C. "A doença: dimensão sociológica". *Consultório médico*, 2 (G), 2.

29. Resende de Lima, O. "Psiquiatria e gastroenterologia: rumos recém-vistos e entrevistos". In Fortes, J. R. A.; Miguel Filho, E. C; Ramadan, Z. B. A. e Arruda, P. V. *Psiquiatria e medicina interna*. São Paulo: Astúrias, 1988.

30. Perez, G. H. e cols. "Abordagem psicológica da dor torácica crônica": *Revista da SOCESP*, 2 (4) SUPL. a, JUL/AG 92,7-12.

31. Dejours, C. *O corpo entre a biologia e a psicanálise*. Artes Médicas. Porto Alegre, 1988.

32. Mancilha-Carvalho, J. J., Carvalho, J. V., Lima, J. A. e cols. "Ausência de fator de risco de doença coronária em índios yanomâmi e influência da aculturação na pressão arterial". *Arq Bras Cardiol*, 59 (4). 275, 1992.

## Referências bibliográficas

33. Timo-Iaria, C. "Tensão nervosa deprime o combate às infecções". *Folha de S. Paulo*, 9/6/89, G-5.

34. Biondi, M. "Razão da ansiedade: teorias interpretativas". In: Biondi, M., *Psicologia e Terapêutica da Ansiedade na Prática Médica*. Vol. 3. Wieth Internation Ltda., 1988.

35. Freud, S. *Primeiras Contribuições à Teoria das Neuroses*. In: Obras Completas de Sigmund Freud. Rio de Janeiro: Editorial Delta, vol. 1.

36. Nunes, E. P. "O significado da depressão humana". In: Fortes, J. R. A.; Miguel Filho, E. C; Ramadan, Z. B. A. e Arruda, P.V.: *Psiquiatria e Medicina Interna*. São Paulo: Astúrias, 1988.

37. Rouillon, F. "Depressão na clínica médica". In: Fortes, J. R. A.; Miguel Filho, E. C; Ramadan, Z. B. A. e Arruda, P. V. *Psiquiatria e Medicina Interna*. São Paulo: Astúrias, 1988.

38. Paprocki, J. O atendimento e a trajetória habitual do paciente deprimido. Boi. CBPTO. *Supl. Arq. Bras. Med.*, 64(2)

39. *Consultório médico*, 1, n° 3, 1990.

40. *Consultório médico*, 1, n° 4, 1990.

41. *Consultório médico*, 2, n° 5, 1991.

42. Dyer, W. W. *Seus pontos fracos*. Rio de Janeiro: Best*Seller*, 33ª ed., 2013.

43. Knoplich, J. "Medicina psicossomática e a coluna vertebral". In: *Temas de medicina psicossomática*, Laboratório Roche, fascículo 3.

44. Bergel, R. H. "Dor — aspectos psicossomáticos". In: *Temas de medicina psicossomática*, Laboratório Roche, fascículo 3.

45. Perez, G. H. e Lamosa, B. E. R. "Dor torácica: aspectos psicológicos." *Rev. Bras. Cardiologia*, N° 1, fevereiro, 1991, p. 30.

46. Spalescu, A. *Como enfrentar a enxaqueca*. São Paulo: Imago, 1986.

47. Loisy, C. e Pelage, S. *Dor de cabeça. Sua origem — sua cura*. São Paulo: Ibrasa, 1975.

48. Kaufmanri, A. "Manifestações psíquicas na artrite reumatoide". In: Fortes, J. R. A.; Miguel Filho, E. C; Ramadan, Z. B. A. e Arruda, P. V. *Psiquiatria e medicina interna*. São Paulo: Astúrias, 1988.

49. *Consultório médico*, 2, n° 7, 1992 p. 16.

50. Halpern, A.; Bernik, M.; Neves, M. S. e cols. "Obesidade — aspectos práticos". In: Fortes, J. R. A.; Miguel Filho, E. C; Ramadan, Z. B. A. e Arruda, P. V. *Psiquiatria e medicina interna*. São Paulo: Astúrias, 1988.

# Quem ama não adoece

51. Betarello, S. V. e Fraguas JR, R. "Enfoque psicossomático do obeso". In: Fortes, J. R. A., Miguel Filho, E. C, Ramadan, Z. B. A. e Arruda, P.V. *Psiquiatria e medicina Interna*. São Paulo: Astúrias, 1988.

52. Pileggi, F. e Hueb, W. A. Personalidade tipo A e cardiopatia. In: Fortes, J. R. A.; Miguel Filho, E. C; Ramadan, Z. B. A. e Arruda, P.V. *Psiquiatria e medicina interna*. São Paulo: Astúrias, 1988.

53. Carvalho de Azevedo, A. "O estresse psicológico e o coração". *Arq Bras Cardiol*, 60 (4), 211-13, 1993.

54. Sendbuelher, J. e Golpstein, S. "Attempted suicide among the aged". *J. Ann. Geriatr. Soc.*, 75: 564-8, 1977.

55. "Diagnosis and Treatment of Depression in Late Life" — NIH Consensun Development Panel on Depression in Late Life. *JAMA*, 268 (8): 1018-24, 1992.

56. Lima, P. "Do outro lado do mundo". *Folha de S. Paulo*, 1/11/92, p. 4-5.

57. Browder, S. "Sem medo de envelhecer". Nova Abril, maio 93, p. 101.

58. Sonbermann, P. R. L. "Fobias". *Diálogo médico*, nº 8, p. 16, out/nov 1992.

59. D'Assumpção, E. A. "Tanatologia e o doente terminal". *Psicorama* nº 2, p. 2, 1988.

60. Scher, M. *Freud: Vida e agonia*. Rio de Janeiro: Imago, 1981.

61. Beauvoir, S. *Uma morte muito suave*. Rio de Janeiro: Nova Fronteira, 2ª ed., 1992.

62. Dias da Silva, J. M. *Aventura conjugal* (col. Educação sem Preconceito). Recife: Líder, 1970.

63. Gikovate, F. *Você é feliz?* São Paulo: MG Editores, 7ª ed., 1978.

64. Gilligan, C. *Uma voz diferente*. Rio de Janeiro: Rosa dos Tempos, 1990.

65. Lynch, J. *The Broken Heart*. Nova York: Basic Books, 1977.

66. Lowen, A. *Amor, sexo e o seu coração*. São Paulo: Sumum, 1990.

67. Rogers, C. R.: *Tornar-se pessoa*. São Paulo: Martins Fontes, 3ª ed., 1990.

68. Ferguson, H. N. "Elogio, apólice de seguro". *Seleções de Reader's Digest*, novembro, 1991.

69. Dias da Silva, J. M. *Respeito à criança* (col. Educação sem Preconceito). Recife: Líder, 1970.

70. Kristensen, I. S. e Mancilha-Carvalho, J. J. "Ambiente, condições de trabalho e doenças cardiovasculares". *Arq Bras Cardiol*, 1990, 55: 223-26.

71. Codo, W. "O mal-estar do trabalho vazio". *Folha de S. Paulo*, 27/9/91, p.7-3.

72. Sampaio, A. "Patologias psiquiátricas mais frequentes em UTI". In Fortes, J. R. A.; Miguel Filho, E. C; Ramadan, Z. B. A. e Arruda, P. V.: *Psiquiatria e medicina interna*. São Paulo: Astúrias, 1988, p. 119.

## Referências bibliográficas

73. Gramei, J. A. Consideraciones generales sobre los aportes del psicoanálisis y la medicina psicosomática. Encontro Argentino-Brasileiro de Medicina Psicossomática. Buenos Aires.

74. Balint, M. *O médico, seu paciente e a doença*. Rio de Janeiro/São Paulo: Athem, 1984.

75. Gould, S. J. "A mediana não é a mensagem", *Folha de S. Paulo*, 07/06/91, p. 7-4.

76. Faria Leão, B., Lucchese, F. A. e Rocha, A. F. "Apoio à decisão em medicina", *Arq Bras Cardiol*, 1989, 5215, 239-41.

77. Capra, F. *A sabedoria incomum*. São Paulo: Cultrix, 1992.

Este livro foi composto na tipografia Minion Pro,
em corpo 11/16, e impresso em
papel off-white no Sistema Cameron da
Divisão Gráfica da Distribuidora Record.